Vite et bien !

La Naturopathie

pour **les nuls**

La Naturopathie pour les Nuls Vite et bien

ISBN : 978-2-412-04619-7
Dépôt légal : juin 2019
Imprimé en Italie

Rédaction et recherche iconographique : Stéphanie Bouvet
Correction : Anne-Lise Martin
Maquette intérieure : Emilie Guillemin

Éditions First, un département d'Édi8
12, avenue d'Italie
75013 Paris France
Tel. : 01 44 16 09 00
Fax : 01 44 16 09 01
Email : firstinfo@efirst.com
Site internet : www.pourlesnuls.fr

Anne-Claire **Meret** • Anne-Marie **Narboni ND**

Vite et bien !

La Naturopathie pour les nuls

SOMMAIRE

LES AUTEURES

Anne-Claire Meret est une professionnelle de la communication dans les domaines de santé naturelle. Naturopathe également formée en Ayurveda, elle est aussi praticienne en EFT/Matrix (*Emotional freedom technique* – technique de psychologie énergétique) et coach. Elle se consacre à ses activités d'écriture, à ses ateliers et à l'accompagnement-coaching, principalement pour les personnes en reconversion dans les métiers du soin/de la santé/du développement personnel.

Anne-Marie Narboni ND, canadienne, est naturopathe-experte en médecine traditionnelle chinoise, présidente-fondatrice du Congrès Mondial de Naturopathie ICNM et co-fondatrice de la Fédération Mondiale de Naturopathie. Capitalisant sur son cursus et vingt ans d'expérience, passionnée par la mise en relation d'experts sur un plan international, elle lance en 2013 le premier Congrès Mondial de Naturopathie, référence internationale pour les professionnels, les experts et les chercheurs spécialisés dans le domaine de la médecine naturelle.

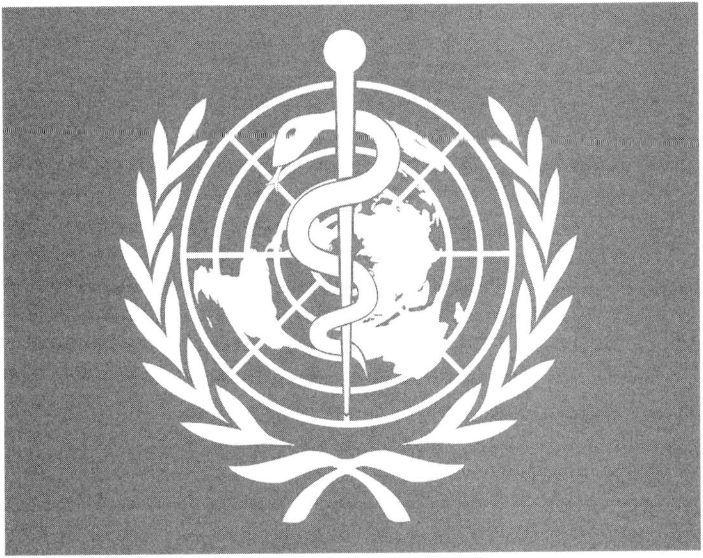

L'Organisation mondiale de la santé reconnaît la naturopathie comme médecine complémentaire.

La naturopathie en France

La naturopathie est aujourd'hui reconnue comme « médecine non conventionnelle » par le Parlement européen et comme « médecine complémentaire » (sous-entendu de l'allopathie, médecine conventionnelle) par l'Organisation mondiale de la santé (OMS).

La profession de naturopathe est officiellement acceptée, et même remboursée, dans les pays européens comme l'Allemagne (depuis plus de 110 ans !), la Suisse, les Pays-Bas, la Suède, la Norvège, la Hongrie, l'Irlande, la Grande-Bretagne et le Portugal. La pratique est « tolérée » en Italie, en Espagne et en Belgique, ce qui signifie que le naturopathe peut exercer son activité mais qu'elle n'est pas officiellement reconnue.

La France, quant à elle, met du temps à s'ouvrir à la naturopathie, et ce malgré le projet de loi pour la reconnaissance des médecines alternatives voté par le Parlement européen le 29 mai 1997. Un peu en retard, les Français ?

La loi actuelle autorise le naturopathe à exercer son activité, sous réserve de rester dans le cadre de sa formation professionnelle. En d'autres termes, le naturopathe doit s'en tenir à ce qu'il a appris durant l'enseignement qui lui a été transmis, sans pratiquer de soins médicaux conventionnels.

Plusieurs instances peuvent vous aider à choisir votre naturopathe ; des fédérations nationales se sont organisées pour structurer la profession.

La naturopathie dans le monde

En Australie, en Israël, dans cinq provinces canadiennes (le Manitoba, la Colombie-Britannique, la Nouvelle-Écosse, la Saskatchewan et l'Ontario) et dans plusieurs États d'Amérique (l'État de Washington, l'Oregon, l'Arizona et la Californie, notamment), les naturopathes sont des médecins généralistes à part entière. Ils sont habilités à poser des diagnostics, à prescrire des traitements, des analyses (de sang, d'urine...), des tests (radiographies...), à pratiquer des gestes de soin (sutures...) et à orienter leurs patients vers un spécialiste en cas de besoin. Au Québec, les naturopathes sont assimilés à des conseillers en santé et en hygiène de vie (comme en France, en Italie, en Espagne et en Belgique).

Les médecines complémentaires ont le vent en poupe ! À l'étranger, la tendance pour les médecines naturelles se confirme :

- 83 millions d'Américains pratiquent une thérapie alternative (yoga, massage, sophrologie, hypnose, etc.) ou consomment des produits naturels.
- En Allemagne, les *Heilpraktikers* (praticiens en médecines naturelles) sont des médecins presque comme les autres.
- En Suisse, la reconnaissance des médecines complémentaires est même inscrite, depuis peu de temps, dans la Constitution.

En France, on remarque que de plus en plus de médecins écrivent des livres sur les remèdes naturels. À l'instar du professeur Henri Joyeux, éminent chirurgien cancérologue de l'université de Montpellier, qui s'engage au service de la santé des Français en diffusant des messages de prévention des cancers (nutrition et comportements de santé). Il est à l'initiative du lancement de l'alerte dans le scandale du vaccin DT-Polio.

Dans son ouvrage *Le Meilleur Médicament, c'est vous* ! (Albin Michel, 2013), le Dr Frédéric Saldmann explique : « En écrivant cet ouvrage, j'ai voulu vous délivrer l'ordonnance que je n'aurais jamais rédigée en consultation et vous confier la méthode pour être en meilleure santé et guérir par vous-même. »

On en parle aussi à la télévision, grâce au médecin et animateur Michel Cymes, qui a récemment publié son ouvrage *Vivez mieux et plus longtemps* (Stock, 2016), qui regorge de conseils pratiques à suivre simplement au quotidien, à tout âge.

La naturopathie, définition

D'où vient ce terme ? Issu du latin *natura* et du grec *pathos*, naturopathie veut dire « la guérison en fonction de la nature ». Selon le célèbre naturopathe Benedict Lust, le terme « naturopathie » est composé de nature et de *path* (sentier, chemin), autrement dit : « guérir en utilisant des moyens naturels ou en suivant les lois de la nature ».

Attention

Se soigner naturellement, ou en utilisant la nature, ne signifie pas « par les plantes » comme on l'entend souvent. C'est un raccourci réducteur. La naturopathie va bien plus loin, s'intéressant à l'équilibre général du corps, et cherchant les causes des troubles pour rétablir la stabilité.

Selon l'OMS : « La naturopathie est un ensemble de méthodes de soins visant à renforcer les défenses de l'organisme par des moyens considérés comme naturels et biologiques. » D'après le *Larousse médical* (édition 2007) : « La naturopathie est un ensemble de pratiques visant à aider l'organisme à guérir de lui-même, par des moyens exclusivement naturels. Elle repose sur une théorie selon laquelle la force vitale de l'organisme permet à celui-ci de se défendre et de guérir spontanément. Elle consiste donc à renforcer les réactions de défense de l'organisme par diverses mesures d'hygiène (diététique, jeûne, musculation, relaxation, massages, thermalisme, thalassothérapie, etc.), aidées par les seuls agents naturels (plantes, eaux, soleil, air pur, etc.), un traitement médical ne devant intervenir qu'en cas d'urgence. »

L'OMS classe la naturopathie parmi les trois médecines traditionnelles mondiales, avec les médecines traditionnelles chinoises et ayurvédiques. Pour l'OMS, la santé de l'individu est un « état complet de bien-être physique, mental et social », et la naturopathie, « un ensemble de méthodes de soins visant à renforcer les défenses de l'organisme par des moyens considérés comme naturels et biologiques ».

En fait, la naturopathie va bien au-delà de cette définition : puisqu'elle défend le « capital santé », qui repose sur l'art de rester en bonne santé avec des méthodes naturelles. Elle encourage à être acteur de sa forme et à prendre soin de soi. La naturopathie aborde l'individu dans tous ses aspects parce qu'elle suppose que l'humain, dans la globalité et l'« entièreté » qui le caractérisent, s'exprime sur les différents plans : physique, énergétique, émotionnel, mental, spirituel, socioculturel et même planétaire (écologie).

Un art de vivre sainement

Notre santé résulte de la qualité de notre écosystème intérieur, dépendant lui-même d'une multitude de réactions. Chaque détail compte, d'une hygiène mentale positive à une alimentation correcte et naturelle, en passant par une dynamique de mouvement ! L'homme est le résultat de ce qu'il mange, respire, introduit en lui… et élimine !

Le naturopathe vous informe et vous aide à prendre conscience des réactions de votre corps. En cela, il développe votre « médecin intérieur ». Il vous explique comment vous fonctionnez et comment vous pouvez enrayer les déséquilibres pour qu'ils ne s'installent pas ou reculent. Tout l'intérêt de cette médecine de bon sens est de prévenir les troubles ou d'empêcher qu'ils s'étendent.

Attention

Certains attendent le « dernier recours » avant de s'intéresser aux médecines complémentaires, lorsque la médecine conventionnelle ne trouve pas de réponse pour calmer leurs symptômes, mais c'est la démarche inverse qu'il faut encourager !

Le rôle de la naturopathie est d'aider l'organisme à maintenir son équilibre et de stimuler toutes ses capacités à se soigner lui-même en ayant recours à des moyens naturels. Le corps cherche toujours à se guérir, à « sortir le mal ». Il se débarrasse de tout ce qui le pollue pour continuer de fonctionner. Si les poubelles sont pleines, il ne peut plus avancer.

Ainsi, la naturopathie, c'est de l'écologie interne. On prend soin de son organisme et on s'interroge sur ses choix de vie comme on le fait pour l'environnement. Il est curieux de voir combien de personnes trient leurs déchets mais ne réfléchissent pas à ce qu'elles ingèrent à chaque repas. Si vous laissez encrasser cette belle machine qu'est votre corps, elle vous rappelle vite à l'ordre en cherchant à expulser le trop-plein, et vous verrez fleurir boutons, rhumes, infections... Le risque ? C'est d'arrêter les écoulements et de bloquer les portes de sortie. Oui, c'est désagréable, mais il faut apprendre à accompagner le processus : le mal, ce n'est pas le petit bouton, ce sont les toxines qui cherchent à sortir ! Si vous ne les laissez pas faire, elles risquent de produire, la prochaine fois, une réaction plus importante.

Lorsque l'on commence l'apprentissage de cette médecine naturelle, on ne peut plus ignorer les incohérences de notre civilisation. Alors que l'on commence à comprendre les réactions de notre corps et de notre mental, les éléments de notre vie nous semblent plus logiques et évidents. La naturopathie nous replace dans le monde, en symbiose avec la nature, en nous invitant à être conscients de notre corps et à profiter abondamment de tous les éléments.

Une philosophie

La naturopathie est également une philosophie de vie, qui s'appuie sur le pilier suivant : nous sommes animés d'une force vitale favorisant l'homéostasie (travaux de Claude Bernard), c'est-à-dire que notre écosystème interne est supposé résister aux changements et aux perturbations en conservant un état d'équilibre. Notre force vitale est intelligente, elle nous maintient en vie grâce à des milliards de réactions chimiques à la seconde. Elle fait battre le cœur, digérer, éliminer…

La naturopathie permet de conserver une bonne santé et de ne pas être malade au passage du moindre virus. Elle place l'énergie vitale au cœur de ses priorités, avec l'idée centrale qu'une médecine intelligente est une médecine qui préserve le pouvoir d'autoguérison le plus longtemps possible sans dépendance à un traitement, même naturel.

Le praticien en naturopathie respecte cette force vitale et l'accompagne. Dans cette vision de la vitalité, l'énergie est invisible et circule dans le corps, elle est en lien avec les chakras indiens ou les méridiens chinois. Elle contribue au maintien de la santé, et c'est grâce à elle que les processus d'autoguérison peuvent être mis en place. Sans vitalité, les cures naturopathiques ne peuvent pas opérer, puisque les techniques n'agissent pas sur les symptômes mais accompagnent la personne et son énergie vitale dans le sens de la guérison.

Attention

Le naturopathe n'est pas en mesure de vous conseiller de suspendre un traitement médical en cours, mais il peut vous aider à mieux supporter les effets secondaires d'une médication, à vous préparer à une intervention chirurgicale et à anticiper ses conséquences.

À retenir

En bref, la naturopathie est une médecine du bien-être, enseignant comment conserver et optimiser notre capital santé au quotidien. En encourageant l'énergie vitale de l'organisme grâce à des moyens naturels, elle montre qu'il est possible d'augmenter la capacité du corps à rester en bonne santé ou à retrouver la forme.

La naturopathie est une médecine responsabilisante qui vous invite à devenir acteur de votre santé au quotidien. Si on est malade, on ne peut pas retrouver une excellente santé tout en continuant à agir comme avant la maladie. Il faut donc choisir entre les plaisirs liés à nos habitudes et la vraie joie d'être en bonne santé.

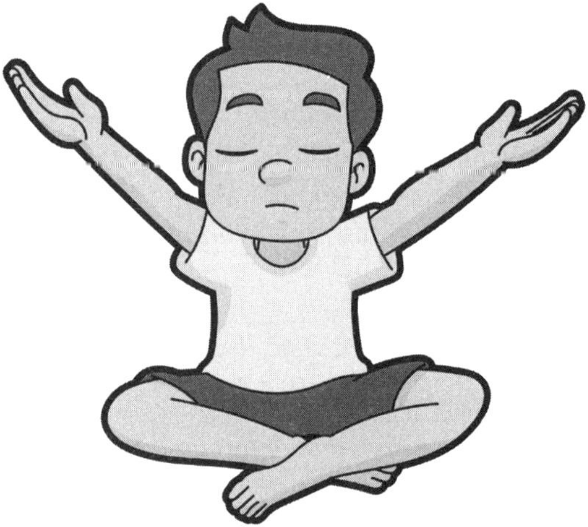

La naturopathie permet de faire le ménage dans son corps.

Les humeurs

Les humeurs représentent toutes les substances liquides présentes dans un organisme. À l'origine, le mot « humeur » a un sens purement médical, puis les chercheurs en médecine ont défini les différents liquides pour les nommer de façon distincte. Le terme rassemble le sang, la lymphe, mais aussi tous les sérums intra- et extracellulaires. Peu à peu, le mot « humeur » a été délaissé par la médecine conventionnelle, mais il est toujours utilisé en naturopathie.

Un organisme adulte est composé de deux tiers d'eau. Environ cent mille milliards de cellules s'y baignent. À défaut d'être pure, il serait bien que cette eau soit la plus propre possible ! En effet, c'est dans ces fluides que les cellules puisent leur nourriture et rejettent leurs déchets. Or tout le monde sait, aujourd'hui, que si l'on pollue l'eau des rivières et des océans, on tue la flore comme la faune. C'est pareil pour l'Homme !

Pour le naturopathe, la maladie résulte de l'« encrassement » de nos liquides. Si on ingère ou que l'on fabrique des substances toxiques (par un mauvais fonctionnement du corps), on pollue notre milieu intérieur, notre terrain, et nos cellules deviennent malades. On ne le fait pas exprès, bien sûr, mais si on sait comment tout cela fonctionne, on peut agir et commencer à faire un peu le ménage.

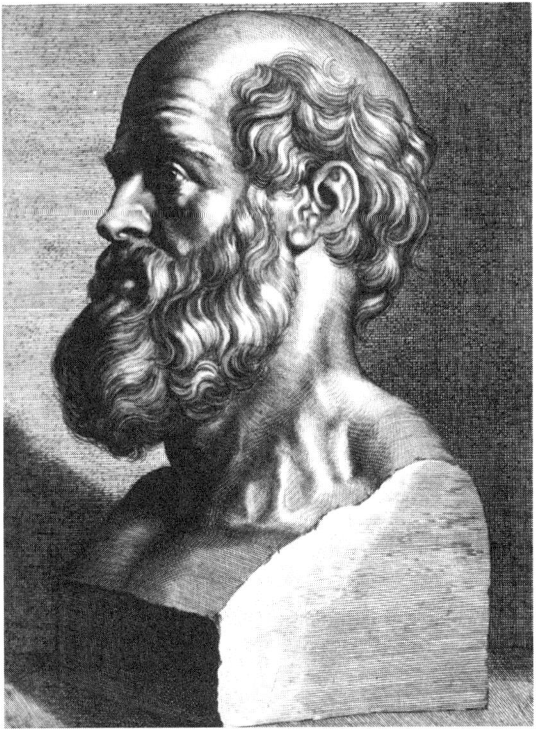

Hippocrate, considéré comme le père de la médecine.

Être naturopathe

Le naturopathe est un éducateur de santé naturelle ; toute sa démarche découle de l'intention de vous rendre libre de prendre soin de vous. L'article 3 du Code de déontologie du métier de naturopathe stipule que « le praticien de santé naturopathe a pour vocation de se mettre au service de la personne humaine ». Il écoute, dialogue, explique, aide. En vous expliquant les processus biologiques qui gouvernent votre corps, il vous aidera à mieux comprendre ses réactions (vos symptômes). Avec des explications bienveillantes, le naturopathe vous amène à une prise de conscience de la responsabilité qui vous incombe vis-à-vis de votre corps.

On estime à deux mille le nombre de naturopathes certifiés en France, dont sept cents environ sont affiliés à des organisations. Sans encadrement officiel de la part de l'État, les organisations fédérales et associatives œuvrent pour harmoniser les enseignements et le contrôle des connaissances. Les naturopathes prêtent officiellement serment auprès de leur école et de leur fédération. Ils adhèrent au principe de moralité et à la déontologie définie par Hippocrate. Trois points fondamentaux sont enseignés durant la formation, selon les principes hippocratiques :

- Ne pas nuire ;
- C'est la nature qui guérit ;
- Si on intervient, le faire dans le sens voulu par la nature.

Une pratique non médicale

En France, seuls les médecins, les chirurgiens-dentistes et les sages-femmes sont habilités à pratiquer la médecine. Le naturopathe ne peut donc pas :

- **Émettre de diagnostic.** Il réalise un bilan de vitalité, sur la base d'une observation physique et d'un questionnaire détaillé sur votre histoire de vie.
- **Voir ses clients de façon suivie pour raisons médicales.** Le plus souvent, il vous reçoit une première fois pour le bilan, puis une deuxième fois dans les mois qui suivent pour faire le point et noter les améliorations possibles. Son rôle est de vous éduquer à la santé, ensuite, c'est à vous d'agir ! Le naturopathe a pour vocation de vous libérer des schémas de soins conventionnels et de vous donner des clés. Il est probable que vous ayez envie de revenir quelques mois ou quelques années après une première consultation pour en savoir plus ou vous former à certaines techniques sous forme d'ateliers.
- **Prescrire des médicaments.** En aucun cas le naturopathe n'est habilité à vous conseiller de suspendre ou de commencer un traitement médicamenteux. Il vous recommandera un programme en hygiène de vie. Il est vivement conseillé de partager votre expérience avec votre médecin traitant, qui pourra, le cas échéant, diminuer certains médicaments dès que votre santé le permettra.

Le naturopathe n'a pas de stéthoscope et il n'est pas habilité à prendre la tension. En fin de rendez-vous, pas non plus de prescriptions, mais des recommandations. Le naturopathe peut vous conseiller de faire des examens complémentaires dont vous pourrez discuter avec votre médecin, mais il n'a pas le pouvoir de les prescrire officiellement.

En pratique

En naturopathie, on ne parle pas de patients mais de clients. Le naturopathe libéral est assujetti à la TVA (21 % en Belgique), il reverse donc 20 % du tarif de chaque consultation, ses honoraires étant fixés librement. Vous n'êtes pas remboursé par la Sécurité sociale si vous souhaitez consulter un naturopathe, mais de plus en plus de mutuelles remboursent les consultations en France.

En revanche, comme le médecin, le naturopathe est soumis à un Code de déontologie en relation avec la profession, et le secret professionnel institué dans l'intérêt des clients est de rigueur. Celui-ci comprend tout ce qui a été porté à sa connaissance dans l'exercice de ses fonctions. À l'instar du médecin également, il n'est pas autorisé à faire de la publicité, mais il peut proposer des conférences, des ateliers ou publier des articles pour se faire connaître. Cela tombe plutôt bien, puisque sa vocation est d'éduquer aux réflexes de santé naturelle !

Les origines de la médecine

Depuis que l'homme existe, il se soigne avec les plantes, l'argile, l'eau, les aliments et le jeûne. Les premiers médecins sont les prêtres et prêtresses, et la lutte contre la maladie consiste alors principalement à se rapprocher des dieux. Les prières et les rites de purification sont légion. Plus tard, la maladie étant attribuée à des causes matérielles et non plus surnaturelles, les prêtres sont petit à petit remplacés par ceux que l'on appelle déjà médecins. La médecine naturelle est toujours utilisée, mais avec des techniques de soin qui accompagnent la guérison du corps.

Les différents pays ne favorisent pas les mêmes approches. Par exemple, les Égyptiens développent l'art du massage et des manipulations venu d'Extrême-Orient et de la Chine ancienne. Les Israélites ajoutent au massage des règles de diététique. Les Grecs anciens, quant à eux, sont des maîtres en gymnastique, tandis que les Romains développent l'usage des bains chauds. Un point commun persiste, depuis toujours et chez tous les peuples : la connaissance approfondie des plantes et de leurs utilisations. Dans toutes les civilisations primitives, la phytothérapie (les traitements à base de plantes), dont la Chine serait le berceau, avait une place de choix (Aborigènes, Amérindiens, Africains, premiers hominidés, guérisseurs, shamans...). En Orient, les « médecins herboristes » sont tenus en très haute estime et reçoivent les mêmes honneurs que les prêtres.

Portrait

Hippocrate (v. 460-377 av. J.-C.) est le plus grand médecin de l'Antiquité, il est le père de la médecine. Vous connaissez sûrement son serment dont les médecins, avant de commencer à exercer, prêtent une version adaptée, à la base des principes de déontologie médicale. Né sur l'île de Cos, Hippocrate est issu du clan des Asclépiades, à qui l'activité de la médecine était réservée (clan qui prétendait descendre d'Asclépios, le dieu grec de la médecine). Il apprend auprès de son père les bases essentielles de l'anatomie avant de quitter son île natale pour suivre l'enseignement de médecins réputés. Tout son travail repose sur l'effort que fait le corps pour se guérir ; il affirme que nos maladies sont des symptômes de défense et non « le mal de soi ». Pour lui, la nature est la « guérisseuse » de toutes les maladies. Son approche du corps humain s'affranchit des considérations religieuses ou mystiques communes de l'époque. Refusant toute intervention d'une divinité quelconque, ainsi que toute thérapeutique magique, incantation ou purification, il se dresse contre toute causalité divine au profit d'une causalité rationnelle.

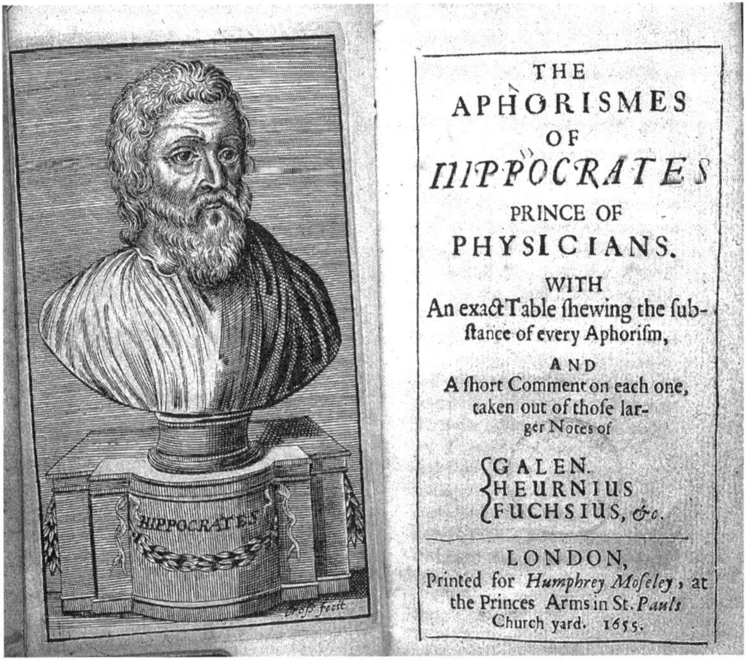
THE
APHORISMES
OF
HIPPOCRATES
PRINCE OF
PHYSICIANS.
WITH
An exact Table ſhewing the ſub-
ſtance of every Aphoriſm,
AND
A ſhort Comment on each one,
taken out of thoſe lar-
ger Notes of
GALEN.
HEURNIUS
FUCHSIUS, &c.
LONDON,
Printed for *Humphrey Moſeley*, at
the Princes Arms in St. *Pauls*
Church yard. 1655.

Frontispice d'une édition ancienne des *Aphorismes* d'Hippocrate.

Les principes d'Hippocrate

Du vaste corpus hippocratique, on retiendra cinq principes, qui sont toujours aujourd'hui ceux de la naturopathie :

1. Ne pas nuire. Le processus de soin doit avant tout favoriser la guérison de façon naturelle, et non combattre le symptôme à tout prix.
2. La nature recèle son propre pouvoir de guérison. L'état naturel de l'homme est d'être en bonne santé, les pathologies résultent de perturbations de cet état. Le rôle du thérapeute est de laisser le champ libre à l'organisme pour qu'il retrouve la vitalité, en éliminant les obstacles autant que possible.
3. Identifier et traiter la cause : les symptômes sont des messages de l'organisme. Ils permettent de comprendre les causes et de remonter à la source du problème. Le naturopathe envisage chaque nouveau client comme un cas unique qui requiert un traitement individualisé.
4. Détoxifier et purifier l'organisme. Pour Hippocrate, les pathologies sont les résultats d'un trop-plein de déchets dans les fluides de l'organisme. C'est la théorie de l'humorisme vue précédemment.
5. La naturopathie enseigne. Le thérapeute fait équipe avec son patient, le premier enseigne l'art de la santé au second – comme un coach avec un sportif. Il y a beaucoup de règles de nutrition et d'exercices physiques, mais également de relaxation et d'hygiène en général.

Les berceaux de la naturopathie

La naturopathie et la médecine conventionnelle sont issues du même berceau originel ; elles ne se sont distinguées que bien après. La naturopathie, empirique et de bon sens, utilisait il y a des milliers d'années déjà les mêmes techniques qu'aujourd'hui.

Après la Renaissance, les « cures naturelles » sont en grande vogue en Europe centrale et en Allemagne (berceau de la naturopathie). En Grèce, on retrouve trois cents centres (de formation ou d'enseignement de la médecine), dont la fameuse école de Cos, fondée par Hippocrate. Vers 1050, la première université de médecine ouvre ses portes à Salerne, en Italie. Avec le temps, ces connaissances empiriques deviennent peu à peu des méthodes thérapeutiques suivant chacune leur propre voie. Des techniques et des visions émergent :

- L'ayurvéda (médecine traditionnelle indienne) ;
- L'acupuncture (médecine traditionnelle chinoise) ;
- L'hypnose (médecine sumérienne) ;
- Des pratiques religieuses, bains de purification... (médecine grecque antique).

À retenir

De tout temps, partout dans le monde, les cures naturelles (par l'eau, les régimes alimentaires, les massages, l'utilisation des plantes, etc.) ont existé comme traitements thérapeutiques majeurs. La médecine traditionnelle naturelle a donc été prédominante pendant des millénaires. De l'Antiquité au XVIIe siècle, la naturopathie est la médecine commune à tous.

Au XVIIe siècle, la pensée matérialiste se répand dans la société occidentale et la conception de la maladie et du corps humain change. Les découvertes scientifiques bouleversent profondément et durablement les principes de la médecine. Suivant les principes du raisonnement cartésien, le monde occidental cherche à tout démontrer par l'analyse scientifique réductionniste. Les scientifiques commencent à penser que tout ce qui n'est pas scientifiquement démontré est supposé ne pas exister. L'approche cartésienne mène inévitablement à une scission entre le corps (matériel, visible, tangible) et l'esprit (immatériel, invisible, subtil).

Le grand mouvement de la renaissance naturopathique se produit au XIXe siècle en Allemagne et aux États-Unis. L'Allemagne est l'un des pays les plus connus pour son goût pour le bio et les produits sains. Les États-Unis, qui se veulent démocratiques, dotés de principes libéraux, ont fait admettre dans leur Constitution que « tout homme a le droit de choisir son médecin et sa thérapeutique et encore plus sa méthode d'hygiène ». La chiropractie et l'ostéopathie contribuent à faire gagner du terrain à la naturopathie.

Trois grands naturopathes

Alors que l'approche cartésienne prend de l'ampleur, au XIXe siècle, le prêtre allemand **Sebastian Kneipp** (1821-1897) rejette les nouvelles techniques et se soigne lui-même de la tuberculose. Il s'intéresse à l'action thérapeutique de l'eau et à l'activité médicamenteuse de certaines plantes. Selon lui : « Tout ce dont nous avons besoin pour rester sains, la nature nous l'a donné en abondance. » Son système d'affusions locales froides pour stimuler la lymphe remporte un grand succès. Développé à Bad Wörishofen, en Allemagne, son travail n'a pas été abandonné, puisqu'il existe toujours dans la ville de nombreux établissements de cure utilisant ses méthodes.

L'Allemand **Benedict Lust** (1872-1945) est d'abord l'élève de Kneipp avant de devenir le pionnier de la naturopathie aux États-Unis. Il fonde la toute première école de naturopathie de New York, à l'enseignement très complet. Il est le grand vulgarisateur des bains de boue et l'un des premiers à affirmer que les « crises aiguës » sont la preuve d'une grande énergie vitale d'autoguérison.

Louis Kuhne (1835-1901), hygiéniste allemand, observateur attentif et « grand ami » de la nature, formule la remarquable théorie de l'unité des maladies : nos humeurs (sang + lymphe + liquide cellulaire) se surchargent de substances étrangères (déchets issus de notre métabolisme digestif et nutritif). Elles stagnent ou se déplacent dans le corps suivant certaines lois qui expliquent les maladies. Dans la continuité de Vizenz Priessnitz, Johann Schroth, Johann Heinrich Rausse et Theodor Hahn, il préconise les bains à frictions au début du XXe siècle. Selon lui, « l'énergie ancestrale se situe dans les reins et les organes génitaux ». Toute sa pratique se fonde sur la régularisation de l'ensemble des fonctions de l'organisme à partir de cette zone. Il développe en particulier les bains froids de la zone pelvienne pour tonifier l'ensemble du système nerveux, expliquant la méthode dans un ouvrage, *La Nouvelle Science de guérir sans médicaments et sans opérations* (éditions Godefroy, 2003).

En pratique

Il convenait de s'asseoir sur un bidet rempli d'eau fraîche (entre 10 et 15 °C), les organes génitaux au-dessus de l'eau, et de refroidir la zone au moyen d'un gant de toilette rugueux pendant une dizaine de minutes environ selon les patients et leur sensibilité. Kuhne recommandait de garder le reste du corps bien au chaud et de faire jusqu'à trois séances par jour.

L'essor de la naturopathie en France

En France, les docteurs Henri et Hector Durville, Paul Carton et Georges Rouhet lancent le mouvement naturopathique en 1935.

Médecin français, Paul Carton (1875-1947) est l'initiateur d'une médecine naturelle fondée sur les principes hippocratiques. Selon lui, les causes de toutes les maladies proviennent d'un système immunitaire devenu déficient par suite d'une mauvaise hygiène de vie. Dès lors, les invasions microbiennes ne sont qu'une conséquence opportuniste d'un affaiblissement anormal de l'organisme. Paul Carton reproche à la médecine de son époque, marquée par les récentes découvertes de Pasteur, de traiter seulement les symptômes des maladies sans rechercher leurs causes. Il trouve l'approche médicamenteuse trop agressive à cause des effets secondaires et juge l'ablation chirurgicale des organes malades trop automatique, quand il faudrait chercher à en résoudre les dysfonctionnements. Il propose de réserver cette médecine à des cas d'urgence, si le corps n'a pas les capacités d'une rémission autonome. Déjà, à l'époque, Paul Carton insiste sur la nécessité d'individualiser l'approche pour chaque patient et de le faire participer activement à ses traitements. Il encourage chaque patient à devenir « son propre médecin ». Il revendique une approche globale de la personne, incluant ses dimensions psychiques.

Un peu plus tard, les écrits et les publications du biologiste Pierre-Valentin Marchesseau (1911-1994) font de lui le précurseur de la naturopathie moderne française. Son beau-fils, souffrant d'une leucémie, était condamné par la médecine. Contre toute attente, il lui apporte la guérison en deux ans, et le bouche-à-oreille lui amène alors de nombreux patients. Il sillonne ensuite la France pour soigner et répandre la bonne parole. Il crée la première faculté libre de naturopathie en France en 1935. En synthétisant différentes médecines naturelles, il réussit à poser les conditions du maintien de la santé et de l'équilibre fonctionnel de façon à les faire partager au plus grand nombre. Un mouvement est né !

À retenir

Depuis la fin du XIXe siècle, la naturopathie en France continue de grandir. Grâce à l'accessibilité des informations la concernant, chacun peut accéder à la connaissance et s'intéresser à sa santé durablement, pour ne plus seulement s'en remettre au médecin. Comprendre les conséquences d'un déséquilibre ou la raison de la souffrance d'un organe change tout le paradigme. On peut alors prendre les choses en main et s'impliquer dans le processus de guérison, en améliorant son hygiène de vie au quotidien.

L'allopathie

Le terme d'allopathie désigne la médecine conventionnelle, officielle, utilisée par le plus grand nombre, celle qui permet de diagnostiquer avec précision les maladies et de les traiter efficacement à partir de moyens chimiques (médicaments) ou physiques (chirurgie, rayons, etc.). L'allopathie n'est pas récente, mais depuis deux cents ans elle a pris un essor tel qu'elle est prépondérante sur toutes les autres formes thérapeutiques ! Les connaissances physiologiques et les recherches du côté de la chimie ont permis de mettre au point des traitements efficaces.

À retenir

C'est une forme de médecine anti-symptomatique et palliative : elle vise à réprimer les symptômes ou à pallier une insuffisance fonctionnelle. Elle n'a pas pour objectif de maintenir les gens en bonne santé mais elle est nécessaire pour les cas d'urgence.

La médecine allopathique a des résultats très performants, parfois même spectaculaires, permettant de pallier des insuffisances organiques et d'intervenir très rapidement de manière efficace. Offrant un confort de vie aux malades, elle est aussi confrontée à un énorme défi : les effets secondaires des médicaments. En langage médical, on parle de iatrogénicité lorsque l'on évoque les maladies engendrées par la médecine. Plus on prescrit de médicaments, plus ils induisent de perturbations dans l'organisme, risquant d'entraîner l'apparition de nouveaux symptômes.

Selon une enquête, « Perception de la consommation des médicaments par les seniors », réalisée par l'Institut français des seniors pour le LEEM (Les Entreprises du Médicament) au printemps 2015, 71 % des plus de 50 ans et 86 % des plus de 75 ans prennent des médicaments une ou plusieurs fois par jour, et ce depuis plus de dix ans dans la moitié des cas. Ils en prennent en moyenne quatre par jour. Un tiers des médicaments ne seraient pas obligatoires, alors comment les éviter ? Il existe de nombreuses solutions naturelles à appliquer, en plus d'une réforme de l'hygiène de vie. On a tous la capacité de reprendre la main en portant un autre regard sur la maladie.

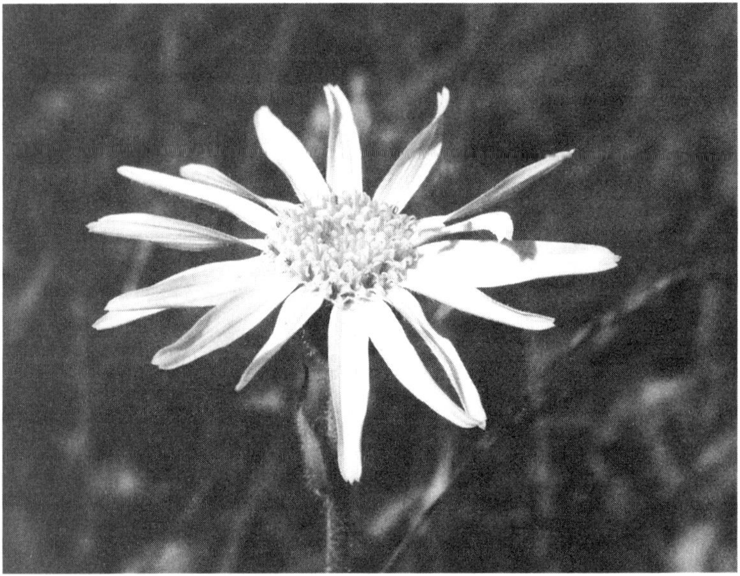

Fleur de l'*Arnica montana*, une plante utilisée en homéopathie.

L'homéopathie

Née il y a environ deux siècles, l'homéopathie utilise des remèdes microdosés pour faire réagir l'énergie vitale du patient et déclencher les processus d'autoguérison. Elle présente un aspect scientifique comme l'allopathie, mais vise à faire réagir le malade grâce à des remèdes extrêmement dilués. Elle repose sur une loi, celle de la similitude : toute substance capable de provoquer des troubles chez un sujet sain peut, en petite quantité, soigner ces mêmes troubles chez un sujet malade.

Exemple

L'intoxication par l'arnica de nos montagnes provoque des courbatures, des bleus, une sensation de fatigue. *A contrario*, l'*Arnica montana* en usage homéopathique sera le médicament des traumatismes, qu'ils soient généraux (fatigue d'efforts physiques...) ou locaux (coups, bosses...).

L'homéopathie est très efficace quand le malade n'a pas suffisamment de vitalité ; il arrive donc que le naturopathe conseille un thérapeute homéopathe pour accélérer la réaction du corps. Lorsque le bon remède est trouvé, il permet d'activer les capacités spontanées de l'organisme.

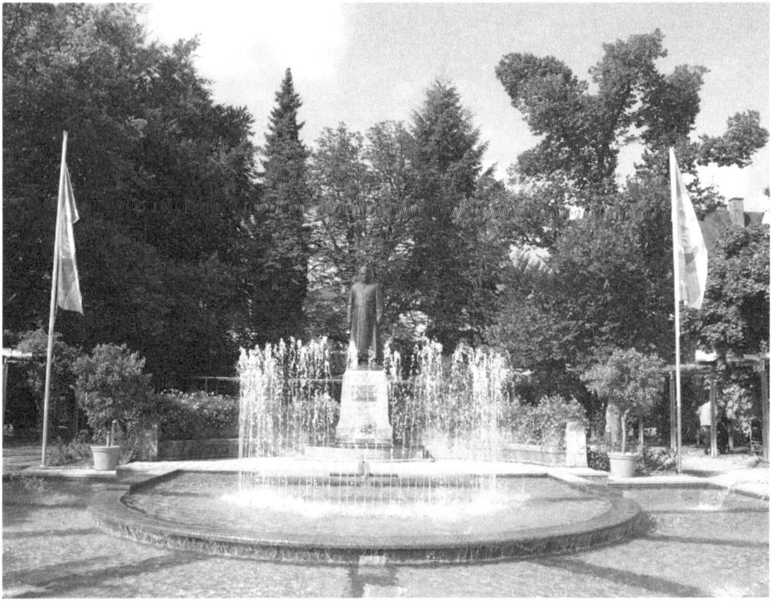

Sebastian Kneipp était le prêtre catholique allemand à l'origine des cures naturelles portant son nom.

La naturopathie, un autre point de vue

Médecine des profondeurs, elle a pour objectif de restaurer la santé et de stimuler la force vitale grâce à des moyens naturels. Les médecines traditionnelles orientales, ayurvédique ou chinoise, visent elles aussi à restaurer l'harmonie du corps et de l'esprit.

Dans cette optique, la maladie est conçue comme la conséquence d'un déséquilibre et de l'irrespect de certaines règles. Cette réaction de défense du corps entraîne des symptômes qui inquiètent les patients (et parfois les médecins), qui n'ont pas appris à les gérer, mais plutôt à les réprimer. La maladie (non accidentelle) est un effort que fait l'organisme pour se purger des toxines qui stagnent dans notre sang et dans notre lymphe. Lorsque l'on comprend cette façon de penser, de nouvelles possibilités de se soigner s'ouvrent alors. On ne cherche plus seulement à pallier le problème mais à comprendre comment le guérir.

Attention

La naturopathie est surtout une médecine préventive et qui promeut la santé. En cas de maladie chronique, elle permet de faire reculer les symptômes voire d'enrayer un dérèglement qui se répète. Si l'affection prend un caractère d'urgence ou lésionnel, la naturopathie n'est pas le choix le plus adapté, car elle dispose de peu de techniques rapides et efficaces immédiatement.

Les médecines orientales traditionnelles

Plus nous allons vers l'Est, avec la médecine traditionnelle chinoise ou l'ayurvéda, plus la santé de l'être humain est appréhendée dans son ensemble. Toutes les techniques de soins sont destinées à rétablir une santé globale. Même l'acupuncture, que l'on pourrait imaginer destinée à faire disparaître des symptômes, vise en réalité à rétablir une circulation d'énergie perturbée.

En travaillant sur le pouls, les médecins traditionnels orientaux sont en mesure de déterminer quels organes ont une énergie perturbée. En rétablissant une circulation harmonieuse, ils parviennent à débloquer tout le système, si bien que les troubles disparaissent. L'homme est au centre, en lien avec son histoire, les saisons, ses choix de vie, son alimentation et les autres êtres humains. Il n'est pas une pièce détachée que l'on traite « à part » et de façon divisée, par petits morceaux. Cette façon de concevoir l'homme et sa santé rassemble plus d'un quart de la population mondiale, et pas seulement en Asie. L'équilibre résulte d'une harmonie entre les éléments, l'homme et son environnement, ses pensées, les énergies de la terre. Tout est lié, et c'est bien la prévention qui domine ici.

Grâce aux indicateurs (pouls, étude de la langue, par exemple), il est possible de prévenir un déséquilibre avant même l'apparition des premiers symptômes d'un organe malade. Par ailleurs, la diététique est primordiale dans ces pays encore très traditionnels, ainsi que l'activité sportive et l'équilibre corps-esprit. En Asie notamment, l'alimentation est globalement moins déséquilibrée, certainement plus locale et encore relativement traditionnelle, même si le continent tend à nous rattraper en matière de fast-food et d'aliments transformés. Les Asiatiques consomment beaucoup d'épices et de thé, deux éléments qui font des miracles sur l'équilibre digestif et qui sont favorables aux organes centraux (le cœur, le foie, l'estomac, la vessie).

Citation

« Celui qui marche cent pas après le repas vivra quatre-vingt-dix-neuf ans » (proverbe chinois).

On voit fleurir en Europe des techniques de gymnastique comme le tai-chi ou le qi gong, qui sont très différentes de nos pratiques sportives. Chez nous, l'exercice se fait en force, tandis que ce type de gymnastique est très lent, chaque mouvement étant maîtrisé, tout en fluidité. Il s'agit d'apprendre à ressentir l'énergie qui circule dans le corps. Les personnes les plus âgées le pratiquent sans contre-indications et restent longtemps actives.

Les limites de la médecine conventionnelle

La médecine conventionnelle réalise des miracles chaque seconde dans le monde grâce à la chirurgie et aux remèdes d'urgence, et nous avons beaucoup de chance de pouvoir en bénéficier aujourd'hui. Néanmoins, elle présente certaines limites :

- Le temps alloué à chaque patient est très court. Le médecin va droit au but, sans travailler sur les faiblesses afin d'améliorer la résistance future et la force vitale. La prévention n'est pas son métier.
- La médecine conventionnelle se concentre distinctement sur chaque partie du corps, sans tenir compte de la notion d'énergie vitale. Les spécialistes connaissent parfaitement bien l'anatomie, mais combien s'intéressent à votre équilibre émotionnel ? À votre alimentation ? À vos habitudes de vie ? Autant de facteurs qui participent à votre guérison.
- Les connaissances sur le corps humain sont encore parcellaires, les vérités d'hier ne sont déjà plus celles d'aujourd'hui ! Le « progrès médical » évolue chaque jour et de nouvelles vérités apparaissent, il est essentiel de garder cela en tête lorsque l'on choisit ses traitements.

- Les protocoles médicamenteux s'intéressent principalement à la guérison des symptômes, afin de soulager le patient, mais peu à la cause qui les a fait émerger.
- Le business extrêmement lucratif des compagnies pharmaceutiques truque le système de santé. À chaque pathologie correspond désormais une liste de médications. Des traitements onéreux, non sans conséquences sur votre santé générale.

L'approche allopathique fait que l'on attend d'avoir un problème, puis de poser un diagnostic avant de commencer à se soigner. On suit alors une batterie d'analyses qui révèlent ce que le corps murmurait déjà depuis quelque temps. Pour éviter cela, il ne faudrait pas attendre les résultats pour agir mais, dès les premiers signes de déséquilibres, commencer à opérer une réforme d'hygiène de vie.

Attention

Les analyses permettent d'accéder à des informations sur le corps de façon très précise, et dans ce sens, elles sont formidables. Attention cependant aux normes qui permettent de se situer en fonction de moyennes qui ne tiennent pas compte des exceptions, attention aussi aux résultats parfois erronés ainsi qu'aux « faux problèmes » que l'on peut découvrir en analyses.

Histoire des médicaments de synthèse

Selon l'article L511 du Code de la santé publique français (1967), le médicament se définit comme « toute substance ou composition présentée comme possédant des propriétés curatives ou préventives à l'égard des maladies humaines ou animales, ainsi que tout produit pouvant être administré à l'homme ou à l'animal, en vue d'établir un diagnostic médical ou de restaurer, corriger, ou modifier toute fonction organique ».

Le saviez-vous

En France, on a consommé 28 milliards d'euros de médicaments en 2014, soit 509 euros par personne (source : Les Entreprises du Médicament, une organisation chargée de l'élaboration et du respect de la déontologie des pratiques professionnelles de l'industrie pharmaceutique, « Bilan économique 2014 », paru en 2015), ce chiffre est légèrement en baisse ces dernières années, mais les Français restent les champions européens de la consommation de médicaments.

Ces médicaments, consommés sans modération, d'où viennent-ils et quels sont leurs risques ? À l'origine, les premiers « médicaments » étaient consommés sous leur forme naturelle ; il a fallu attendre le XVIIIe siècle pour que la chimie rende possible l'extraction de principes actifs. Au début du siècle dernier, il existait encore des milliers de produits naturels et seulement une vingtaine de molécules de synthèse. De nos jours, les remèdes naturels sont au contraire délaissés.

Quelques dates importantes dans la pharmacologie de synthèse :

- 1804 : la morphine est isolée à partir de l'opium.
- 1831 : découverte du chloroforme.
- 1853 : invention de l'aspirine (acide acétylsalicylique), qui sera commercialisée en 1893.
- Fin XIXe - début XXe siècle : naissance des médicaments de synthèse. Des mesures d'hygiène sont adoptées et la pasteurisation est inventée par Louis Pasteur. La durée de vie augmente et de nombreux médicaments voient le jour.
- 1921 : découverte de l'insuline.
- Puis découverte de l'action des sulfamides – agents luttant contre les microbes –, de la pénicilline, des antihistaminiques, des antituberculeux, des anticoagulants, du lithium comme régulateur de l'humeur, et de la cortisone comme antidouleur.
- Dans les années 1950 : découverte des neuroleptiques, de la pilule contraceptive à base de progestérone, du vaccin antigrippal et des premiers antidépresseurs.
- 1985 : découverte du premier traitement de l'infection par le VIH.

Attention

De ces médicaments, relativement récents, on ne connaît pas toutes les répercussions sur l'organisme. De grands scandales ont prouvé que des risques étaient bien présents pour la vie humaine et pour la santé des enfants des personnes ayant pris ces médicaments.

Bénéfice-risque

Certains guérissent avec des médicaments tandis que d'autres souffrent des conséquences de la prise de traitements chimiques. Pour trouver les solutions qui vous conviendront personnellement, renseignez-vous, posez des questions et faites vos choix en conscience.

Les pouvoirs publics nationaux doivent veiller à ce que les médicaments mis en circulation soient sûrs, efficaces et de bonne qualité. En Europe, l'Agence européenne des médicaments (EMA) est chargée de la législation en matière de pharmacovigilance.

Antidouleurs, laxatifs, antiulcéreux, antiseptiques, antibiotiques, anti-inflammatoires et vitamine D de synthèse sont parmi les médicaments les plus vendus.

Attention

Il faut du temps avant que les effets délétères d'un médicament soient démontrés, tout comme son innocuité : soyez donc vigilant lorsque l'on vous remet des prescriptions.

Les médicaments présentent plusieurs dangers :

- Les effets secondaires, affichés en nombre sur les notices (vertiges, maux de ventre, éruptions cutanées, risques respiratoires, cardiaques, etc.) ;

- Les effets sur le foie, qui doit digérer les molécules chimiques (il s'intoxique au fil des mois, jusqu'à ne plus pouvoir répondre à la demande, et plus le travail est complexe, plus il s'épuise) ;
- L'aspect « automatique » de la prise de médicaments, sans réforme de l'hygiène de vie.

Les antibiotiques

Les antibiotiques ont révolutionné le monde de la médecine, jusqu'à devenir un réflexe. Malheureusement, ils ne sont pas toujours prescrits à bon escient et leur utilisation abusive pose de sérieux problèmes de santé publique. Si ce sont des armes efficaces en cas d'infections graves, leur usage à répétition, pour des infections peu graves ou d'origine virale, met hors circuit le système immunitaire et favorise l'explosion des allergies :

- Ils empêchent la prolifération des agents pathogènes mais ne les éradiquent pas ;
- Ils détruisent la flore intestinale ;
- Ils affaiblissent les défenses immunitaires ;
- Ils augmentent les risques de candidose (infection fongique) ;
- Ils créent un effet de résistance contre les agents pathogènes futurs.

Conseil

Pour les maux du quotidien, pensez aux « antibiotiques » naturels, tels que la propolis, l'argent colloïdal, l'extrait de pépins de pamplemousse, l'ail, le thym, la cannelle, le romarin, le clou de girofle.

L'utilisation des antibiotiques contre les bactéries ne va pas sans causer des dégâts collatéraux. Les traitements antibiotiques vont également tuer au passage beaucoup de bactéries bénéfiques.

« Antibiotique » signifie « contre la vie » (anti = contre ; bio = la vie). L'antibiotique détruit donc sur son passage aussi bien les mauvaises que les bonnes bactéries qui protègent notre organisme (garantes de notre équilibre). Les effets sur la flore intestinale sont longs à corriger. Sans cette protection, nous risquons de « tomber » malades à nouveau et de basculer dans un cercle vicieux, car nous sommes fragilisés. Par ailleurs, les antibiotiques posent également le problème de la résistance des bactéries. Celle-ci survient lorsqu'une seule bactérie développe une mutation qui lui permet d'échapper aux antibiotiques.

La solution ? Si l'on doit prendre des antibiotiques, il conviendra de prendre également, pendant et après le traitement, des probiotiques (bactéries amies) pour rétablir le microbiote intestinal et de veiller à son alimentation pour retrouver un équilibre. Mais cela ne répond qu'à la première partie du problème. Si on peut l'éviter (s'il n'y a pas ou plus d'urgence médicale), on cherchera des solutions de remplacement à base de produits naturels (phytothérapie, huiles essentielles, propolis, etc.). Faites-vous accompagner par votre médecin et votre naturopathe.

Les vaccins

À l'origine, le principe du vaccin était plutôt ingénieux : en injectant une version inoffensive du virus, on prépare l'organisme à l'éliminer plus facilement lorsqu'il le rencontrera à nouveau. Alors, pourquoi la polémique ? En France, le DTP est obligatoire, il permet d'éviter la diphtérie, le tétanos et la poliomyélite. D'autres vaccins sont fortement recommandés, comme le ROR, la coqueluche, l'hépatite B, etc. Mais ils ne sont pas obligatoires. Ils sont dénoncés aujourd'hui par certains médecins allopathiques.

Citation

« Tout est poison, rien n'est sans poison, ce qui fait le poison c'est la dose. » (Paracelse)

Focus

Le battage publicitaire fait chaque année autour du vaccin contre la grippe est impressionnant, il permet de faire oublier l'incertitude de son efficacité et ses dangers secondaires pouvant aller d'une fièvre à des contrecoups plus importants : tremblements, démences, voire paralysies. Si l'on mettait autant d'énergie à expliquer comment se protéger de la grippe ou, le cas échéant, comment la traverser avec des solutions naturelles, les grippes dureraient sûrement moins longtemps et se répandraient moins largement, mais les bénéfices perçus seraient alors moindre. Cela explique-t-il le manque d'investissement dans cette technique ?

La santé, un travail d'équipe

Aujourd'hui, les connaissances de chaque médecine sont parcellaires : les allopathes ignorent le savoir des naturopathes et vice versa. Chacun dans son domaine peut accompagner avec succès les malades qui souffrent et, heureusement, les différentes médecines sont complémentaires et apprennent de plus en plus à travailler ensemble. D'ailleurs, le nombre d'événements proposant des rencontres entre les différentes médecines va croissant. Des congrès nationaux et internationaux sont organisés chaque année, réunissant médecine conventionnelle et médecines traditionnelles.

N'excluez ni l'une ni l'autre et intégrez-les pour qu'elles se nourrissent l'une de l'autre. Idéalement, il serait judicieux de consulter un naturopathe de manière préventive, pour entretenir sa santé et adopter les bons réflexes au quotidien, puis de se rendre chez un homéopathe pour rétablir les fonctions défaillantes de son organisme. Enfin, de prendre rendez-vous chez un médecin généraliste s'il est besoin de faire des analyses, pour une maladie lésionnelle ou un traitement immédiat d'urgence, les situations d'urgence n'étant pas prises en charge par la naturopathie.

À retenir

Le naturopathe, l'homéopathe et l'allopathe se complètent et se relaient. Le premier est un éducateur de santé, le deuxième débloque des situations et le dernier agit en ultime recours.

Informez-vous, ne croyez personne sur parole, ni votre médecin conventionné, ni votre naturopathe, vérifiez les informations reçues et diversifiez vos sources, car personne ne détient de vérité universelle et les découvertes de la médecine sont en constante évolution. Écoutez ce qui entre en résonance avec votre corps et votre guérison pour découvrir ce qui vous fait du bien. Apprenez la patience, d'autant plus si vous souffrez d'affections particulières depuis longtemps. Il faut du temps au corps pour se nettoyer et retrouver de l'énergie. Notez vos progrès et poursuivez vos efforts.

Attention

Choisissez soigneusement votre naturopathe, votre médecin généraliste et vos spécialistes ! Entourez-vous de praticiens bienveillants, compétents et consciencieux qui prendront le temps de vous expliquer d'où viennent vos troubles, comment apparaissent vos symptômes et comment accompagner votre corps vers la guérison. L'avenir de la médecine est résolument intégratif.

Une bonne hygiène de vie

Une bonne santé, c'est d'abord une bonne hygiène de vie.

- **L'hygiène alimentaire :** on distingue la nutrition, l'art de savoir se nourrir avec les aliments adaptés, et la diététique, où l'on met le corps en restriction alimentaire. Le naturopathe utilise les deux, tout en adaptant pour chacun un programme vraiment personnalisé. Le choix des aliments est essentiel : ils seront de préférence issus de l'agriculture et de l'élevage biologique, exempts de pesticides et de produits chimiques. Leur cuisson, mais aussi le moment où ils sont mangés dans la journée et la façon dont ils sont associés aux autres aliments sont des éléments à prendre en compte dans le programme. Le naturopathe choisira avec vous les aliments qui sont les plus faciles à digérer et les plus adaptés à votre constitution. Selon votre état de santé, il pourra recommander un changement radical ou adapter une réforme en douceur.
- **L'hygiène somato-émonctorielle** (ou plus communément, le sport !) : le plan d'action est individuel, en fonction des capacités et de la disponibilité de chacun. L'exercice permet de dérouiller les articulations, d'activer les liquides du corps et de libérer la respiration. Le muscle est une pompe vascularisante qui fait circuler les liquides organiques physiologiques, le sang passe par tous les filtres d'élimination, permettant d'épurer

l'organisme au maximum. Le bon sport doit être transpirant et oxygénant ! L'exercice physique libère les tensions et détend les nœuds, il permet de relâcher le stress physique et mental.

- **L'hygiène neuropsychique :** l'équilibre mental et émotionnel est tout aussi important que l'équilibre du corps physique. Le naturopathe aborde donc aussi la dimension psychologique. Il n'est pas psychologue de métier (certains le sont), mais dispose d'une palette d'outils et d'exercices qu'il peut utiliser avec son client pour mettre en place une écoute globale, que la courte durée de consultation ne permet pas en allopathie. Il pourra donner des conseils pour prendre du recul, se détendre, mais surtout orienter si nécessaire son client vers quelqu'un qui sera formé à la psychologie, en psychothérapie, relaxation, sophrologie, ou encore en hypnose.
- **Le sommeil :** le naturopathe peut vous aider à retrouver un bon sommeil, de durée et de qualité suffisantes. Dormir correctement nous permet de recharger nos batteries nerveuses et endocrines, d'éliminer les déchets cellulaires, de réparer les tissus abîmés et d'assurer de façon optimale le renouvellement cellulaire chez l'adulte ainsi que la croissance chez les enfants. Il est extrêmement difficile de guérir sans repos !

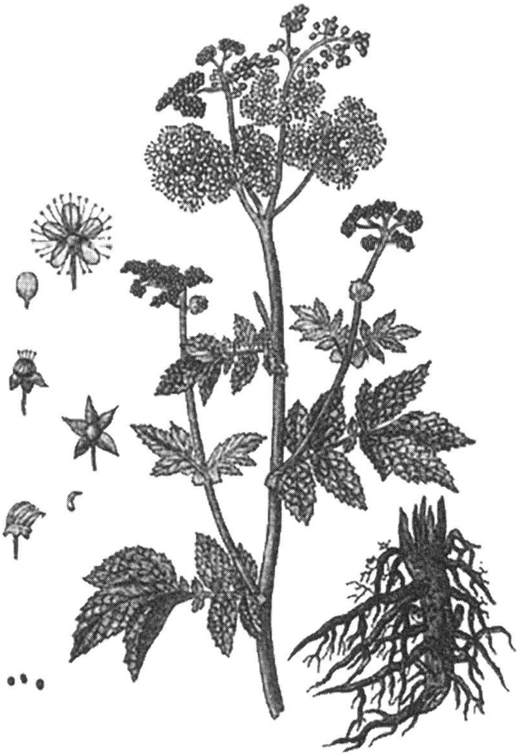

La reine-des-prés entre dans la composition de l'aspirine.

Les plantes

Utilisées depuis des millénaires, les plantes détiennent des propriétés extrêmement variées, aussi bien au profit de la santé naturelle que de la médecine allopathique. Séchées, fraîches, en élixir, en tisanes, en décoctions, en huiles essentielles : toutes les formes sont possibles, en prise interne comme externe. Efficaces pour stimuler l'élimination des toxines, elles revitalisent, nourrissent, relaxent, et elles agissent également sur les émotions, pour une harmonisation en profondeur.

Et les médicaments issus des plantes ? Environ 60 % des médicaments proviennent des plantes et sont présents dans tous les domaines de la médecine. Cependant, prendre un médicament et consommer la plante dont il est dérivé n'ont pas la même conséquence. La plante entière contient non seulement des principes actifs mais aussi leurs antidotes, ce qui permet de ne pas en subir les effets secondaires comme dans certains médicaments.

Focus

L'un des médicaments les plus consommés au monde, l'aspirine, provient du saule blanc et de la reine-des-prés. L'acide acétylsalicylique dont elle est composée a été isolé et synthétisé au milieu du XIXe siècle par les scientifiques allemands Gerhardt et Hoffmann puis commercialisé dès 1899 par les laboratoires Bayer. Le saule blanc était déjà recommandé par le médecin grec Hippocrate pour soulager les douleurs et les fièvres.

Les techniques manuelles

Dans une approche globale de la santé fondée sur la dynamique des échanges, la circulation des liquides est primordiale, car sans elle, pas de renouvellement possible ni d'élimination des déchets ! Les massages et les manipulations sont souvent proposés par les naturopathes, car ils permettent le transport des toxines présentes dans le corps vers les filtres et leur élimination. Lorsque l'exercice physique ne peut pas être pratiqué, c'est un excellent palliatif, permettant de faire circuler le sang et la lymphe. Outre cet objectif de détoxification du corps, les massages sont bénéfiques à l'harmonisation dans le cadre des cures.

Les effets du massage sont multiples :

- **Mécaniques :** ils agissent sur la circulation des liquides et la mobilisation des masses tissulaires, du sang, de la lymphe et des sérums.
- **Émotionnels et relationnels :** ils permettent de cultiver le sens du toucher, essentiel à la vie humaine.
- **Magnétiques et énergétiques :** les énergies sont libérées et remises en circulation. Après un massage, il faut boire beaucoup afin d'éliminer par voie rénale les déchets remis en circulation. Si vous le pouvez, allez transpirer au sauna ou au hammam pour faciliter leur élimination.

Les naturopathes possèdent des bases théoriques et pratiques pour favoriser l'élimination des toxines et l'harmonisation du corps. Certains proposent en cabinet des massages « non médicaux », en particulier drainants, pour éliminer les toxines, hygiéniques (qui détoxifient, revitalisent, relaxent), ou encore de bien-être, les techniques manipulatoires étant réservées aux médecins, kinésithérapeutes, chiropracteurs et étiopathes.

La réflexologie est l'une des techniques spécifiques les plus efficaces pour favoriser la circulation des énergies. Celles-ci circulent en suivant des canaux que sont les méridiens pour atteindre les réservoirs et en repartent sous la forme d'énergies matérialisées : l'influx nerveux et les hormones. Elle permet de stimuler les émonctoires (voir plus loin) et de désincruster les tissus. La réflexologie permet aussi un lâcher-prise au niveau mental et une relaxation globale.

Elle peut être plantaire, nasale, auriculaire... Et ses formes sont variées. La réflexologie se divise en deux pratiques : l'acupuncture (en France, réservée aux médecins titulaires d'un diplôme universitaire) et l'utilisation des zones réflexes, en appuyant à la main (shiatsu, do-in...) ou avec un bâton de bois. Les deux pratiques ont pour objectif de favoriser la distribution des énergies vitales.

Les autres techniques

D'autres techniques encore sont utilisées par les naturopathes :

- **Les techniques d'hydrothérapie :** en interne ou en externe, on utilise l'eau en variation de température et de pression. Elle permet de déplacer les toxines, pour accélérer leur élimination grâce à des bains, des lavements, la sudation, les poches de glace... Ce sont des techniques très importantes pour les naturopathes, car le corps est composé en grande partie d'eau et les réactions sont immédiates.
- **Les techniques respiratoires :** s'appuyant sur l'art du souffle développé par les écoles orientales, avec le yoga, les techniques de méditation ou encore les arts martiaux, les techniques respiratoires permettent :
  - une bonne oxygénation des cellules pour optimiser leur fonctionnement ;
  - une augmentation de l'élasticité du diaphragme pour favoriser la détente ;
  - une action sur la circulation sanguine, le système lymphatique et la digestion.

Le saviez-vous

Réussir à contrôler sa respiration permet d'harmoniser les fonctions du corps. Cela paraît simple, mais lorsque l'on ne pratique ni le sport ni la méditation de façon régulière, on utilise rarement toutes ses capacités respiratoires.

- **Les techniques magnétiques :** pour aider le corps à garder son équilibre, le magnétisme humain, la géobiologie (étude de l'influence des ondes de votre lieu de vie sur votre corps), ou encore l'usage des aimants et des appareils à ondes régulées, sont préconisés par les naturopathes. Notre organisme, tant bien que mal, essaie de s'adapter à nos conditions de vie, entre les pollutions, les tensions et une hygiène de vie souvent dénaturée. En prenant en compte cette dimension énergétique, nous apportons de nouvelles réponses qui travaillent en synergie pour rééquilibrer l'organisme.
- **Les techniques vibratoires :** les couleurs, les bains de soleil, les sons, les élixirs floraux, la méditation… La naturopathie invite à plus de connexions avec la nature. Toute la puissance vitalogène des éléments est utilisée pour ramener le corps vers plus de santé.

Pourquoi consulter un naturopathe ?

Il y a mille et une raisons de consulter un naturopathe ! La naturopathie s'adresse sans distinction à tout le monde, de 0 à 120 ans : bébés, enfants, adolescents, étudiants, actifs, sportifs, femmes enceintes ou allaitantes, personnes âgées… Et on peut vivre très longtemps quand on prend soin de sa santé ! On consulte un naturopathe pour préserver sa santé, l'optimiser ou stimuler la capacité du corps à se guérir.

Le saviez-vous

La naturopathie est la seule médecine reconnue par l'OMS dans le champ de la prévention primaire.

Le monde dans lequel nous vivons est en désaccord avec les besoins physiologiques de base de notre corps, qui a besoin d'air pur, d'une nourriture saine, d'un quotidien sans pollution et de peu de stress. En vivant ainsi « contre nature », on observe des déséquilibres de plus en plus tenaces : des allergies, de la fatigue chronique, des problèmes digestifs… Autant de troubles qui gâchent la vie au quotidien mais qui ne nécessitent pas forcément de faire une razzia à la pharmacie.

Il est curieux d'observer nos « grandes civilisations très évoluées », et de voir qu'elles se sont presque uniquement préoccupées de faire disparaître les symptômes avec la médecine moderne ! Il est certes pratique de pouvoir faire disparaître des maux de tête en quelques minutes avec une pastille effervescente. Mais combien se demandent à quoi sont-ils liés ? Comme la pointe d'un iceberg, les céphalées peuvent signaler des problèmes pathologiques, comme des dysfonctionnements intestinaux importants, des ennuis dentaires, des otites, etc. En supprimant le symptôme, on voile le reste et on passe à côté de la recherche de ces causes. Il faudra souvent attendre que le trouble devienne chronique pour que la personne s'interroge sur ce qu'il se passe dans son corps. La naturopathie prend le contre-pied de cette vision fataliste en allant directement rechercher la réponse à l'origine du trouble, même si la démarche est parfois inconfortable.

Enfin, on se rend chez un naturopathe pour trouver une écoute et des propositions personnalisées. Le praticien en naturopathie adapte un programme sur mesure en fonction de l'âge, des habitudes de vie, de l'état de santé et du potentiel vital de la personne. Il propose des recommandations qui ne sont pas les mêmes que celles du voisin. S'il y a un tronc commun, il y a aussi de nombreuses subtilités qu'il convient d'observer en consultation. Consulter un naturopathe, c'est aussi accepter de remettre en cause ses habitudes de vie au quotidien, être prêt à recevoir des informations nouvelles sur sa santé.

La première consultation

Une première consultation naturopathique dure le plus souvent 1 heure 30, mais elle peut durer 1 heure à 2 heures selon les besoins exprimés par le client et selon les préférences du naturopathe. En comparaison, notons qu'un médecin généraliste consacre 16 minutes à chaque patient !

À votre arrivée au cabinet, le naturopathe vous expliquera comment il travaille et vous présentera les objectifs de la naturopathie. Ensuite, il procédera le plus souvent en trois phases :

- Observation ;
- Questionnement (anamnèse) ;
- Recommandations.

Le bilan de vitalité qu'il réalise pendant la séance n'est pas un diagnostic médical, il lui permet simplement d'établir le meilleur programme possible pour vous en hygiène de vie, en fonction de votre énergie, des troubles dont vous souffrez et de vos habitudes de vie. Vous pouvez apporter vos analyses médicales récentes, il peut avoir besoin de les consulter.

Le bilan est en fait une étude de votre « terrain » et de votre capacité à conserver ou à retrouver une pleine santé. Les symptômes permettent d'observer les dysfonctionnements, révélés par le bilan naturopathique, surtout chez le sujet adulte. Le naturopathe considère toujours l'encrassement comme la cause principale de la maladie. La dégradation des humeurs et du terrain peut être générale, les symptômes au niveau des différents organes n'en sont que la conséquence. Sachant cela, il ne cherchera donc pas à mettre un pansement sur un problème, il reviendra toujours vers votre histoire, vos habitudes et vers l'éducation que vous êtes venu acquérir. Son objectif est d'améliorer le fonctionnement physiologique de votre organisme et d'harmoniser vos fonctions vitales, de rééquilibrer vos besoins et de prendre soin de vous durablement, de manière autonome.

En pratique

Le tarif d'une première consultation chez un naturopathe varie le plus souvent entre 60 et 100 euros, selon le lieu de pratique (les prix sont généralement plus bas en province) et l'expérience du naturopathe. Certains naturopathes proposent une deuxième consultation (rendez-vous de suivi) à un tarif moins élevé. Dans ce cas, elle est souvent plus courte. Certaines mutuelles les remboursent.

L'observation physique

Après quelques questions de base (âge, taille, poids...), votre naturopathe procédera à une observation morphologique. L'étude des formes du corps permet de définir les organes forts et les organes plus faibles, car la vie se manifeste à travers la matière. La vitalité s'insère dans cette matière, elle la sculpte ; ce sont ces formes qui intéressent le naturopathe.

En pratique

Vous restez habillé durant toute la séance, même s'il peut vous être demandé de vous dévêtir un peu si vous êtes très couvert afin de ne pas gêner l'observation.

Que regarde le naturopathe ?

- Votre posture générale ;
- La forme de votre corps, la longueur de vos bras et de vos jambes ;
- La coloration de votre peau, l'apparence de vos vaisseaux sanguins ;
- Il pourra toucher la qualité de vos muscles, si vous êtes d'accord ;
- Les signes d'une bonne vitalité : votre pilosité, les reliefs de votre crâne, la présence d'un appendice xiphoïde (au niveau du plexus), l'épaisseur de votre main, si vos doigts se touchent sans trop d'espace, les lunules sur vos ongles, etc.

- La forme de votre visage et ses spécificités : son harmonie, l'équilibre entre différents étages qui le composent (zones de la bouche, du nez et des yeux), la taille des ouvertures, le dessin de votre mâchoire, l'épaisseur de vos lèvres, etc.

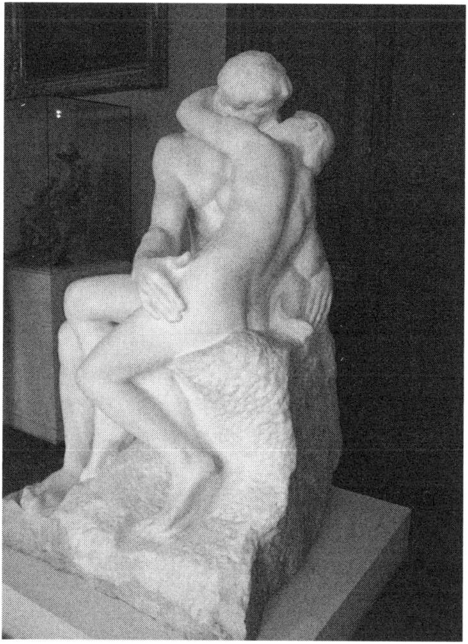

Le Baiser d'Auguste Rodin.

Le tempérament

À l'issue de l'observation physique, le naturopathe en saura un peu plus sur votre « tempérament ». Il utilise une classification établie par Hippocrate et ses successeurs pour définir vos grandes tendances, forces et faiblesses.

Classification selon Hippocrate :

- Tempérament sanguin (plutôt dilaté) ;
- Tempérament lymphatique (plutôt digestif et sanguin) ;
- Tempérament bilieux (plutôt musculaire et respiratoire) ;
- Tempérament nerveux (plutôt cérébral).

Très souvent, les tempéraments sont nuancés (un peu sanguin avec beaucoup de lymphatique, un peu de bilieux avec une dominante de nerveux...), mais les grandes tendances donnent des indications sur vos capacités vitales. Votre naturopathe ne vous en dira probablement rien, parce que c'est un jargon dont l'explication lui prendrait une partie de la séance et qu'il y a déjà beaucoup à dire !

À lire

Pour en savoir plus, lire le *Guide personnel des bilans de santé* de Daniel Kieffer (Grancher, 1998).

Le traitement préconisé par votre naturopathe dépendra de votre tempérament : exercice physique, diète... Ce qui convient à un sanguin ne sera pas forcément adapté à un nerveux. Ainsi, le régime qui consiste à ne manger que des aliments crus ne convient pas à tous les tempéraments.

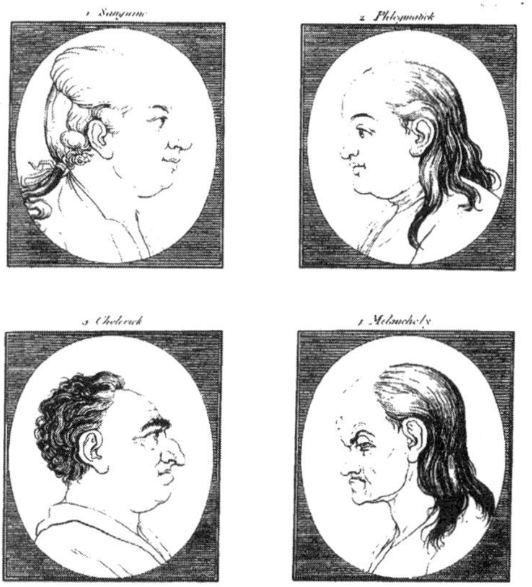

Les quatre tempéraments selon la physiognomonie
de Johann Kaspar Lavater (XVIIIe siècle).

L'iridologie

On dit que les yeux sont le miroir de l'âme ; ils sont également celui du corps ! L'iridologie est pratiquée depuis la nuit des temps, permettant d'apporter d'autres indications au bilan de vitalité naturopathique. En effet, l'iris se trouve être une zone de projection de tout le corps (comme en réflexologie, avec la plante des pieds, la paume des mains ou encore les oreilles). Chaque organe se trouve représenté selon son état. L'iris contient une mine d'informations ! Il reflète à la fois notre histoire de vie, nos faiblesses génétiques et l'état de nos organes, évoluant au fil des années vers des pathologies.

Les naturopathes observent la couleur, la texture, la pigmentation, le relief et un ensemble d'autres facteurs qui définissent la particularité de chaque iris. Ils s'intéressent à :

- La tonicité des fibres qui composent la trame de l'iris, car elle donne une impression générale de l'état de santé (plus elle est serrée, plus la vitalité est forte) ;
- Les signes particuliers, comme les couleurs, les taches, les dépôts, les bosses, les creux, autant d'indicateurs de faiblesses potentielles et de troubles passés, présents ou à venir.

Chaque organe correspond à une zone définie, grâce à une cartographie de l'iris, représentant une véritable carte géographique du corps.

En pratique

Certains naturopathes sont équipés d'un iridoscope, d'autres utilisent des loupes spéciales avec des lampes intégrées, certains encore prennent des photos avec des objectifs spéciaux pour projeter la photo sur un écran d'ordinateur. Vous pouvez même repartir avec votre photo, ce qui vous permettra d'observer les modifications iriennes au fil des années, car nos yeux changent avec notre état de santé !

Les indicateurs observés sont toujours utilisés avec le bilan morphologique et l'anamnèse, pour préciser au maximum les grandes tendances du consultant. Vous pouvez demander au naturopathe ce qu'il observe dans les grandes lignes ; en vous regardant dans les yeux, il vous parlera de votre énergie vitale, de votre état digestif ou de la souffrance de certains de vos organes.

À lire

Bernard Jensen, iridologue américain et docteur en chiropractie, est l'auteur qui a le plus publié sur l'iridologie à partir des années 1950, et le plus connu dans le monde. Il est pionnier dans l'application de nouvelles technologies dans ce domaine. En France, l'*Introduction à l'iridologie* (Dangles, 1990) d'André Roux est un incontournable pour les étudiants en iridologie.

L'anamnèse

Ce terme vient du grec ancien *anamnèsis*, « action de rappeler à la mémoire », d'où « souvenir ». En médecine, il désigne, suivant la définition du *Trésor de la langue française*, « la reconstitution de l'histoire pathologique d'un malade, au moyen de ses souvenirs et de ceux de son entourage, en vue d'orienter le diagnostic ; les données de cette reconstitution ».

Généralement, le naturopathe commencera par vous demander la raison de votre venue, si vous rencontrez des troubles particuliers et si vous avez des éléments importants à signaler. Il vous demandera d'être transparent et honnête sur les médicaments que vous prenez et sur vos habitudes de vie, tout ce que vous pourrez lui confier restant bien sûr dans la confidentialité du cabinet de naturopathie. Ensemble, vous formez une équipe. Dans un climat de confiance et sans jugement, vous décidez d'avancer vers plus de santé !

Il vous posera des questions sur :

- Vos antécédents médicaux (opérations, traitements, bilans qui ont été réalisés) et familiaux (maladies de vos parents, grands-parents…) ;
- Votre transit (si beaucoup de questions portent sur votre système digestif, ne soyez pas surpris, car ce sont des éléments essentiels pour la suite !) ;

- Votre circulation sanguine (varices, jambes lourdes) ;
- Votre capacité respiratoire (si vous fumez, si vous souffrez de problèmes respiratoires, si vous respirez profondément) ;
- La qualité de votre sommeil (endormissement, réveils nocturnes) ;
- Le type d'exercice physique que vous pratiquez, votre capacité à transpirer ;
- Vos habitudes alimentaires ;
- Vos excès si vous en avez (café, sucre, alcool, drogues) ;
- Les pratiques ou techniques que vous avez déjà appliquées pour prendre soin de votre santé ;
- Votre situation familiale ;
- Votre métier, vos activités de loisir, vos envies, ce qui vous enthousiasme et ce qui joue sur votre moral.

Et bien d'autres ! L'important est d'apprendre à vous connaître pour établir des recommandations complètes, 100 % personnalisées.

À retenir

La naturopathie ne « guérit » pas les malades. C'est le malade qui, par ses bonnes habitudes et la prise de conscience de sa capacité à se guérir, utilise toutes ses ressources pour restaurer une pleine santé.

La cure de détoxination

Si la vitalité est suffisante, c'est toujours le premier choix du naturopathe. La « détox » répond au besoin de supprimer les surcharges et toutes les toxines indésirables qui viennent de l'extérieur, les différentes pollutions de l'air, de l'eau, des aliments… L'organisme produit également lui-même des toxines (des acides organiques, des produits de fermentations intestinales…).

Mise en place sur une durée minimum d'un mois, cette cure s'appuie sur trois temps :

1. Adoption d'une alimentation la plus naturelle possible, pour fermer la porte des surcharges. Pendant cette période, on évitera donc les excès farineux, les mauvaises graisses, les sucres transformés, les produits animaux et dérivés (produits laitiers, œufs, etc.). On peut établir des cures saisonnières si la vitalité le permet : des monodiètes (périodes avec un seul aliment pendant une journée) ou des jeûnes.
2. Mise en place de techniques de drainage pour soutenir l'élimination des toxines du corps. Le foie, la peau, les intestins et les reins sont stimulés avec des techniques de réflexologie, de massage, de détente, d'exercices physiques, etc.
3. On se relaxe ! L'activité mentale consomme une grande quantité d'énergie, qui n'est plus disponible pour le reste du corps si l'on n'interrompt pas les ruminations quotidiennes…

Le naturopathe recommande des techniques de détente, allant du bain chaud aux massages, en passant par des exercices de sophrologie, de yoga et de méditation pour gérer le stress et apaiser le mental.

Quels sont les avantages de la détox ?

- La mise au repos du système digestif et son assainissement ;
- L'élimination des déchets qui surchargent le corps, tout le trop-plein accumulé étant invité à sortir par les différentes portes de sortie (les émonctoires, voir plus loin) ;
- L'énergie qui n'est pas utilisée pour digérer est disponible pour le reste de l'organisme, qui corrige les dysfonctionnements ;
- La reconnexion à ses sensations (de satiété, de faim, de plaisir) ;
- Un regain d'énergie.

Ses effets sont rapides : dès les premiers jours, la détox nous allège. Elle peut effrayer par certains effets secondaires (petits boutons, maux de tête, perturbation du sommeil...). En remettant les toxines en mouvement, il faudra s'assurer qu'elles sont bien éliminées et éviter les désagréments en stimulant les émonctoires.

Conseil

Si une « vraie détoxification » se fait sous forme de cure, avec un accompagnement personnalisé en naturopathie, vous pouvez toujours, à la maison, vous concocter de petits programmes détox à chaque changement de saison, mais aussi après les périodes de fêtes ou d'excès.

Exemple de cure détox

- **Avant la détox :** modifiez progressivement votre alimentation pour éviter un changement radical. La semaine précédant votre détox, réduisez votre ration de nourriture et préférez une alimentation végétale, en laissant de côté la viande et les produits laitiers (fromages, crème, beurre, laitages...).

  Attention

  N'interrompez pas vos traitements médicaux de votre seule initiative, parlez-en à votre médecin traitant, mais évitez de prendre des médicaments si vous n'en avez pas absolument besoin. L'idée est de soulager le travail de votre foie ; pendant cette période de détoxification, il sera suffisamment sollicité.

- **Pendant la détox :** vous vous limiterez à la consommation de jus uniquement ou de jus avec des repas légers. Le matin, nettoyez votre bouche et votre langue, chargée des toxines libérées pendant la nuit, et buvez un grand verre d'eau. Vous pouvez gargariser votre bouche avec une cuillère à soupe d'huile végétale de sésame ou de coco pendant au moins une minute chaque matin, à jeun, et crachez-la ensuite sans l'avaler ! Il est possible de poursuivre cette hygiène buccale au-delà de la cure détox. Commencez de préférence le matin par un jus vert, que vous ayez ou non pris la décision de manger des repas légers. Les jus verts sont nettoyants et énergisants. Ils revitalisent les cellules et ils sont riches en chlorophylle, qui purifie le sang et fortifie les globules rouges.

Buvez entre 4 et 8 jus par jour, préférez les légumes aux fruits. Prenez le temps de les déguster, installez-vous à table et gardez-les dans votre bouche avant de les avaler (comme une soupe). Buvez beaucoup d'eau en dehors des repas, en plus des jus frais. Si vous mangez pendant votre détox, vous pouvez terminer votre repas par une petite tisane digestive. Après les repas, faites une petite balade et prenez l'air. Si vous consommez des fruits, n'en mangez pas plus d'une à deux portions par jour et toujours en dehors des repas.

- **Sortir de la détox :** si vous n'avez consommé que des jus, réintégrez progressivement la nourriture solide. D'abord des fruits aux fibres douces (pommes, poires, petits fruits), le jour suivant, des légumes cuits, ensuite des légumes crus, et enfin des protéines végétales, puis animales (viandes blanches). Faire des repas légers pendant la détox en facilite la sortie.

Conseil

Profitez de cette nouvelle routine pour garder de bons réflexes et évitez de revenir rapidement à une nourriture transformée, grasse ou sucrée. Allégez vos repas durablement et faites des pauses de temps en temps avec des monodiètes.

La revitalisation et la stabilisation

La revitalisation est toujours au programme d'une cure de naturopathie, car la vitalité est essentielle à la guérison du corps. Il n'y a pas un programme naturopathique, mais de multiples programmes individualisés qui tendent à soutenir cette énergie qui s'affaiblit au cours de la vie.

La cure de revitalisation favorise :

- La relaxation sous toutes ses formes (physique, psychique, émotionnelle) ;
- Le contact avec la nature (le soleil, l'air pur, le végétal, etc.) ;
- Une alimentation revitalisante, apportant un « idéal alimentaire » ;
- L'utilisation de « superaliments » (eau de mer, pollen, algues) pour remettre à niveau le capital oligoéléments, vitamines, fibres, etc., ou de compléments alimentaires pour combler les carences éventuelles.

Pour cette cure, le naturopathe revoit toute l'hygiène de vie, il prend en compte tout ce qui peut nous dévitaliser :

- Une alimentation trop riche ou peu nutritive ;
- Des polluants, des substances toxiques au quotidien ;

- Une automédication maladroite ou dangereuse ;
- Le manque d'oxygénation et d'exercice physique ;
- Le stress.

Il vous aide à retrouver un bon sommeil et un rythme de vie qui vous convienne, avec un programme personnalisé. La revitalisation peut être prescrite avant ou pendant la cure de détoxification. Elle va permettre de combler les carences et redonner de l'énergie pour, le plus souvent, commencer une nouvelle étape dans la cure de détoxification.

La cure de stabilisation correspond à une phase d'équilibre visant à optimiser une harmonie physique et mentale. Pour ce faire, il faut adopter une hygiène de vie sans écarts. On se rapproche d'un idéal, et en matière d'alimentation, on ne se nourrit que d'aliments biologiquement faciles à assimiler pour le corps, on tire un trait sur une alimentation dite « encrassante ».

En pratique

Il faudrait donc déménager dans un pays subtropical, y vivre sans stress en profitant de la lumière du soleil, travailler peu mais rester actif. Le repos serait d'une grande qualité, on pratiquerait un exercice physique régulier et on mangerait avec frugalité, principalement des légumes et des fruits. Pas facile à mettre en pratique dans son quotidien, mais certains y parviennent !

Le jeûne

La détoxification demande parfois plus qu'une restriction alimentaire. Dans ce cas, le naturopathe peut conseiller une diète plus ou moins stricte, à base de jus, de bouillons, d'eau plate uniquement, ou de tisanes de plantes. Si le jeûne permet au corps de véritablement se nettoyer, il s'accompagne de nombreuses craintes liées principalement à la faim et à la peur de l'affaiblissement.

Il faut bien comprendre que, plus les surcharges sont importantes, plus nous sommes fatigués : notre vitalité globale baisse inévitablement et on perd de l'énergie. Lors de la restriction, au début, le corps demande de l'énergie procurée rapidement par les aliments, mais il comprend vite qu'il lui faut aller puiser dans ses réserves.

La faim se dissipe et l'énergie revient, plus vive qu'avant l'accumulation des surcharges ! Donc, malgré la mise en place d'une méthode restrictive, on se sent mieux tout simplement parce que l'on « vide ses poubelles ». On retrouve le potentiel de l'énergie perdue au fil des mois, voire des années précédentes.

Si seul le jeûne apporte de tels résultats rapides, des diètes peuvent être mises en place. Elles sont plus douces mais très efficaces sur la durée.

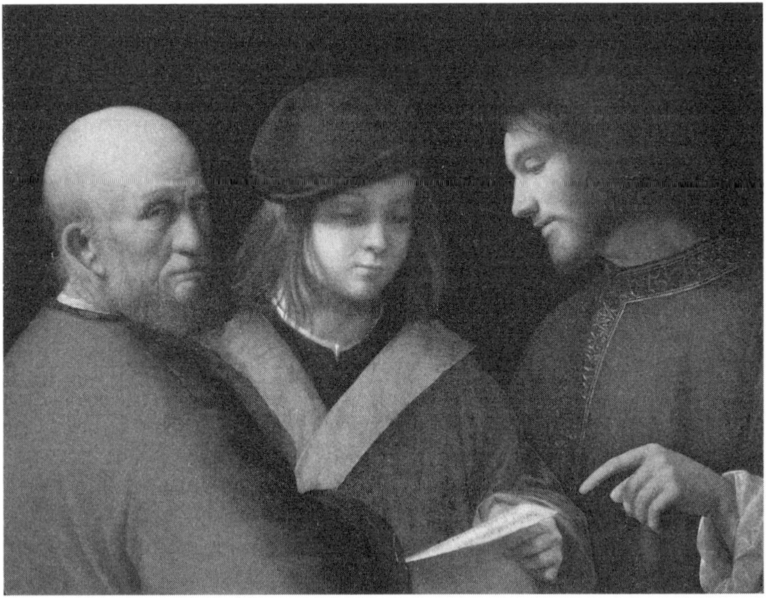

Les Trois Âges de l'homme, Giorgione (XVIe siècle).

Un programme personnalisé

Chaque individu est différent : il a sa propre histoire, son organisme a ses propres réactions et il ne partage avec personne les mêmes troubles. En consultation, le praticien en naturopathie propose des recommandations personnalisées grâce à un bilan précis et spécifique.

La personne qui consulte comprend assez rapidement qu'il lui faudra faire équipe avec le naturopathe, qui ne lui apportera pas sur un plateau des solutions sans efforts. Il faudra transpirer un peu, au propre comme au figuré !

Attendez-vous à des réformes parfois douces et simples, parfois plus compliquées et contraignantes. Il vous faudra peut-être réorganiser votre planning, vider vos placards, changer des habitudes auxquelles vous tenez ! Vos proches vous soutiendront, ou s'interrogeront peut-être sur le bien-fondé de tous ces changements, alors accrochez-vous. Les petites améliorations quotidiennes dans l'hygiène de vie peuvent transformer rapidement tout votre état de santé.

Exemple

Chez une personne jeune, les cures de désintoxication pourront être intenses et brèves, tandis que chez un sujet âgé, on préférera une cure plus douce et plus longue. La durée et l'intensité des cures dépendent non seulement de la vitalité, mais aussi de l'histoire de la personne, de ses antécédents et des traitements qu'elle prend.

Pourquoi est-ce que nous « tombons » malades ?

L'origine d'un trouble est presque toujours multifactorielle : mélangez un peu d'hérédité, beaucoup de ratés dans l'hygiène de vie, saupoudrez d'un peu de stress, vous y êtes. La maladie est une recette complexe pour laquelle il existe parfois des solutions simples !

Il s'agit d'avoir une vision d'ensemble de ce qui mène à un état de maladie. Cette façon d'appréhender la pathologie peut paraître surprenante à celles et ceux qui sont plus habitués à la médecine conventionnelle.

Exemple

Dans une approche naturopathique, une tendinite n'est donc plus simplement l'unique conséquence de votre dernier entraînement un peu poussé à la salle de sport (même si vous y êtes allé un peu fort), une angine n'est plus seulement « de la faute » de votre collègue lui aussi atteint, et votre hypertension n'est pas arrivée à l'âge de 50 ans uniquement parce que votre père aussi est hypertendu depuis la cinquantaine…

La naturopathie partage cette vision globale avec plusieurs médecines traditionnelles ancestrales comme l'ayurvéda et la médecine chinoise. La médecine conventionnelle, beaucoup plus récente, découpe le corps de façon à ne s'occuper que de la partie malade. Pourtant, nos arrière-grands-mères, pleines de bon sens, savaient comment soigner nos bobos.

Si votre naturopathe vous corrige en vous disant que vous n'êtes pas « tombé » malade mais que vous êtes « devenu » malade, c'est parce qu'il considère que votre corps était prêt pour recevoir la maladie, le virus ou le déséquilibre qui s'est installé. L'hygiène de vie faisant le lit de ce qui nous arrive, il vous explique que mieux votre corps fonctionne, moins vous êtes susceptible d'« attraper » tout ce qui se transmet.

Plus que jamais, en témoigne le succès d'émissions comme « Le Magazine de la santé » diffusé sur France 5 depuis de nombreuses années, les gens ont envie de connaître les raisons de leur maladie. En apprenant d'où elle vient, ils comprennent comment ils en sont arrivés là et ce qu'ils peuvent faire pour corriger le tir. Si faire confiance à son ou ses médecins est important, saisir les enjeux d'un traitement l'est encore plus. Se plonger dans la naturopathie, c'est aussi se rendre compte de la responsabilité qui nous incombe tous les jours, pour garder notre corps et notre esprit en bonne santé. Vous commencez par ce livre, mais vous aurez rapidement envie de prendre un abonnement à *Science et Vie* pour vous et pour toute la famille !

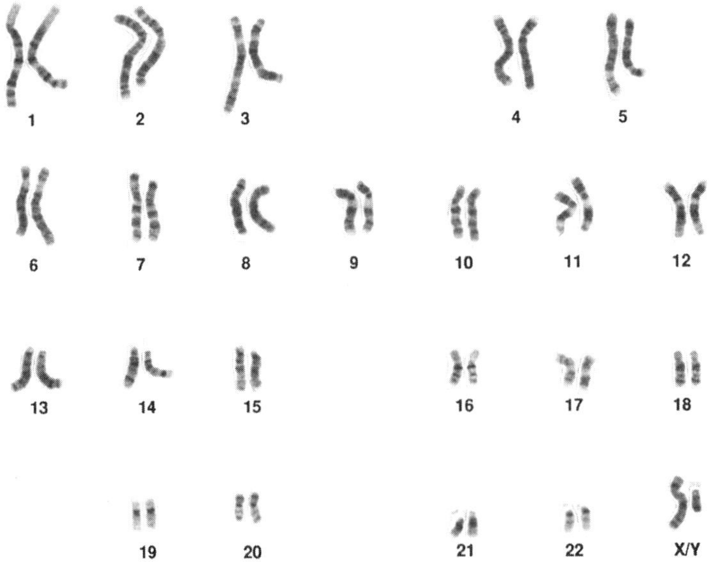

Caryotype humain, présentant l'ensemble des chromosomes d'une cellule.
Les chromosomes sont considérés comme les supports des facteurs héréditaires.

L'hérédité

La qualité de l'hérédité est un cadeau (parfois empoisonné) de la famille. Il n'y a pas de justice dans ce domaine : certains naissent avec la meilleure constitution possible, d'autres présentent une faiblesse cardiaque ou encore une prédisposition aux maladies auto-immunes. Connaître son hérédité permet d'être informé sur son potentiel et sur ses déficiences. On part avec une longueur d'avance par rapport à quelqu'un qui ne sait pas encore ce qui peut potentiellement lui arriver.

Attention

Notons également que l'hérédité est plus souvent un problème de comportements héréditaires. Si les habitudes de vie sont les mêmes, il est fréquent que les résultats en hygiène de vie soient aussi identiques, avec une base héréditaire similaire !

Il s'agit alors de nous attaquer à ce que nous pouvons changer : le terrain, c'est-à-dire le corps, qui est comme une terre en agriculture. On le soigne, on le draine, on le nourrit pour qu'il soit le plus sain possible. Un bon terrain est solide, défensif, et résiste aux intempéries comme aux attaques des virus. Un mauvais terrain est carencé, affaibli.

À retenir

Le terrain, c'est donc l'ensemble des paramètres biologiques, psychologiques, énergétiques, qui font que la personne est unique. Le modifier, c'est agir sur ses ressources, sur l'immunité, sur la capacité de guérison.

Les microbes

Dans l'environnement, il y a des microbes dans le sol et dans l'eau, dans le phytoplancton, dans certains aliments... Nous ne pourrions pas vivre sans eux. Ils contribuent aux cycles de la matière : un peu de gratitude et quelques applaudissements pour ce beau travail. Mais qu'est-ce qu'un microbe, et pourquoi a-t-il une connotation si négative ? Le terme, non scientifique, signifie « petite vie » et regroupe en fait tous les micro-organismes, terme général qui inclut les virus, les bactéries, mais aussi des organismes microscopiques comme les levures. Un nombre considérable de microbes vivent aussi sur nous et en nous, dans nos intestins ou sur notre peau : à sa surface vivraient plus de 1 000 milliards de micro-organismes...

Focus

Les champignons, levures ou mycoses (terme issu du grec *mukês*, qui signifie « champignon »), comme les bactéries, ne sont composés que d'une seule cellule de taille relativement petite, mais capable de coloniser des parties de votre corps en se multipliant largement. Très peu d'espèces de champignons agressent le corps humain, mais lorsque cela arrive, les résultats sont parfois impressionnants !

Les bactéries, amies ou ennemies ?

Les bactéries sont constituées de cellules qui assument les fonctions élémentaires : transmettre et exprimer l'information génétique, mais aussi tirer matière et énergie de l'environnement (elles possèdent donc un métabolisme). Chacune n'est constituée que d'une seule cellule, ce qui leur vaut le nom d'« organismes unicellulaires ».

À retenir

Notre intestin renferme plus de 100 000 milliards de bactéries, garantes de notre système immunitaire. La qualité de cet écosystème intestinal est essentielle et, chaque fois que notre corps est agressé (par des éléments extérieurs agressifs ou de mauvaises habitudes récurrentes), c'est tout le système qui se met en branle.

Heureusement, la grande majorité des bactéries que nous abritons sont des amies ! Elles permettent, en plus de renforcer nos défenses immunitaires, d'améliorer la digestion, d'empêcher le développement de germes, de faciliter l'assimilation de minéraux et de vitamines, d'activer certaines productions hormonales... Notre microbiote intestinal exerce en permanence un travail colossal au sein de notre organisme ! Veiller sur nos bonnes bactéries est primordial pour rester en bonne santé et garder un système immunitaire performant.

Toutes les bactéries ne sont cependant pas des « amies ». Lors de stress, d'une alimentation non adaptée ou de traitement antibiotique, les « méchantes » prennent le dessus sur les « gentilles » et engendrent des troubles. Les bactéries pathogènes (responsables des maladies) pénètrent dans notre organisme par l'intermédiaire de la peau, de la nourriture, de l'air ou lors de relations sexuelles non protégées. Elles s'installent autour de cellules et tissus spécifiques pour se protéger des mécanismes de défense du corps humain, les plus malignes arrivant même à entrer à l'intérieur des cellules. Le risque lié aux bactéries vient notamment de leur vitesse de reproduction. Certaines, comme dans le cas du choléra ou de la coqueluche, sécrètent également des toxines qui peuvent être extrêmement dangereuses.

Conseil

Pour se protéger de ces méchantes bactéries, rien ne vaut l'hygiène, en prévention. Se laver les mains régulièrement, boire une eau potable, désinfecter ses plaies, se protéger lors des relations sexuelles, etc.

En théorie, même si une bactérie pénètre dans l'organisme, le système immunitaire se trouve en mesure de combattre ce corps étranger. Toutefois, il peut arriver que le système immunitaire ne parvienne pas à arrêter l'infection. Dans ce cas, les bactéries nocives peuvent être combattues par les antibiotiques, molécules synthétiques qui vont les détruire ou empêcher leur croissance.

Les virus

Contrairement à la bactérie, le virus n'est pas une entité autonome et il est généralement plus petit. Il a besoin d'« infecter » ou de « parasiter » une cellule pour fonctionner et se multiplier. Ce colonisateur très malin détourne ensuite la machinerie à son profit. La cellule se retrouve contrainte de fabriquer des centaines de copies du virus qui s'installe. Il s'attrape par contagion, dans l'air ou par contact direct ou indirect avec une personne infectée. Les barres du métro ou la porte des toilettes en sont pleines.

Les virus font souvent parler d'eux l'hiver et ils aiment beaucoup quand notre système immunitaire est affaibli. Ils sont le plus souvent bénins, comme ceux de la grippe, du rhume, de la varicelle, que nous avons tous eus dans notre vie. D'autres sont beaucoup plus dangereux, comme le virus de la poliomyélite ou le VIH (virus d'immunodéficience humaine).

Le saviez-vous

Lorsque l'organisme a déjà rencontré le virus, il reconnaît les armes qu'il a précédemment utilisées et il y fait appel, c'est pour cette raison que nous ne pouvons pas avoir deux fois la varicelle (sauf cas exceptionnels) : le système immunitaire reconnaît la structure du virus et envoie immédiatement les anticorps nécessaires.

Lorsqu'on est touché par un virus, au début, nous ressentons le plus souvent une fièvre, des maux de tête, de la fatigue, signes que le corps entre en lutte contre cet élément étranger. Le problème est que les fonctions vitales prises en charge par les cellules infectées ne sont plus remplies puisqu'elles sont occupées à photocopier le virus. Si le virus est très virulent, le système immunitaire peut aussi être rapidement débordé. Le virus ayant pris le contrôle des cellules, il n'existe pas de médicament pour le détruire sans détruire les cellules. Quelques antiviraux néanmoins permettent de perturber le cycle de réplication, et donc de ralentir sa progression. Les seules méthodes vraiment fiables restent donc la prévention et la vaccination.

Les bactéries, les champignons et les virus ont finalement peu en commun, si ce n'est la capacité de s'installer chez nous et de faire dérailler notre équilibre si le terrain est propice !

Les radiations

Les radiations électromagnétiques, les téléphones mobiles, les ondes TV, les satellites de communication, les fours à micro-ondes, les lignes à haute tension, mais également les écrans d'ordinateur ont des effets sur notre santé qui sont encore mal connus. Autant d'éléments que nous ne pouvons plus éviter au quotidien.

Le mélange d'eau et de minéraux permet le passage des courants électriques. L'homme est une antenne extrêmement sensible ; nous sommes en effet composés aux deux tiers d'eau et notre corps est un très bon conducteur. De plus en plus de personnes se déclarent hypersensibles à l'exposition des champs électriques. Une hypersensibilité qui peut devenir très invalidante et obliger à une vie de réclusion.

D'ailleurs, le syndrome, c'est-à-dire l'ensemble des signes cliniques, d'intolérance aux champs électromagnétiques émis par les technologies sans fil (portables, antennes relais, wifi, Bluetooth, téléphones sans fil, consoles de jeux sans fil et autres appareils qui diffusent des ondes) est, dans certains pays, reconnu comme une maladie. Combien de personnes sont touchées ? Des études datant du début des années 2000 font état de 5 % de la population en Suisse, 1,5 % en Suède, 4 % en Grande-Bretagne, 3,5 % en Autriche... Les chiffres français seraient également dans cette fourchette, selon les associations « anti-ondes », qui annoncent un pourcentage de 4 %.

Attention

Peu de personnes ressentent ces symptômes physiques, mais celles qui ne les ressentent pas n'en sont pas moins touchées, les effets étant simplement moins directs.

Un peu de technique

Pour aller plus loin, vous pouvez vous intéresser à la géobiologie, l'étude de l'influence du lieu sur le vivant, prenant en compte principalement l'impact des champs électromagnétiques et des rayonnements ionisants provenant du sous-sol. Appelée aussi médecine de l'habitat, la géobiologie s'attache à réduire les nuisances électromagnétiques présentes à l'extérieur de votre habitation (lignes électriques à haute tension, antennes de téléphonie...) et à l'intérieur (appareils électriques, Internet, wifi, fours à micro-ondes, etc.).

Les polluants

Nous avons introduit dans la nature de nombreux polluants difficiles à gérer pour notre corps. Ils peuvent par exemple libérer des poussières sous forme de microparticules et provoquer des insuffisances respiratoires. Les plus connues sont les poussières utilisées dans la construction de certains bâtiments, aujourd'hui reconnues comme responsables de cancers.

Des particules encore plus petites, les nanoparticules ou nanomatériaux (produites par les nanotechnologies), envahissent notre environnement proche (additifs alimentaires, produits d'hygiène corporelle, cosmétiques, textiles, médicaments, et même compléments alimentaires, etc.) sans étude de toxicité préalable. D'autres substances, provenant de l'industrie et de la circulation automobile, se répandent encore plus largement dans les villes.

L'eau n'est pas en reste. Bien que traitée, elle contient beaucoup de déchets provenant des usines, d'eaux usées (égouts), des phosphates utilisés par les lessives... Les polluants sont aussi nombreux dans les sols. S'accumulent dans les terres déchets azotés, déchets phosphatés, nitrates, pesticides, engrais, certaines déjections animales, cuivre, effluents d'élevages, micro-organismes et parasites. La pollution de l'air retombe sur les sols, les ordures ménagères y sont stockées, les engrais chimiques s'y ajoutent... Autant de poisons qui nourrissent les terres où pousse ce qui finira dans nos assiettes.

D'ailleurs, où en sommes-nous du côté des pesticides ? S'ils sont utilisés depuis quelques décennies, on sait aujourd'hui que leur efficacité à moyen terme sur le rendement est discutable, qu'ils sont cancérigènes et qu'ils ont un effet néfaste sur le tissu nerveux. Ils sont extrêmement efficaces pour obtenir de super-parasites résistants, détruire les insectes pollinisateurs ou perturber les bactéries symbiotiques des plantes, lesquelles permettent aux plantes de grandir correctement et d'obtenir une qualité optimale de légumes et de fruits.

Le saviez-vous

L'essor récent de la permaculture (terme issu de l'expression américaine *permanent agriculture*) permettra peut-être un retour vers plus de bon sens et un rééquilibrage des sols. Imaginée en Australie dans les années 1970 par deux écologistes cherchant des réponses au développement rapide des techniques agricoles qui empoisonnent les rivières et les terres, la permaculture vise une production durable en fuyant les monocultures, de manière à laisser les espèces se nourrir les unes les autres. Elle est également économe en énergie grâce à des techniques manuelles et mécaniques, et œuvre pour laisser à la nature son aspect sauvage.

Nos mauvaises habitudes : sédentarité, tabac et alcool

- **La sédentarité :** contribuant à l'hypertension artérielle, au diabète, à l'obésité, etc., elle « encrasse » notre organisme. Elle favorise aussi les troubles musculo-squelettiques, le mal de dos, de cou, d'épaule, tous responsables d'un grand nombre d'arrêts de travail.

  Elle encourage aussi le développement de plusieurs troubles, comme la constipation, les problèmes circulatoires ou encore la sensation de fatigue chronique. Enfin, les inflammations qui en découlent participent à la formation de maladies lésionnelles comme les cancers.

  Alors posez ce livre, levez-vous et faites le tour du pâté de maisons ! Plus on reste assis dans la journée, plus courte est l'espérance de vie.

- **Le tabac :** il est la première cause de mortalité évitable en France. Le tabagisme actif est considéré comme responsable de 90 % des cancers du poumon et de 73 000 décès prématurés chaque année dans notre pays, car les cigarettes et le tabac contiennent désormais plus de 4000 substances chimiques toxiques ou cancérigènes (Catherine Hill, « Épidémiologie du tabagisme », *La Revue du praticien*, 20 mars 2012).

- **L'abus d'alcool :** souvent associé au tabac, il fait le lit des cancers des voies aériennes et de la partie supérieure du tube digestif. Il aboutit parfois à une cirrhose (transformation fibreuse du foie), extrêmement dangereuse !

Les boissons caféinées

La caféine est un stimulant fantastique. Toutefois, elle n'est pas sans effets négatifs, le risque le plus connu étant l'infarctus.

Attention

Nous ne sommes pas tous égaux face à la caféine. Une tasse de café donnera des palpitations ou de l'hypertension à l'un, tandis que cinq tasses ne feront pas frémir l'autre !

Il faut aussi savoir, dans une optique de santé globale, que la caféine acidifie l'organisme. L'excès d'acide attaque l'organisme, contribuant à sa déminéralisation et à son inflammation générale, et perturbe l'activité de nos enzymes. Tout cela a une incidence directe sur la vitalité, le sommeil, l'équilibre nerveux dans un cercle vicieux : moins on dort, plus on boit de café...

La caféine n'est pas réservée au café et aux sodas caféinés. On trouve aussi dans le thé une molécule similaire appelée théine. Le taux de caféine contenu dans une tasse de thé sera très différent selon la variété et le temps d'infusion. Il y en aurait moins dans le matcha et le thé vert que dans le thé blanc et le thé noir. La caféine du thé vert est en tout cas beaucoup mieux tolérée, car elle est associée à d'autres substances (polyphénols et L-théanine) qui limitent ses effets excitants et multiplient ses bienfaits antioxydants.

Une alimentation déséquilibrée et dénaturée

En matière d'alimentation, nous avons oublié notre bon sens. Les risques surpassent souvent les bienfaits si on fait le bilan de nos assiettes occidentales, trop lourdes, trop grasses ou trop sucrées. Oui, il faut manger pour survivre, mais il faut surtout la bonne dose de nutriments, des aliments de bonne qualité, sans trop de toxines à gérer ensuite pour notre corps.

Les principaux problèmes sont aujourd'hui :

- La quantité d'aliments que nous ingérons chaque jour à chaque repas, ainsi que le grignotage, qui ne permet pas à notre estomac de se vider complètement ;
- Les « faux aliments », qui n'apportent pas de bienfaits énergétiques mais qui nous « remplissent » ;
- Le sucre, cercle vicieux ;
- Les mauvaises graisses (chauffées, raffinées, non bio) ;
- Le sel, présent partout dans les plats préparés.

À retenir

L'alimentation a beaucoup changé au cours des siècles derniers. Nous consommons en grande quantité des produits transformés qui n'existaient pas avant, les modifications imposées aux techniques modernes d'agriculture, d'élevage et d'industrie ont dénaturé la chaîne alimentaire et nous ne sommes plus capables d'écouter notre corps.

Depuis quelques décennies, la grande majorité des aliments que nous consommons ne se présentent plus sous leur aspect originel. Ils ont subi des modifications liées à l'adjonction d'additifs alimentaires qui ne sont pas tous d'origine naturelle, et souvent de produits administrés aux végétaux comme aux animaux pour les rendre plus résistants ou plus goûteux. Pour lutter contre cette dérive, le recours aux aliments biologiques est la meilleure arme. En effet, s'il est difficile de connaître précisément la provenance des produits que nous consommons, les labels bio nous apportent un contrôle sur la traçabilité, qui garantit une certaine sécurité. Il n'est pas nécessaire de tout consommer bio. Néanmoins, si l'on veut prendre soin de sa santé, il semble aujourd'hui indispensable de lire les étiquettes et de s'intéresser à la provenance comme à la composition de ses aliments.

Le stress

Le stress, la peur et tout ce qui nous contrarie entament notre précieux équilibre. Confronté à un agent stressant (un traumatisme, un examen, une réunion importante ou la colère de votre petit dernier), le corps peut avoir deux types de réponse :

- La première est une réponse spécifique à l'agent stressant. Par exemple, au moment où je traverse la rue, un taxi s'engage et me klaxonne. Je remonte très vite sur le trottoir et il me frôle, ma réponse est spécifique face à ce danger évident, et heureusement, car il n'y a qu'une bonne réaction, celle de sauver sa peau !

Attention

Cette mise en tension de l'organisme joue un rôle fondamental dans notre survie, mais la mise en tension de notre corps qui accompagne ces émotions ne doit pas durer trop longtemps.

- La seconde est une réponse non spécifique, ou « stress », soit une réaction générale qui correspond à un signal d'alarme de la part de l'organisme, qui doit alors faire un effort pour s'adapter à la situation. Ce signal correspond à la résistance de l'organisme face à cette force ; c'est là que nous ne sommes pas tous égaux.

Le stress est donc la réponse normale du corps à une stimulation. Toutefois, aujourd'hui, les agressions sont tellement fréquentes et intenses que l'intrus s'installe volontiers et prend place dans notre quotidien. Il est là, sur notre oreiller le soir avec nos pensées qui tournent en boucle, le matin avec le bruit et la foule des transports en commun ou dans le trafic, au travail avec les dossiers qui s'accumulent et le temps qui file trop vite... Difficile d'y échapper.

Habitués au confort, nous supportons aussi de moins en moins les contrariétés. Nous courons après les possessions matérielles et nous confondons souvent le bonheur et le confort, nous cherchons à apaiser nos craintes dans un univers anxiogène. Les risques sont graduels, puisque le corps commence par nous alarmer, avant de s'adapter et de nous laisser dans un état « à fleur de peau », jusqu'à une phase d'épuisement.

Heureusement, le stress n'est pas une fatalité. Plus loin dans ce livre, vous trouverez nombre de solutions, à mettre en œuvre pour prévenir le syndrome d'épuisement expliqué en page suivante.

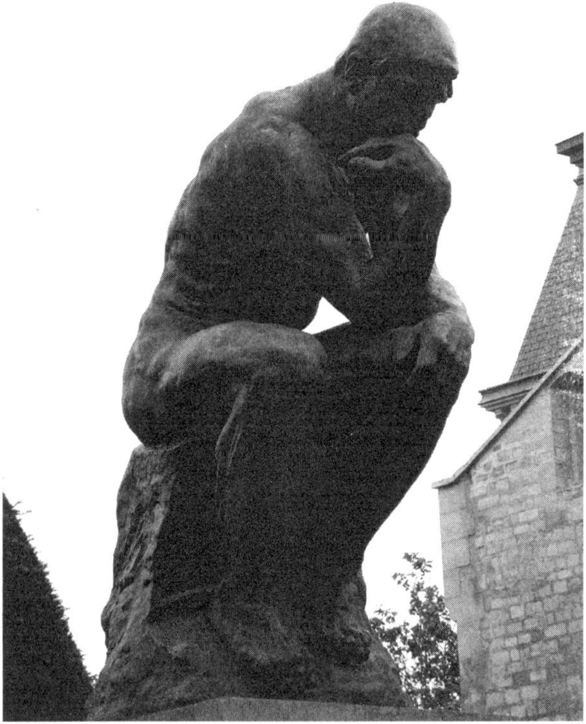

Le Penseur d'Auguste Rodin.

Le syndrome d'épuisement

Le syndrome d'épuisement (ou *burn-out* en anglais) se caractérise, selon l'OMS, par « un sentiment de fatigue intense, de perte de contrôle et d'incapacité à aboutir à des résultats concrets ». On l'observe principalement dans le monde du travail, mais il peut également survenir dans des situations personnelles d'épuisement. Le burn-out est insidieux et sournois, s'installant progressivement jusqu'au jour où il n'est même plus possible de se lever par manque de l'hormone cortisol, qui, ne remplissant plus sa mission à l'aube, ne nous permet plus de démarrer notre journée.

Depuis le début des années 1990, la fréquence des problèmes de santé psychologique au travail augmente de façon alarmante. Ils incluent l'épuisement professionnel, la dépression, le stress post-traumatique, les troubles anxieux, etc. Cela devient un vrai problème de société. Tous les travailleurs qui traversent une période d'épuisement sont soumis au stress chronique, qui les met dans une situation de grande vulnérabilité. La grande majorité a une charge de travail élevée, à laquelle s'ajoutent l'une ou l'autre des sources de tension suivantes : manque d'autonomie, de reconnaissance, de soutien ou encore problème de communication.

Le danger des anxiolytiques

Dans le système actuel, beaucoup de Français se rendent d'abord chez leur généraliste pour traiter un symptôme anxieux ou dépressif. Celui-ci, même avec de la bonne volonté, manque souvent de temps pour identifier le problème et d'informations sur les techniques naturelles possibles pour traverser des problèmes transitoires difficiles. Il prescrit donc des anxiolytiques ou autres somnifères, calmants ou antidépresseurs pour aider la personne qui consulte à faire face.

Attention

Nous ne parlons pas ici des maladies mentales graves (troubles de la personnalité, démence…) qui nécessitent parfois des traitements médicamenteux importants et un accompagnement psychiatrique.

De transitoire, le problème peut devenir récurrent et s'installer. En cas de prises sur une longue durée, s'affranchir de ces médicaments s'avère extrêmement difficile. Or ils sont dangereux pour plusieurs raisons. Ils augmentent les risques de :

- Fatigue, maux de tête, vertiges, confusion ;
- Constipation ;
- Sécheresse des muqueuses ;
- Baisse de libido ;
- Prise de poids ;

- Problèmes cardiaques ;
- Malformations chez les bébés lors de prise pendant la grossesse ;
- Cancers…

Avant d'en prendre : consultez votre naturopathe et mettez en place des réformes dans votre quotidien. Si ses compétences ne suffisent pas, il vous orientera vers des spécialistes pour soulager à la fois votre psychisme et vos émotions.

Si vous en prenez déjà, n'arrêtez pas votre traitement. Commencez en parallèle une cure avec votre naturopathe et observez les signes d'amélioration. Il existe dans la pharmacopée naturelle des alternatives sans effets secondaires. Avec l'accord de votre médecin, vous pourrez réduire progressivement les doses et vous libérer de vos camisoles chimiques.

Conseil

Le médecin psychiatre Patrick Lemoine, docteur en neurosciences, ancien membre de la commission de transparence de la Haute Autorité de santé (HAS), propose de nombreuses solutions dans son ouvrage *Soigner sa tête sans médicaments… ou presque* (Marabout, 2015).

Les carences

Les pathologies qui s'installent dans notre corps sont parfois liées à des carences. En cas d'apport insuffisant de certains éléments vitaux indispensables à notre bon fonctionnement (vitamines, oligoéléments, enzymes...), nous pouvons vivre les effets indésirables suivants :

- Un manque d'énergie nécessaire à notre bon fonctionnement global ;
- Un manque de nutriments essentiels à l'activité métabolique de certains organes ;
- Une quantité insuffisante d'antioxydants, provoquant le vieillissement accéléré de notre organisme, à cause d'un trop grand nombre de radicaux libres.

Pourquoi avons-nous des carences ?

Notre alimentation peut être déséquilibrée, nos aliments peuvent ne pas être d'une qualité suffisante ou avoir été dénaturés par des produits chimiques ou une trop grande transformation (cuisson), ou encore nous ne sommes pas capables d'assimiler les nutriments pour des raisons physiologiques. Nous manquons aussi beaucoup de soleil, et de sommeil, deux éléments qui nous permettent de bien fonctionner et qui contribuent à une bonne assimilation.

Les déchets et les surcharges

Il existe deux grands groupes de déchets dans le corps humain :

- **Les cristaux :** ces déchets durs et pointus sont solubles dans les liquides et évacués par les reins et les glandes sudoripares qui, grâce à l'urine et à la sueur, ont la capacité de les dissoudre. Ce sont des résidus provenant de la digestion et principalement d'aliments riches en protéines (viandes, produits laitiers, poissons, œufs, légumineuses), d'excitants (café, thé, cacao, alcool, etc.) et d'aliments raffinés (sucres, céréales), grands pourvoyeurs d'acides. Lorsqu'ils s'accumulent dans le corps, ils provoquent des maladies généralement douloureuses, telles que des rhumatismes, des calculs, des eczémas secs, etc.
- **Les colles :** ces déchets collants sont non solubles dans les liquides et s'éliminent par le foie, les intestins, les poumons et les glandes sébacées. La bile, les selles et le sébum permettent leur évacuation. Ils sont la conséquence d'une alimentation riche en glucides (céréales, pain, pâtes...) et en graisses. Les maladies liées à ces colles ne sont généralement pas douloureuses comme celles liées aux cristaux, mais elles provoquent des sorties suintantes : des écoulements vers les voies (bronchites, sinusites, rhumes) et vers la peau (eczéma coulant ou acné).

Nous surchargeons notre corps par nos excès et par nos déficits d'élimination de nos déchets. Si ces surplus bloquent nos fonctions d'évacuation, qui se retrouvent débordées, nos organes n'arrivent plus à faire leur travail correctement. En se surchargeant, notre corps s'épuise, et les liquides (sang, lymphe) s'épaississent. Ils circulent plus lentement, les tissus sont de moins en moins bien irrigués et les échanges cellulaires, comme l'oxygénation, se font moins bien.

Citation

« La lymphe, c'est à la fois le fleuve nourricier et le tout-à-l'égout », disait Pierre-Valentin Marchesseau, naturopathe français.

Les risques :

- Les cellules, ne pouvant plus fonctionner correctement, s'épuisent ou prolifèrent de façon anarchique ;
- Les carences se creusent, car le corps n'est plus en mesure d'assimiler les nutriments ;
- Les attaques extérieures deviennent plus dangereuses, car le système immunitaire n'est plus aussi performant qu'avant.

Les effets d'un « encrassement » sont graduels, l'organisme rencontre différents troubles en fonction de l'histoire de l'individu. Il est essentiel de corriger ces problèmes de surcharge au fur et à mesure, afin d'alléger le corps et de lui rendre sa capacité d'autoguérison.

Les émonctoires

Nos organes, super-sophistiqués, s'activent tellement rapidement qu'on n'y prête pas attention quand tout fonctionne bien. En une heure, nous consommons autant d'énergie qu'une ampoule de 100 watts ! Pour bien fonctionner et ne pas s'encrasser, notre corps doit bien éliminer ses déchets, issus de l'alimentation, de notre respiration, de notre fonctionnement. À chaque instant, des cellules meurent et doivent sortir de notre organisme.

Notre corps dispose de plusieurs émonctoires (sorties d'évacuation) pour se débarrasser de ses déchets :

- Le système cutané (la peau) ;
- Le système respiratoire (les poumons) ;
- Le système urinaire (les reins) ;
- Le système intestinal (avec le foie et les intestins).

Chaque groupement d'organes composant chacun de ces systèmes filtre les déchets et les élimine sous différentes formes : transpiration, crachats, urine et matières fécales.

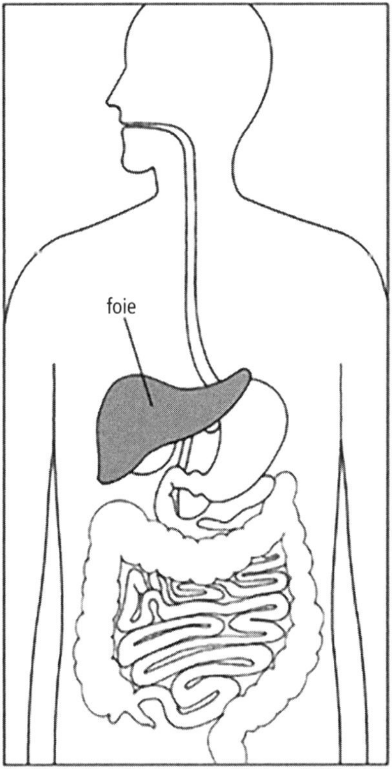

Le système intestinal participe à l'élimination des déchets.

Attention

Avec l'usure des filtres, les émonctoires s'épuisent. Quand l'un est plus en forme, il aide au travail de l'un ou l'autre des émonctoires les plus fatigués. Si ces organes sont encrassés, il faut s'attendre à une apparition rapide de signes. Ils ne peuvent plus remplir leurs fonctions et les déchets risquent d'intoxiquer l'organisme ; la machine s'enraye.

La peau

Par sa texture élastique et souple, la peau est avant tout un organe de protection pour nos organes internes. Son étonnante capacité à se reconstituer très rapidement par la cicatrisation est la preuve d'une bonne vitalité générale.

À cette protection physique s'ajoute un facteur chimique : la peau détruit les microbes par son acidité naturelle. Elle provient des sécrétions cutanées, qui doivent rester équilibrées (il faut éviter les produits de toilette alcalins). Elle joue aussi le rôle de régulateur thermique, ainsi que celui d'agent de renseignement sur le monde extérieur concernant le froid, le chaud, la rugosité, la douceur, etc.

Mais la fonction qui nous intéresse le plus ici est celle d'épuration. Cette activité se situe dans le derme, où sont logées des glandes spécialisées : elles rejettent hors du corps tous les déchets des métabolismes cellulaires et digestifs.

La peau élimine les deux catégories de déchets :

- Les déchets sous forme de cristaux sont éliminés par les glandes sudoripares. Ces longs tubes, qui vont de la profondeur du derme à la surface, sécrètent de l'eau dans laquelle sont dissous les sels usés, de l'urée et des résidus solubles : la sueur, qui contient les mêmes déchets que ceux éliminés par les reins dans l'urine. Si ces glandes fonctionnent mal, l'eczéma, le psoriasis ou un érythème cutané peuvent apparaître.

- Les déchets collants passent par les glandes sébacées. Leur saturation peut entraîner acné, peau grasse et eczéma suintant. Elles ressemblent à de petites boules et se trouvent à la racine des poils ou du duvet : à chaque petit poil correspond une glande. Elles sécrètent le sébum, gras et insoluble, qui lubrifie les poils. Le sébum est de même nature que la bile évacuée par le foie. On remarque que, lorsque l'on stimule la fonction hépatique, on soulage la peau et on réduit l'excès de sébum sur la peau ; les émonctoires se relaient.

À retenir

La peau permet de rejeter les déchets directement à l'extérieur du corps en dépensant le minimum d'énergie vitale, ce qui en fait l'émonctoire favori du naturopathe. Elle s'autorépare rapidement et sa sollicitation ne fragilise pas la santé. Il est plus difficile de solliciter de façon répétée les poumons, le foie ou les reins.

Les maladies de peau représentent une forme exacerbée de l'élimination. La médecine allopathique cherche principalement à stopper les symptômes, et donc à empêcher les évacuations des substances étrangères du corps. Hélas, en renvoyant les déchets vers l'intérieur, elle expose au risque qu'ils logent ailleurs, et provoquent une maladie interne.

Les poumons et les reins

L'appareil respiratoire nous permet de respirer, mais joue également un rôle dans la filtration et la protection de nos organes. Il lutte efficacement contre les germes et sécrète des molécules protectrices grâce au mucus. Les déchets mucosiques, crachats et catarrhes, sont éliminés par le système respiratoire, ils sont de type collant et insoluble. L'élimination de ces déchets passe par les muqueuses du nez (rhume, sinusite, pharyngite), les alvéoles pulmonaires (asthme), les bronches (bronchite), avec éventuellement une irritation des poils et une toux qui tente de faire ressortir les mucosités. Ils proviennent des hydrates de carbone : amidons, féculents, certaines graisses et les sucres... Les sucres blancs ou industriels sont également à l'origine des encrassements des poumons.

Le système respiratoire prend très souvent le relais d'un foie surchargé qui n'arrive pas à faire toute l'épuration. Chez les jeunes, qui ont une forte vitalité, on peut observer de l'acné chronique ou des rhumes à répétition, les déchets gras et sucrés cherchant une voie de sortie.

Attention

Les poumons sont beaucoup plus fragiles que la peau. S'ils doivent supporter plusieurs années la charge d'éliminer des déchets en quantité, ils s'affaiblissent et des maladies peuvent alors apparaître. Ils deviennent plus sensibles aux attaques microbiennes.

Le système urinaire, qui se compose des reins, de la vessie, des uretères (conduits reliant les reins à la vessie) et de l'urètre (canal pour évacuer l'urine), contribue à l'équilibre de l'organisme, car il règle la composition et le volume du sang en évacuant les déchets. Pour cela, il fait varier les quantités d'eau et de sels. Les deux reins sont situés dans le dos, ils ont la forme de deux haricots. Lorsque l'on dit « j'ai mal aux reins », on est souvent un peu trop bas. Les reins sécrètent l'urine. Ils débarrassent le sang des déchets, et particulièrement ceux qui résultent de la transformation des protéines : ils rejettent de l'acide urique, de l'urée, de la créatinine... Ils permettent de dissoudre les cristaux responsables des calculs rénaux et coliques néphrétiques. Les cellules des reins sont extrêmement fragiles ; si elles sont détruites et viennent à manquer, c'est l'insuffisance rénale. On évitera à tout prix l'encrassement des reins et on préférera protéger cette fonction en dérivant les déchets vers d'autres émonctoires plus forts : on drainera par des cures ponctuelles et on stimulera la sudation (exercices physiques, sauna, etc.).

L'intestin

L'intestin ressemble à un gros tuyau boursouflé. De mèche avec le foie et la vésicule biliaire, il permet l'élimination des colles et des cristaux, responsables des inconforts intestinaux (constipations, diarrhées, gaz intestinaux, calculs…).

L'activité de la digestion est si banale, si quotidienne, qu'on ne se pose pas de question. En réalité, c'est un baromètre essentiel à suivre de près. L'intestin constitue les deux tiers de notre système immunitaire : s'il fonctionne bien, la plupart de nos fonctions sont bien remplies ; les cellules sont bien nourries et nos déchets bien éliminés du corps.

Attention

On s'intéresse encore trop peu à l'intestin, ou plutôt, on commence à s'y intéresser quand c'est grave, alors qu'il faudrait y penser *avant*. Attendre quatre jours quand on est constipé, c'est trop ; souffrir d'une diarrhée tous les deux jours, trop aussi.

Notre corps abrite entre 3 et 6 mètres d'intestin grêle, mais plein de villosités, ce qui donne, mis à plat, un total de 200 mètres carrés ! Seul le dernier mètre de notre intestin est concerné par nos excréments. En amont, tout n'est que traitement des nutriments, tri et assimilation. Pourquoi l'intestin est-il si grand ? Parce qu'il a pour rôle de réduire en petits morceaux tout ce qui vient de l'extérieur pour être assimilé par nos cellules ; son travail est primordial pour nous nourrir.

Quand faut-il aller aux toilettes ?

Le bébé ne se pose pas la question. Il garnit sa couche dès que l'envie s'en fait sentir. Quand on grandit, et qu'on a envie d'aller à la selle, un adulte dit parfois : « C'est pas le moment », « Tu peux pas attendre un peu ? » (la fin du repas, le temps de rentrer à la maison...), et on n'a plus le droit de laisser échapper un petit gaz, ni d'aller au WC quand on en a vraiment envie. Or, il est essentiel d'être en accord avec notre univers intérieur pour son bon fonctionnement. Si on contrarie notre péristaltisme (mouvement naturel de l'intestin, qui « pousse » les matières intestinales vers l'extérieur), en nous interdisant d'aller aux toilettes quand c'est le moment, nous donnons de mauvaises habitudes à nos sphincters internes. Nous effaçons les messages qu'ils nous envoient et nous ne savons plus quand c'est le moment. Réapprenez à écouter les signes ! La position accroupie est idéale pour évacuer les selles. Elle détend les muscles, ouvre la route pour les excréments, le canal intestinal étant bien droit. En pratique, on peut adopter cette position en restant assis : il suffit de poser les pieds sur un petit tabouret bas et de pencher légèrement le buste en avant.

Le foie

Le foie est un très gros organe : 1,5 kilo en moyenne ! Il filtre les toxines de la circulation sanguine et les rejette par le tube digestif. Polluants, molécules de synthèse et métaux lourds passent par lui. Avec le temps, s'il n'est pas drainé et protégé, il s'engorge et laisse passer des toxines qui envahissent la circulation sanguine et se déposent dans tout l'organisme.

Un foie en souffrance se repère facilement par un ou plusieurs signes :

- Une mauvaise haleine avec la langue chargée, surtout le matin ;
- Des difficultés à digérer, des nausées, des gaz ou des ballonnements ;
- Une somnolence systématique après chaque repas ;
- Des maux de tête ;
- Une fatigue générale ;
- Des réveils nocturnes entre 1 heure et 3 heures du matin ;
- Des selles très pâles.

Le saviez-vous

Le foie intervient dans plusieurs centaines de fonctions vitales. Aussi, presque derrière chaque maladie se cache un dérèglement du foie dont il convient de s'occuper.

Comprendre comment le corps élimine ses déchets et pourquoi un mauvais fonctionnement dérègle toute la machine permet de saisir tout l'intérêt de la prévention en naturopathie. Les cinq émonctoires fonctionnent ensemble. En cas d'insuffisance des fonctions rénales, intestinales, hépatiques, cutanées ou pulmonaires, l'organisme s'encrasse et son fonctionnement déraille.

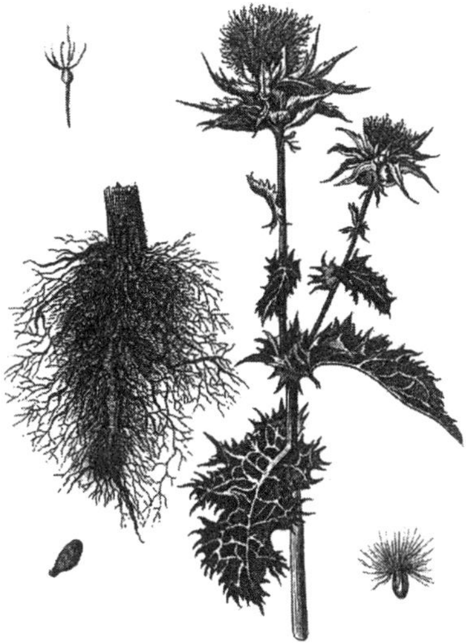

Le chardon-marie favorise le travail du foie tout en le protégeant.

Les maladies aiguës

Les maladies ponctuelles telles que les angines ou les grippes concernent le plus souvent les personnes jeunes, avec une grande force vitale, comme les enfants. Les symptômes sont aigus et la maladie est brève. Ces maladies sont l'expression d'une souffrance dans le corps. Elles surviennent brusquement et sont souvent impressionnantes par leur force : vomissements, diarrhées, fièvres, éruptions cutanées... Généralement, la médecine conventionnelle propose des traitements médicamenteux de type « anti » (anti-inflammatoire, antibiotique, etc.) pour faire taire les symptômes inflammatoires et les réactions d'élimination, selon l'affection.

Il arrive que les médicaments soient indispensables en cas d'urgence, mais il convient de s'interroger sur la nécessité qui pousse le corps à diriger les déchets vers l'extérieur, afin de ne pas induire une nouvelle maladie plus en interne (transfert morbide). En cas d'infection, une forte fièvre est un moyen de défense qui active les globules blancs pour la combattre, elle permet également d'évacuer des toxines par la transpiration. Notre système digestif, pendant une intoxication alimentaire, réagit par une diarrhée, pas très agréable mais très efficace pour éliminer les éléments responsables.

Si la vie n'est pas en danger, l'approche naturopathique évite d'interrompre ces réactions salutaires que le corps adopte naturellement, mais choisit plutôt de les accompagner pour qu'elles se déroulent en toute sécurité, en aidant le corps à chasser ses toxines et à se restaurer. En effet, la force vitale déclenche le processus d'auto-nettoyage en facilitant les fonctions émonctorielles ; les toxines sortent plus facilement et le corps dispose de toutes ses capacités pour expulser ce qui l'empêche de fonctionner correctement. Ce nettoyage permet l'autoguérison, si le processus est respecté. Les déchets sont éliminés vers un ou plusieurs émonctoires.

Focus

Les maladies infantiles sont des processus naturels nécessaires au développement de l'enfant. Elles représentent aussi les premières épreuves de vie à surmonter. Après l'expérience de la maladie, l'enfant fait très souvent une poussée de croissance accompagnée d'un regain de vitalité. Il renforce son système immunitaire en faisant face aux bactéries, virus et autres troubles qu'il peut croiser au cours de ses premières années. Important : ces maladies sont l'expression d'une perte d'équilibre organique que le corps essaie naturellement de rétablir. Si l'on supprime immédiatement les symptômes et que l'on empêche le corps de s'exprimer, il aura besoin d'un autre moyen pour se faire entendre, peut-être plus invalidant.

Les maladies chroniques et lésionnelles

La chronicité de maladies installées, telles que l'asthme, le diabète de type 2 ou encore le syndrome de l'intestin irritable, indique que la force vitale est moins importante, la maladie ne suffisant plus à sortir les toxines en une seule et unique fois. Il est important à ce stade de s'interroger sur la nécessité de réformer l'hygiène de vie, pour augmenter le capital vital et prévenir les épisodes de crise. Le naturopathe peut vous aider à optimiser votre terrain avec toutes les précautions nécessaires, tout en vous aidant à retrouver de la vitalité pour sortir du cercle vicieux.

Le saviez-vous

Les maladies chroniques sont responsables de 36 millions des 57 millions de décès annuels dans le monde. Sur la première marche, on trouve les maladies cardio-vasculaires (17,3 millions), suivies des cancers (7,6 millions), des maladies respiratoires (4,2 millions) et du diabète (1,3 million). Selon les instances médicales, toutes ces affections partagent les quatre facteurs de risques principaux : le tabagisme, la sédentarité, l'usage nocif de l'alcool et la mauvaise alimentation.

Lorsque la vitalité n'est plus suffisante et que le corps perd durablement son équilibre, il ne parvient plus à s'autoréguler. Apparaissent alors des maladies lésionnelles ou dégénératives qui atteignent les cellules sans retour en arrière possible, de type cancer ou Alzheimer.

D'après l'Académie de médecine, 30 % des cancers sont liés à notre alimentation. Des études montrent aussi que l'on peut réduire le risque de récidive de 50 % en améliorant son hygiène de vie (exercice physique, réforme alimentaire, gestion du stress). Les causes du cancer sont multifactorielles, elles résultent de l'hygiène de vie (tabac, alcool, stress, alimentation...), mais également des facteurs héréditaires et environnementaux. Parlez-en avec votre oncologue et votre naturopathe pour choisir le meilleur traitement possible, accompagnez-le d'une hygiène de vie irréprochable et durable pour éviter les récidives.

Les causes de la maladie d'Alzheimer sont multiples : pollutions, métaux lourds (aluminium, plomb, mercure...), pesticides, drogues, tabac, alcool, mauvaise alimentation et médicaments pris au long cours. Même si la maladie est là, il est encore possible de réformer son hygiène de vie pour renforcer sa vitalité. Le patient s'assurera un suivi avec un médecin allopathique, en complément du suivi naturopathique. La naturopathie ne vise pas dans ces cas-là à nettoyer l'organisme mais simplement à améliorer la qualité de vie et à retrouver énergie et confort au quotidien.

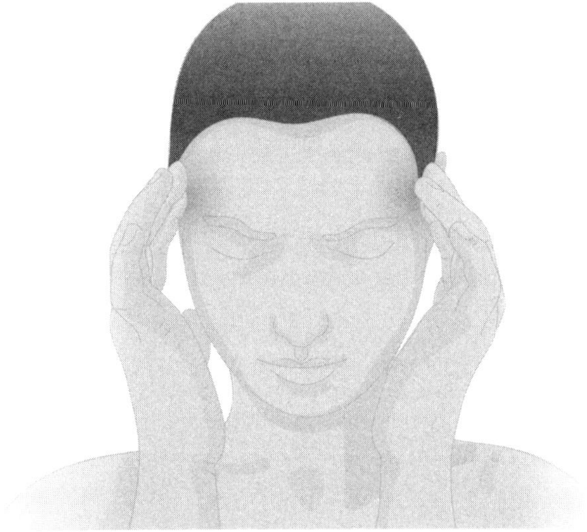

Un mal de tête est un signal envoyé par le corps. Il convient de se poser la question : est-il apparu après une journée de travail très chargée, un rendez-vous stressant ?

La maladie vue par la naturopathie

Les maladies sont un signal du corps. Il nous suggère de nous arrêter un instant et d'observer ce qui ne va pas. Peut-être nos problèmes intestinaux sont-ils apparus après un événement que nous n'avons pas « digéré » ?

Dans ce cas, il faudrait écouter le signe, chercher la cause et soulager le symptôme plutôt que de chercher à le faire taire. Une fois le déséquilibre corrigé, nous ne devrions pas tomber dans la chronicité ni même dans une conséquence lésionnelle.

Quelles leçons nous enseigne la naturopathie ?

- Ne pas rejeter la maladie comme ne faisant pas partie de nous. Même si la guérison tarde à arriver, apprivoiser nos inconforts nous apprend à mieux nous connaître.
- Prendre conscience de sa globalité et ne pas isoler le problème du reste du corps, penser « terrain ». Respecter son programme d'hygiène de vie, considérer un naturopathe comme un coach.
- Quand on « traite » une zone avec la naturopathie, s'attendre à des répercussions sur d'autres zones. Ne pas escompter seulement des effets positifs et accepter les « crises aiguës » qui accompagnent le nettoyage.

À retenir

Grâce à votre naturopathe – dont la vision de la maladie est très différente de celle de l'allopathe –, vous allez pouvoir mettre en place de nombreuses solutions et en constater rapidement les bienfaits sur votre qualité de vie.

La respiration

Lors de la respiration, l'oxygène présent dans l'air inspiré doit atteindre les poumons pour être ensuite apporté jusqu'à nos cellules grâce aux globules rouges, en se fixant sur leurs molécules d'hémoglobine utilisées comme transporteurs. Notre respiration est souvent trop haute, au niveau thoracique, courte et irrégulière. Or, la respiration idéale, celle que l'on peut voir chez les bébés et les enfants qui ne sont pas stressés, est plutôt lente, ample et régulière. En moyenne, on compte 8 à 12 respirations par minute au repos.

Essayez de respirer consciemment et de pratiquer des exercices respiratoires pour augmenter votre capacité pulmonaire, et donc votre aptitude à transmettre plus d'oxygène à vos cellules. Vous serez en mesure de mieux gérer votre stress, la respiration étant la seule action à la fois consciente – volontaire – et inconsciente – involontaire (nous respirons sans effort) – qui influence de façon directe notre système nerveux. Or, celui-ci régule les activités métaboliques de nos organes, il faut veiller sur lui !

Le saviez-vous

Nous pouvons passer environ 80 jours sans ingérer de nourriture, 3 jours sans boire et seulement 9 minutes sans respirer (record officiel). Un temps qui semble une éternité : la plupart d'entre nous ne tiendraient pas 1 minute sans s'évanouir !

En pratique

Voici quelques exercices simples de respiration :

- **Respiration complète :** entraînez-vous à remplir vos trois étages respiratoires. Inspirez d'abord avec votre ventre, sous vos poumons, puis augmentez le volume de vos poumons au maximum, enfin, allez jusqu'à soulever les clavicules pour finir la respiration en haut des poumons. Soufflez doucement.
- **Respirations alternées :** avec votre index, bouchez alternativement chacune de vos narines. Inspirez à droite, expirez à gauche, inspirez à gauche, expirez à droite, et recommencez. Cette technique permet de rééquilibrer les énergies, elle est particulièrement utilisée en médecine indienne et dans les techniques de yoga.
- **Pauses poumons pleins ou vides :** entre chaque inspiration, faites une pause poumons pleins, et entre chaque expiration, faites une pause poumons vides, quelques secondes chaque fois. Cet entraînement vous permettra un meilleur échange d'oxygène avec le sang (poumons pleins) et une meilleure évacuation du gaz carbonique (poumons vides).

Le saviez-vous

Une croyance tibétaine soutient que nous avons tous un nombre de respirations données pour notre vie. Si personne ne connaît le nombre de respirations dont nous disposons, nous avons tout intérêt à essayer de ralentir notre rythme pour allonger nos vies !

Purifier l'air

On étouffe dans une pièce mal aérée, mais on respire pleinement à la montagne. C'est une question de répartition entre les ions positifs et les ions négatifs ! En ville, il y a trop d'ions positifs, le milieu est « pollué ». Or, le déficit en ions négatifs est associé à nombre de pathologies (fatigue chronique, problèmes respiratoires, maux de tête, dépression...), qui s'améliorent lorsque l'on inverse la charge électrique de l'air. Et si nous n'en avons pas tous conscience, car nous n'avons pas tous la même sensibilité, nous devons tout de même nous en préoccuper.

Appareils électroménagers, ordinateurs, tablettes, télévision, téléphones portables, tabac, chauffages électriques... Nous collectionnons sans nous en rendre compte de véritables mini-usines à ions positifs. Il est important de rétablir l'équilibre dans les lieux où nous passons le plus de temps : à la maison et au bureau ! Les ions négatifs nous dynamisent et nous apaisent, alors que les ions positifs nous stressent et nous fatiguent. La bonne nouvelle : il est possible de neutraliser ces derniers.

Petit guide pour un air purifié :

- Utilisez des appareils pour assainir l'atmosphère, à la maison ou au bureau. Les ionisateurs (ou ioniseurs) projettent des électrons à grande vitesse vers les atomes d'oxygène de l'air et les transforment en ions négatifs. Leur efficacité est prouvée, certains sont même utilisés en milieu hospitalier. Pour bien choisir votre appareil, assurez-vous qu'il ne produit ni ozone, ni oxyde d'azote, ni oxyde de carbone. Il doit débiter au minimum 250 000 ions au centimètre cube à une distance d'un mètre.

- Essayez les diffuseurs d'huiles essentielles. Celles d'agrumes ou de cèdre sont les plus efficaces pour produire des ions négatifs.
- Veillez à aérer régulièrement les pièces à vivre et débranchez les appareils électriques le soir et chaque fois que vous ne vous en servez pas.
- Dès que possible, échappez-vous dans des lieux où la concentration d'ions négatifs est maximale : à la montagne, en bord de mer, en forêt.
- Essayez les soins de thalassothérapie : douches à jet, massages sous affusion ou salles d'ionisation. Ils recréent des conditions d'ionisation et aident le système respiratoire à se purifier !

Le saviez-vous

C'est au pied des cascades que l'on trouve le plus d'ions négatifs : 50 000 au centimètre cube. En montagne, il y en a entre 8 000 et 12 000, contre 4 000 en bord de mer et 3 000 en forêt. À la campagne, on en compte en moyenne entre 500 et 1 200. Il y en a aussi beaucoup au soleil, près des fontaines et... sous la douche !

Arrêter de fumer

Que se passe-t-il lorsque l'on arrête ?

- 20 minutes : la tension artérielle reprend son niveau normal ;
- 8 heures : le niveau d'oxygène revient à la normale ;
- 2 semaines : la circulation sanguine augmente ;
- 3-9 mois : la capacité pulmonaire augmente de 10 % ;
- 1 an : le risque de crise cardiaque est divisé par deux ;
- 5 ans : les risques des maladies de la sphère cardio-vasculaire diminuent ;
- 10 ans : le risque de cancer des poumons est quasiment équivalent à celui des non-fumeurs.

Notez aussi qu'au bout d'un certain temps, la cigarette réduit le stress, induit par le manque de nicotine, créé par la cigarette elle-même. Affirmer « Je fume parce que cela me détend » est alors un non-sens, puisqu'il s'agit d'un stress que le corps ne devrait pas naturellement subir.

Le sevrage tabagique s'accompagne de nombreuses modifications physiologiques dont il faut tenir compte pour réussir son pari. Le goût se modifie, on retrouve progressivement la saveur des aliments. L'appétit évolue aussi, avec une préférence pour le gras, le salé et le sucré, c'est là que le poids risque d'augmenter. D'abord, parce que l'on risque de consommer plus d'aliments riches en calories, ensuite parce que la nicotine elle-même avait un effet sur le poids de l'ex-fumeur.

Pas question pour autant de mettre en place un régime amaigrissant, qui ne ferait qu'apporter de la frustration et un risque de « craquage ». Il s'agit de s'orienter vers une réforme alimentaire en consommant des produits intéressants nutritionnellement (fruits, légumes, céréales complètes) et peut-être des compléments alimentaires sur quelques semaines (kudzu, griffonia...). La confiance est primordiale : celles et ceux qui ont l'assurance que cela fonctionnera et qui se sentent bien accompagnés géreront mieux les étapes de leur sevrage. L'activité physique régulière sera également un pilier à ne pas négliger !

Conseil

L'hypnose est l'une des méthodes les plus pertinentes dans ce cas, puisqu'elle agit sur la reprogrammation de l'inconscient. En séance individuelle ou collective, le praticien analyse le profil du fumeur et lui fait prendre conscience des nuisances du tabagisme, il peut alors s'opérer un véritable deuil de la cigarette. La sophrologie et le yoga offrent également des résultats très positifs sur la gestion du stress qui accompagne l'arrêt de la cigarette. À essayer pour mettre toutes les chances de son côté !

Les bienfaits du soleil

Le rayonnement le plus vital pour l'homme est celui des rayons solaires. Les animaux l'ont bien compris, s'exposant allègrement au soleil, et les guérisons par l'ensoleillement sont utilisées par beaucoup de peuples à travers le monde.

Les photons (particules qui sont échangées *via* la lumière par la matière) se fixent sur le phosphore, et en particulier celui des os. L'été, les os se rechargent au soleil, et cette énergie est redistribuée à l'ensemble du corps en hiver quand la lumière est moindre. Les photons favorisent également la formation des globules rouges et blancs dans la moelle épinière.

Le saviez-vous

Le rayonnement n'a pas besoin d'être direct, se trouver à l'ombre dans un espace ensoleillé peut suffire pour vitaliser l'organisme !

Quelques règles sont à respecter pour garder une bonne relation avec le soleil :

- Déterminez votre type solaire, c'est-à-dire votre rapidité à développer de la mélanine : si vous avez la peau claire (comme les blonds et les roux), votre peau risque de brûler facilement, faites attention aux rayons directs ; si vous avez la peau mate, sa coloration est rapide au contact des rayons du soleil, vous pouvez vous exposer progressivement.

- Préférez les rayons du matin, lorsque le soleil est montant. Évitez les expositions en plein été lorsque le soleil est au plus haut.
- Hydratez bien votre peau, pour que les corps gras puissent former une barrière protectrice.
- Évitez de rester inactif en plein soleil, vous risquez de surchauffer certaines parties de votre corps.
- Le sébum que votre peau produit la protège naturellement, évitez donc de vous exposer après un lavage décapant !

Les effets bénéfiques des rayons du soleil :

- Le soleil stimule la fonction cutanée au niveau de la couche basale (la première couche de cellules), mais également les glandes sébacées et sudoripares. Il permet d'activer l'élimination par la transpiration même lorsque vous ne voyez pas la sueur !
- Il joue un rôle essentiel dans l'accroissement de la pigmentation en mélanine, puissant anti-radicalaire qui nous protège des agressions.
- Il participe à la synthèse des vitamines, des hormones et à la transformation du cholestérol en vitamine D.
- Il permet la cicatrisation et l'aseptisation des plaies, qui guérissent donc plus vite au soleil. Notez que si le corps a beaucoup de toxines, la plaie laissera plus facilement une cicatrice !
- Il favorise l'ossification et l'assimilation grâce à la vitamine D, qui permet de mieux fixer le calcium.

La crème solaire

D'un côté, on nous conseille de nous enduire de crème solaire pour nous protéger contre le cancer de la peau. De l'autre, des chercheurs mettent en garde contre certains ingrédients chimiques contenus dans les produits solaires, qui modifient notre équilibre hormonal et viennent glisser des toxiques notamment sous forme de nanoparticules pouvant s'infiltrer jusque dans nos cellules. Les deux sont vrais !

Conseil

La solution est probablement de s'exposer sans avoir mis de crème et sans avoir lavé sa peau au petit matin, puis de rester à l'ombre le reste de la journée et de ressortir le soir. Cette recommandation est particulièrement importante pour les enfants.

Si vous devez vous exposer aux heures les plus chaudes et que vous souhaitez mettre une crème, voici les composés les moins toxiques (source : PasseportSanté.net, juillet 2013, Claudia Morissette et Julie Fortier) :

- Parsol® 1789 ou avobenzone avec Mexoryl® (SX et XL) ou octocrylène ;
- Tinosorb® (ou bemotrizinol).

Et les ingrédients à éviter prioritairement :

- Oxybenzone (BP-3 ou BZ-3) ;
- Benzophénones (BP-1, BP-2, BP-3 ou BZ-3, Escalol® 567, Uvinul® M40, Uvasorb® Met) ;
- Octyl-méthoxycinnamate (OMC) ;
- 4-méthylbenzylidène camphre (4-MBC) ;
- 3-benzylidène camphre (3-BC) ;
- PABA (acide para-aminobenzoïque).

La vitamine D

Elle est synthétisée par l'organisme à partir du cholestérol sous l'action des rayonnements UVB de la lumière. Elle joue un rôle global sur le métabolisme humain, particulièrement sur le système immunitaire, notre production d'hormones, sur nos glandes (thyroïde, pituitaire, thymus...), mais également sur nos tissus (muscles, moelle osseuse...), notre humeur et même notre libido !

Les études montrent qu'une grande partie de la population est carencée en vitamine D. Avec l'âge, on la synthétise aussi moins facilement. Une personne âgée, pour une même durée d'exposition, fabriquera quatre fois moins de vitamine D qu'une personne de 25 ans.

Voici comment s'interprète le dosage en laboratoire de la vitamine D (D2-D3). Le résultat est exprimé en nanogrammes par millilitre (ng/ml) ou en nanomoles par litre (nmol/l) :

- Inférieur à 20 : carencé (ou inférieur à 50 nmol/l).
- Entre 21 et 40 : normale basse (ou entre 51 et 99 nmol/l).
- Entre 41 et 80 : normale (ou entre 100 et 198 nmol/l).
- Entre 81 et 100 : normale haute (ou entre 199 et 248 nmol/l).
- Supérieur à 100 : excès.

En cas de déficit, c'est la forme D3 qui doit être donnée. Pour remonter son taux de vitamine D, la dose efficace journalière de vitamine D3 (dose qui permet d'obtenir le taux de vitamine D sanguin optimal) se situe entre 2 000 et 4 000 UI (UI = unités internationales). La dose 4 000 UI correspond à la dose limite de sécurité fixée en 2012 par l'EFSA (Autorité européenne de sécurité des aliments).

Conseil

Un apport quotidien de vitamine D naturelle est la méthode la plus efficace, contrairement à un apport massif tous les deux ou trois mois, qui risque de saturer l'organisme. Évitez aussi la vitamine D de synthèse en ampoule, qui contient des édulcorants et des excipients potentiellement cancérigènes !

Vous trouverez en vente libre des flacons gouttes de vitamine D naturelle de 10 000 ml (contenant 100 000 UI). Vous pouvez prendre 10 à 12 gouttes par jour, tous les jours, pour obtenir la dose recommandée. Vous pouvez aussi mélanger la totalité du flacon dans un litre d'huile équilibrée en oméga3 et oméga6. Consommez chaque jour, dans vos salades et vos plats, 2 à 3 cuillerées à soupe de cette huile, sans la chauffer. Vous absorberez ainsi environ 2 000 à 3 000 UI de vitamine D3 par jour.

Attention

Les laitages à haute dose, certains médicaments et produits chimiques peuvent limiter la synthétisation de la vitamine D par votre corps. Consultez votre naturopathe.

L'eau du robinet

Il est recommandé de consommer l'équivalent de 35 à 40 ml d'eau par kilo de poids corporel par jour, mais les besoins de chacun sont différents. On trouve cette eau dans l'alimentation (fruits et légumes) et dans les boissons que l'on consomme. Elle traverse rapidement nos parois digestives pour entrer en contact avec toutes nos cellules en seulement quelques minutes. En circulant, elle attire les résidus métaboliques pour nettoyer le corps de ses déchets. Elle passe ensuite par le filtre rénal, avant d'éliminer les molécules indésirables par l'urine.

Dans nos pays développés, l'eau du robinet est considérée officiellement comme potable, c'est-à-dire qu'elle est déclarée comme non dangereuse pour la santé. Pourtant, même si elle est contrôlée, l'eau du robinet est loin d'être parfaite. Elle contient en quantité faible des pesticides, des résidus médicamenteux, des hormones provenant des urines des femmes sous contraceptif chimique (pilule contraceptive), des détergents, des phtalates (provenant des revêtements des tuyaux) et des résidus des traitements par le chlore soupçonnés d'être cancérigènes. Tous ces produits chimiques contenus dans l'eau de ville qui sort de votre robinet peuvent créer des déséquilibres dans le corps. Troubles que le corps parviendra probablement à rééquilibrer lorsqu'il est en pleine santé, mais qui peuvent le déstabiliser s'il est affaibli.

Par mesure de précaution, pour éviter les effets délétères dans le cadre d'une consommation quotidienne, plusieurs dispositifs de filtrage sont possibles. Certains s'installent directement sur le robinet, d'autres prennent la forme de récipients filtrants :

- **La carafe filtrante :** c'est sûrement l'appareil le plus répandu. Elle est équipée de filtres à charbon qui permettent de supprimer le goût de chlore et de limiter le calcaire et le plomb. Il convient de changer les cartouches régulièrement, toutes les 4 à 6 semaines.
- **L'osmoseur :** l'eau passe dans un filtre qui retient les éventuelles particules, puis dans un filtre à charbon actif, qui capte notamment le chlore. Enfin, elle traverse une très fine membrane qui sépare l'eau pure de l'eau de rejet, porteuse de ce qu'il reste d'éléments indésirables et de minéraux, et envoie cette eau dans le circuit des eaux usées. L'osmoseur consomme donc plus d'eau (en moyenne 4 litres pour 1 litre d'eau osmosée).
- **Le filtre sur robinet ou sous évier :** l'eau traverse une ou plusieurs cartouches qui captent plus ou moins de polluants et d'éléments indésirables selon les modèles. Ce filtre n'agit pas sur la minéralisation de l'eau.

L'eau en bouteille

Les Français consomment plus de 150 litres d'eau en bouteille par an, un chiffre en constante augmentation. Toutes les eaux sont plus ou moins minéralisées, même l'eau du robinet ; seule l'eau distillée ne contient pas de minéraux.

Le saviez-vous

Une eau est dite « minérale naturelle » si elle est d'origine souterraine et n'a subi aucun traitement, si sa composition physico-chimique est constante, si l'ensemble des critères de qualité (température, aspect visuel, goût, qualités thérapeutiques) est officialisé par l'Académie nationale de médecine et si l'administration au public a été autorisée par le ministère chargé de la Santé.

Les eaux minérales étaient jadis réservées aux traitements pour les cures thermales, consommées donc sur des périodes courtes et jamais en continu. Aujourd'hui, le marketing vante les vertus de ces eaux comme une réponse simple aux besoins de l'organisme. Or, les eaux minérales fortement concentrées ne sont pas recommandées sur une base quotidienne par les naturopathes.

Attention

L'eau qui reminéralise un organisme fatigué est une idée reçue, car elle aura plutôt tendance à fatiguer le système rénal !

Un autre danger de l'eau en bouteille réside dans les emballages en plastique. Même à très faible dose, les produits chimiques qui sont utilisés dans leur composition migrent dans l'eau. Or ce sont des substances cancérigènes et des perturbateurs endocriniens, avec des conséquences sur la reproduction et l'équilibre hormonal. Tous les plastiques ne présentent pas le même niveau de toxicité. Vous trouverez sous les bouteilles un triangle contenant un numéro faisant référence aux divers types de produits chimiques utilisés dans la fabrication du plastique.

Conseil

Privilégiez les plastiques de type 2, 4 et 5, évitez d'exposer les bouteilles au soleil et de les réutiliser une fois vides. Lorsque cela est possible, choisissez le verre !

Au quotidien préférez des eaux :

- Faiblement minéralisées, contenant un taux de résidus secs inférieur à 50 mg/l (les résidus secs indiquent la teneur globale en minéraux) ;
- Avec une faible concentration en fluor (moins de 1 mg/l) ;
- Avec une concentration en chlorures et sulfates inférieure à 250 mg/l.

Les eaux à privilégier : Mont Roucous®, Rosée de la Reine®, Lauretana®, Montcalm®, Mont-Dore®, Charrier®, Volvic®...

Les eaux à éviter sur une base quotidienne : Contrex®, Hépar®, St-Yorre®...

Certaines eaux peuvent être intéressantes sur de courtes périodes, comme l'Hépar®, laxative et stimulante des fonctions hépato-biliaires. Demandez conseil à votre naturopathe.

Dynamiser son eau

Dans la nature, l'eau porte une charge vitale qu'elle perd lorsqu'elle est stockée (mise en bouteille, entreposée ou encore stagnante dans des tuyaux). Il est possible de lui redonner un peu de cette énergie perdue avec des moyens naturels :

- Secouez-la, c'est le principe de la dynamisation en homéopathie ;
- Posez-la au soleil, de préférence le matin et dans une bouteille en verre ;
- Ajoutez-y du citron biologique ou une cuillerée d'argile verte avant de la secouer vivement ;
- Utilisez des carafes dynamisantes ou des conteneurs aimantés ;
- Magnétisez-la avec vos mains ou transmettez-lui la force de votre intention.

L'eau dynamisée est plus vivante, vibrante ! Sa composition est la même, mais la disposition des molécules entre elles est totalement différente. Elle ne se contente plus seulement d'hydrater le corps, elle est alors porteuse d'une autre forme d'intelligence, permettant de penser qu'elle apporte au corps d'autres types de bienfaits.

Pour en savoir plus, lire *Le Miracle de l'eau* de Masaru Emoto (Guy Trédaniel, 2008), docteur en médecine, passionné de recherche sur les effets des molécules d'eau sur la conscience humaine.

L'hydrothérapie

Les deux tiers du globe sont couverts d'eau, de même que nous sommes composés aux deux tiers d'eau ! Notre belle planète a beaucoup de bienfaits à nous transmettre pour nous aider à conserver la santé. L'eau de la mer, des lacs, des rivières et des cascades est chargée en oligoéléments et en électromagnétisme. Elle bénéficie du rayonnement solaire et d'un brassage naturel qui la rechargent en énergie vitale. Il est recommandé de s'en approcher et de s'y baigner aussi souvent que possible ! Certains soins de thalassothérapie permettent de bénéficier de ses bienfaits, dans des conditions quasi naturelles.

L'eau permet, grâce à l'utilisation du chaud et du froid, de solliciter les systèmes d'élimination du corps, mais elle agit également sur les systèmes glandulaire et nerveux. Elle sollicite particulièrement la peau, l'émonctoire le plus grand de notre corps, en faisant réagir les glandes sudoripares, sébacées, mais aussi la couche basale (la première couche de cellules de la peau). Cette technique majeure en naturopathie est toujours utilisée sous forme de cure, une fois que le naturopathe a évalué la vitalité du consultant. Plus les capacités vitales sont grandes, plus on aura recours à des écarts de température importants.

Attention

Si vous souffrez d'une affection particulière, demandez conseil à votre naturopathe avant d'essayer les techniques présentées.

Le chaud permet de dilater les capillaires (petits vaisseaux) et de faire se déplacer les liquides vers l'extérieur du corps : on parle de déplacement « centrifuge ». Les organes internes se trouvent décongestionnés. Le froid, quant à lui, déplace les liquides vers l'intérieur du corps, dans un mouvement « centripète ». Il permet, entre autres, d'utiliser l'énergie de réserve, mais également de stimuler des glandes surrénales, en produisant du cortisol. Le tiède permet de normaliser les fonctions du corps, d'apaiser les tensions nerveuses et glandulaires et de régénérer les tissus.

Conseil

Il est préférable d'utiliser toutes les techniques d'hydrothérapie à jeun, ou après un repas léger.

Quelques applications du froid

Attention

L'utilisation du froid est déconseillée en cas de :

- Pathologies cardiaques ;
- Manque de vitalité, affaiblissement notable ou médication lourde.

Assurez-vous qu'une tierce personne est à proximité.

- **La douche écossaise :** appliquer de l'eau froide sur une peau réchauffée par une douche chaude ou tiède, d'abord sur les jambes, puis sur le corps entier. Réchauffer, et répéter une dizaine de fois, avec des périodes de froid plus courtes que les périodes de chaud. Cette technique permet de dynamiser la circulation veineuse et de stimuler les glandes surrénales.
- **Le bain de siège froid :** à faire plutôt le matin, en gardant le reste du corps bien au chaud. Il s'agit de refroidir la zone périnéale, allant de l'anus au bas-ventre pour stimuler l'intestin grêle et le côlon. Le froid permet de « chasser » tout le sang vers l'intérieur et de relancer le péristaltisme dans le côlon. Le bain de siège doit être suivi d'une réaction chaude et tonique. Si le corps ne se réchauffe pas, soit l'eau est trop froide, soit l'application était trop longue. Cette technique est intéressante pour le transit intestinal, mais également pour les personnes qui font des mycoses à répétition ou qui ont des problèmes de libido et de fertilité. Il est possible d'utiliser des poches de gel

préalablement refroidies au lieu de l'eau, afin de les garder plus longtemps et de continuer ses activités.

- **Les applications locales du type compresses froides :** sur une zone congestionnée, appliquer plusieurs épaisseurs de linge froid mouillé jusqu'à ce que la compresse devienne chaude. La vasoconstriction permet d'arrêter le développement microbien. En même temps, il conviendra de favoriser la sudation du reste du corps et de bien réchauffer les extrémités. Cette technique permet également d'agir sur la vitalité du corps.
- **L'enveloppement du corps entier dans un drap mouillé ou humide :** envelopper le corps allongé, préalablement réchauffé, dans un drap ayant trempé dans l'eau glacée. Autour du drap, placer fermement une ouverture chaude pendant 45 minutes. Une vasodilatation va se produire, le sang étant chassé vers la périphérie. L'objectif ici est de réchauffer le corps, de le faire transpirer et sortir ses toxines. À la fin, bien sécher le corps et se reposer.

Quelques applications du chaud (1)

Attention

L'utilisation du chaud est déconseillée en cas de :

- Pathologies cardiaques ;
- Varices, œdèmes, hémorroïdes et problèmes circulatoires ;
- Grossesse (pas plus de 38,5 °C) ;
- Manque de vitalité, affaiblissement notable ou médication lourde ;
- Douleurs fortes localisées qui pourraient signaler une inflammation importante.

Assurez-vous qu'une tierce personne soit à proximité.

- **La bouillotte chaude :** utilisée par les anciens, la bouillotte a une image désuète qui lui colle à la peau. Elle est pourtant une astuce maligne et peu coûteuse que nous devrions tous adopter quasi quotidiennement ! En application sur l'estomac, elle permet d'agir sur les spasmes nerveux et digestifs et a la capacité de calmer l'anxiété. Sur le foie, elle stimule la fonction de détoxification. Sur les reins et la vessie, elle soulage les crises de coliques néphrétiques. Les femmes l'appliqueront aussi sur le bas-ventre pendant les règles pour soulager les douleurs spasmodiques.

- **Le sauna :** il conviendra d'entrer sec dans le sauna et d'essayer de garder les cheveux secs entre les différents passages (idéalement au nombre de trois). La chaleur du sauna est sèche, entre 90 et 120 °C, et le lieu ne doit pas devenir humide. Le temps passé dans le sauna ne dépassera pas une quinzaine de minutes, le temps de transpirer sur toutes les parties du corps. À l'intérieur, rester allongé ou assis, les jambes au même niveau que le bassin. Le temps écoulé, prendre une douche fraîche ou froide, selon la température supportée, puis se reposer une quinzaine de minutes. Recommencer trois fois en tout, si votre vitalité le permet et si le corps continue de transpirer. Le sauna élimine efficacement les déchets hydrosolubles et les impuretés du corps. Une seule séance soulage la douleur et la fatigue musculaire. Il permet également de relâcher les tensions. Il stimule les glandes sudoripares, donc l'élimination des sels et acides. Il est indiqué pour les pathologies comme l'arthrose ou les rhumatismes. C'est l'une des techniques les plus recommandées par les naturopathes !

Quelques applications du chaud (2)

- **Le hammam :** avec une chaleur humide comprise entre 50 et 60 °C, il stimule principalement les glandes sébacées et la couche basale de la peau pour un effet relaxant et nettoyant. Il cree une fièvre artificielle et augmente la chaleur du corps. Il permet d'ouvrir les pores et de laisser sortir les toxines, dans une chaleur parfois plus supportable que le sauna. Ne pas dépasser une quinzaine de minutes, prendre une douche froide et se reposer après la séance.
- **Le bain hypercalorique :** commencer par frictionner l'ensemble du corps avec un gant exfoliant naturel, sur peau sèche. Faire couler un bain de 35-37 °C (utiliser un thermomètre de bain). Entrer dans le bain et augmenter progressivement la température de l'eau jusqu'à 39-40 °C, en laissant couler l'eau chaude pendant 10 à 15 minutes. Arrêter de faire monter la température lorsque la transpiration commencer à perler sur le front. Rester dans le bain 10 minutes maximum. Si la chaleur est mal tolérée, la diminuer en laissant couler de l'eau froide. Sortir du bain lentement afin de ne pas créer de variation de tension brusque. Terminer par une douche fraîche pour faire baisser la température corporelle et contracter les vaisseaux en insistant sur les jambes. La technique permet de créer une fièvre artificielle pour intensifier le métabolisme, accélérer la microcirculation capillaire et éliminer les déchets.

- **Les enveloppements aux huiles essentielles :** le corps est enveloppé d'un mélange d'huile végétale et d'huiles essentielles (au minimum 30 %). Il est ensuite recouvert de plastique et d'une couverture chauffante, à une température de 43 °C environ. L'enveloppement est laissé ainsi en place pendant 30 à 45 minutes, le temps pour le corps de bien transpirer. La technique permet au corps d'éliminer efficacement les toxines, grâce au double effet de la chaleur et des huiles essentielles. Elle offre aussi la possibilité aux glandes sudoripares de se revitaliser, et donc d'augmenter les capacités de transpiration. Il faut compter plusieurs séances pour un effet en profondeur. Plus on transpire, plus on élimine ! Les glandes sudoripares restent actives pendant une dizaine de jours. Et si l'on reste trop longtemps sans transpirer, elles se referment et l'élimination se fait moins bien !

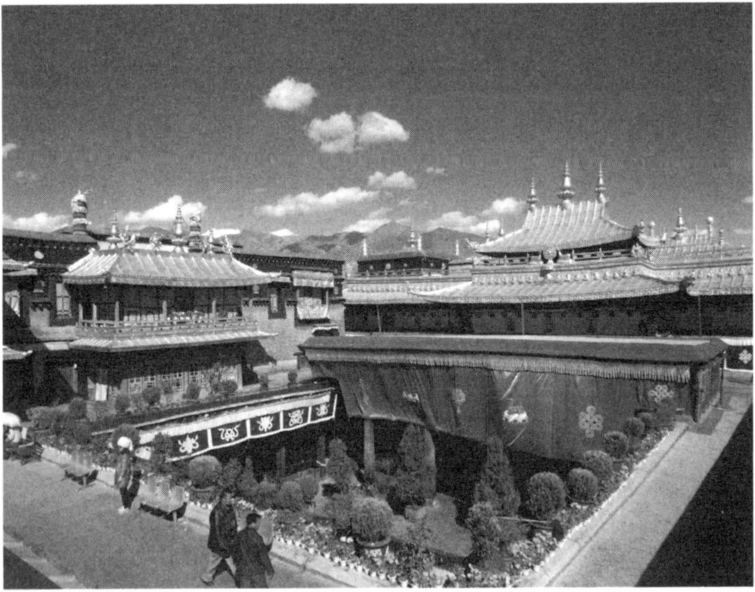

Le temple du Jokhang est le premier temple bouddhiste construit au Tibet.

Les énergies vibratoires

Nous pouvons recharger notre corps en vitalité. Les énergies vibratoires permettent de renforcer les champs magnétiques et électriques nécessaires à la structure atomique de la matière. Le corps retrouve son harmonie, s'équilibre. Comment faire ? Voici quelques idées :

- En faisant appel au magnétisme dans des lieux hautement vibratoires, comme les cathédrales d'Amiens ou de Chartres, par exemple ;
- En utilisant les vibrations des couleurs (chromothérapie) ;
- En écoutant les vibrations acoustiques, comme celles des bols tibétains ;
- En utilisant des élixirs floraux (fleurs de Bach) et des huiles essentielles ;
- En marchant pieds nus sur un sol sain et naturel, de préférence au petit matin (le port de chaussures à semelle plastique et les sols des bâtiments modernes nous coupent du champ électro-magnétique de la terre) ;
- En pratiquant des exercices vitalogènes, tels que le tai-chi, le qi gong, le yoga, au moins deux fois par semaine ;
- En pratiquant la méditation, la prière ou la contemplation ;
- En utilisant des aimants pour recréer un champ magnétique ;
- En portant des bracelets métalliques ou des pierres précieuses et semi-précieuses, permettant la circulation de l'énergie.

Le rythme des saisons

Prendre soin de soi, c'est aussi retrouver une harmonie avec les rythmes de la nature et suivre les saisons.

- **Au printemps.** Après l'hiver, notre foie et notre vésicule biliaire sont souvent en souffrance : digestions difficiles, fatigue chronique, lourdeurs des jambes... C'est la période idéale pour faire une cure de jus de bouleau à jeun et pour alléger votre alimentation afin de nettoyer votre organisme. La nature offre au printemps un grand choix de légumes verts à consommer. Dès le début du mois de mars, sortez, aérez-vous et profitez des premiers soleils pour refaire un stock de vitamine D ! Si vous souffrez d'allergies saisonnières, sachez que c'est en travaillant sur votre immunité et particulièrement sur la santé de votre système intestinal toute l'année que vous pourrez diminuer les réactions allergiques liées à cette période !
- **L'été.** Problèmes circulatoires, gonflements des membres inférieurs, varices, bouffées de chaleur : c'est durant cette saison qu'il y a le plus de troubles cardio-vasculaires. Le sang, moins bien filtré par les reins, peut provoquer des problèmes de peau, des démangeaisons et favoriser l'installation de parasites de peau (puces, tiques, gales...). On observe également de la fatigue et une baisse de l'immunité. Profitez des nombreux produits frais qu'offre la nature, comme les fruits rouges ; pensez aux monodiètes. Protégez-vous du soleil, restez actif,

hydratez-vous suffisamment et utilisez des techniques d'hydrothérapie pour améliorer votre circulation sanguine !

- **L'automne.** Les troubles respiratoires peuvent ressurgir (asthme, toux, manque d'air, bronchite...). L'affaiblissement de l'oxygénation du sang provoque une perte d'énergie, une fatigue qui peut devenir chronique tout au long de la saison froide, avec un fond de dépression. C'est le moment de faire du sport, pour augmenter ses capacités de résistance pendant l'hiver ! Pensez aussi à vous échapper de temps en temps pour respirer un air pur, loin de la ville. Dans votre assiette, privilégiez les légumes de saison !
- **L'hiver.** C'est la saison où nous avons le plus de problèmes de santé : infections, problèmes respiratoires, maladies de peau, refroidissements... Or, c'est à la même période que nous mangeons le plus de repas copieux, qui fatiguent le corps et le chargent de toxines. Pour éviter les effets délétères des repas de fête et la dépression saisonnière qui accompagne les mois les moins ensoleillés, misez sur la prévention. Et pour chaque excès, compensez ! Plus de repos, de l'exercice et des repas légers vous aideront à traverser l'hiver.

Petit lexique des effets des plantes

Chaque plante a rarement un seul effet, ils sont généralement nombreux ! Nous réagissons également différemment à la stimulation des principes actifs

Voici quelques termes se rapportant aux effets des plantes :

- Analgésique : soulage la douleur.
- Antifongique : s'oppose au développement des mycoses.
- Antiseptique : combat les germes.
- Antispasmodique : prévient ou limite les spasmes.
- Antisudorifique : réduit la transpiration lorsqu'elle est excessive.
- Apéritive : stimule l'appétit.
- Astringente : raffermit les tissus et diminue les sécrétions.
- Béchique : calme la toux.
- Calmante : atténue la douleur, apaise et favorise la détente.
- Carminative : permet d'expulser les gaz intestinaux.
- Émolliente : relâche les tissus et calme l'inflammation.
- Expectorante : facilite l'expulsion des sécrétions des bronches.
- Fébrifuge : combat la fièvre.
- Fortifiante : aide à retrouver du tonus.

- Galactagogue : favorise la sécrétion du lait.
- Hypnotique : favorise le sommeil.
- Laxative : accélère le transit intestinal.
- Pectorale : soulage les voies respiratoires.
- Rafraîchissante : donne de la fraîcheur à l'organisme.
- Sédative : favorise le calme.
- Stimulante : donne du tonus (mental ou physique).
- Stomachique : favorise la digestion au niveau de l'estomac.
- Sudorifique : favorise la sudation.
- Vermifuge : favorise l'expulsion des vers.

Les plantes agissent sur le corps physique, mais également sur le corps émotionnel et spirituel. Apprenez à les découvrir et écoutez vos réactions. Les effets seront à mettre en relation avec la qualité de la plante, qui dépend de son environnement et varie beaucoup selon :

- Le lieu de croissance (à la campagne, à la montagne, à proximité de la pollution de la ville) ;
- Le degré d'exposition au soleil dont elle a bénéficié ;
- La qualité du sol sur lequel elle a poussé, l'utilisation d'engrais chimiques et de pesticides ;
- Les conditions de sa récolte (à la main, mécaniquement, le matin ou le soir, un jour ensoleillé ou pluvieux...) ;
- Ses conditions de stockage et de séchage.

Les infusions

Versez de l'eau bouillante sur la plante. Encore mieux, laissez-la macérer au préalable plusieurs minutes dans un peu d'eau à température ambiante avant d'ajouter peu à peu l'eau chaude. Une chaleur progressive permet encore mieux à la plante de livrer la totalité de ses principes actifs. Comptez environ 1 cuillerée à café de plante séchée pour une grande tasse. Couvrez et laissez infuser une dizaine de minutes en moyenne. Suivez les instructions sur les sachets de plantes séchées ; certaines ont besoin de passer plus de temps que d'autres dans l'eau chaude.

Quelques usages :

- Infusion dynamisante : romarin, guarana.
- Infusion adoucissante pour la gorge : thym.
- Infusion rafraîchissante : hibiscus.
- Infusion drainante : aubier de tilleul, bouleau.
- Infusion apaisante : tilleul, valériane.
- Infusion digestive : menthe poivrée.

Si vous utilisez des plantes fraîches, doublez la quantité pour obtenir l'équivalent en principes actifs (les plantes fraîches étant gorgées d'eau, elles sont moins puissantes à quantité égale).

Attention

Les infusions sont plus puissantes qu'on peut le penser, n'en abusez pas ! Vous pouvez facilement prendre une à deux tasses par jour et augmenter jusqu'à six tasses par jour en cas de besoin (infection, rhume, toux...), mais pendant deux à trois jours seulement.

Évitez de prendre en continu toujours les mêmes plantes, accordez des pauses à votre organisme. Ainsi, vous éviterez de l'épuiser si les plantes sont drainantes, et vous l'empêcherez de devenir paresseux et moins réactif le jour où vous en aurez vraiment besoin, par exemple en cas d'infection aiguë.

Attention

Beaucoup de plantes ne sont pas recommandées pour les jeunes enfants. Vous pouvez en revanche préparer des boissons avec des hydrolats (extraits de plante), ou diluer largement la posologie que vous utilisez pour vous (de deux à trois fois). Si vous allaitez, le bébé profitera de tout ce que vous buvez. Privilégiez les plantes calmantes comme la camomille.

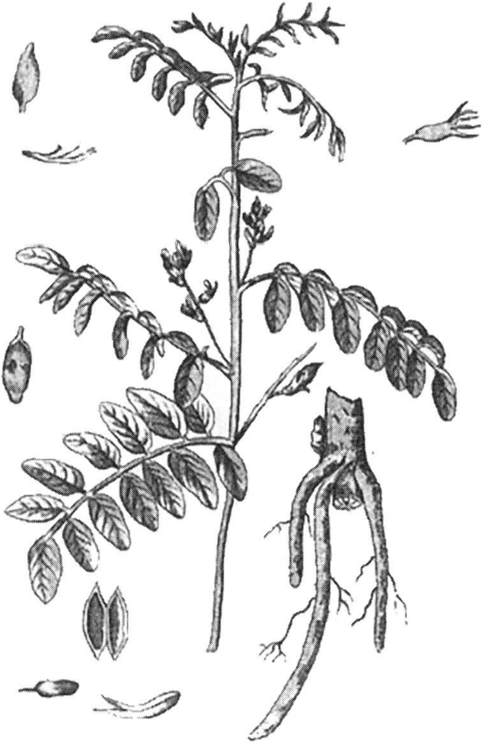

La réglisse peut être utilisée pour des décoctions.

Les décoctions

Elles sont idéales pour :

- Les feuilles épaisses : pissenlit, busserole…
- Les racines : réglisse, gingembre, ginseng…
- Les écorces : cannelle, saule blanc…
- Les tiges : prêle, queues de cerises…
- Les graines : anis vert, fenouil…
- Les baies : airelles…
- Les boutons floraux : rose.

Vous y aurez recours pour toutes les parties « dures » des plantes. Laissez tremper les parties choisies de la plante pendant plusieurs heures avant de les hacher. Mettez l'équivalent de 1 à 2 cuillerées à soupe de plante par tasse d'eau froide dans une casserole, puis portez à ébullition. Laissez ensuite cuire doucement de 10 minutes à 1 heure pour les plus grosses racines, baissez le feu. Laissez infuser à couvert pendant environ 15 minutes. Vous pouvez ensuite rajouter de l'eau. Passez la décoction à la passoire fine afin d'éliminer les résidus. Vous pouvez conserver vos décoctions entre un et trois jours dans un endroit frais et à l'abri de la lumière.

Conseil

Dans vos infusions et décoctions, évitez d'ajouter du sucre, en particulier s'il est raffiné. Préférez du miel ou du sirop d'agave !

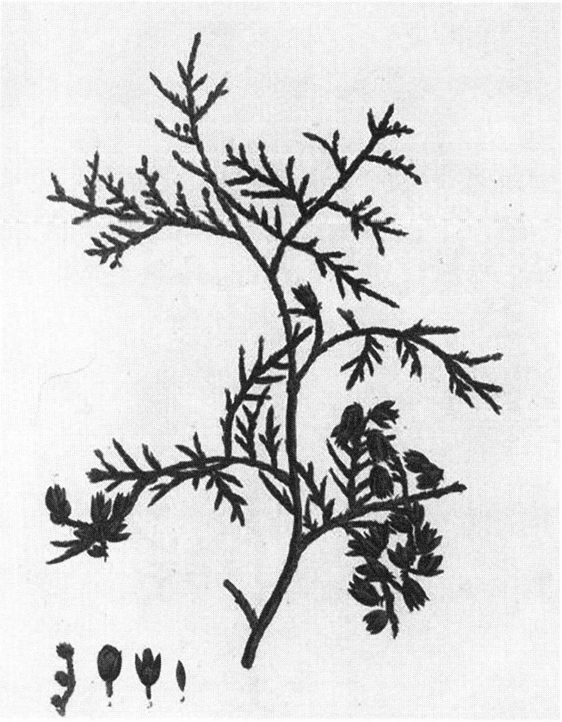

Les alcoolatures peuvent être préparées à base de feuilles de thuya.

Les préparations alcoolisées

L'alcool permet aux principes actifs de la plante de pénétrer plus rapidement dans la circulation sanguine. Par ailleurs, il se conserve jusqu'à 3 ans.

- **Les alcoolatures** (alcool à 95°) sont les « ancêtres » des teintures mères en homéopathie. Elles sont préparées avec des plantes fraîches (conservation plus courte). Vous en trouverez à base d'arnica, de thuya, d'eucalyptus ou de belladone.
- **Les teintures** (alcool à 60°) sont préparées avec des végétaux ou des minéraux séchés. Elles sont antiseptiques et peuvent s'utiliser en interne (leur goût est amer) ou en externe.
- **Les teintures mères** (TM, alcool à 45° ou 60°), préparées par macération de plantes fraîches entières, servent de base aux dilutions homéopathiques.
- **Les suspensions intégrales de plantes fraîches** (SIPF, alcool à 30°) sont fabriquées à partir de plantes fraîches et entières.
- **Les macéras mères de bourgeons :** des bourgeons frais ou des jeunes pousses macèrent dans un mélange d'eau, d'alcool et de glycérine. Ils aident à la régénération des cellules, à leur stimulation et leur drainage. Ils sont précieux pour éliminer les toxines du corps !

Conseil

Les macérats glycérinés de bourgeons sont des produits dilués, moins puissants, intéressants pour les enfants ou les personnes âgées.

Les préparations non alcoolisées

- **L'extrait fluide de plantes fraîches standardisé** (EPS) est fabriqué à partir de plantes fraîches. L'alcool est utilisé pour extraire les principes actifs avant d'être éliminé à chaleur douce. La préparation est ensuite stabilisée dans de la glycérine. L'EPS ne contient ni sucre ni alcool, les femmes enceintes et les enfants peuvent l'utiliser.
- **Les huiles essentielles** sont extraites soit par distillation à la vapeur d'eau à basse pression, soit par des solvants chimiques (mieux vaut éviter ces dernières, qui contiendront des résidus chimiques).

Certaines huiles essentielles peuvent s'ingérer (dans de l'huile d'olive, du miel, de la mie de pain ou encore en inhalation), tandis que d'autres se prennent en externe (en massage dans une huile, dans un bain avec un dispersant, sur des compresses humides).

Attention

Les huiles essentielles sont très puissantes, voire toxiques pour certaines. Elles sont donc à manier avec précaution. Les enfants, les femmes enceintes et allaitantes, les personnes fragiles et les personnes âgées ne doivent pas utiliser n'importe quelle huile essentielle. Demandez un conseil avisé avant d'y recourir.

Conseil

Pour vérifier qu'une huile essentielle est de qualité, versez-en 1 à 2 gouttes sur un mouchoir en papier. Au bout de quelques minutes, il ne doit pas y avoir de trace, car l'huile essentielle de qualité est volatile. Si vous observez une tache grasse, vous avez sans doute affaire à une huile de qualité douteuse.

- **Les élixirs floraux** sont aussi appelés fleurs de Bach. Le Dr Edward Bach, médecin britannique (1886-1936), s'est intéressé aux causes de la maladie et aux états psychologiques, mettant de côté les symptômes. Cherchant une méthode douce, c'est avec des fleurs sauvages qu'il a mis au point sa méthode. Il a répertorié les sept grandes familles d'états émotionnels : la peur, le doute, le désintérêt, la solitude, l'hypersensibilité, le découragement et l'altruisme exacerbé, avant d'arrêter son système à 38 archétypes végétaux après sept années de recherches et d'expérimentations. En régulant les émotions déstabilisantes, les élixirs floraux permettent de retrouver un équilibre émotionnel face aux sollicitations négatives et au stress de la vie quotidienne. Déclencheurs de certains désordres fonctionnels, nos troubles proviennent souvent de nos états émotionnels mal digérés. Les élixirs floraux se prennent sous forme de cure d'un mois minimum, en gouttes ou à l'aide d'un spray buccal, plutôt à distance des repas et plusieurs fois par jour pour répartir la prise tout au long de la journée.

Les plantes à connaître (1)

- **Angélique** (*Angelica archangelica*)

Noms communs : herbe aux anges, herbe du Saint-Esprit

Principales indications : spasmes au niveau de l'estomac, colites, stress, fatigue, ballonnements...

Elle aide le processus digestif, en agissant comme un antispasmodique sur les parois de l'intestin et de l'estomac et en rééquilibrant le système nerveux. Stimulante, dépurative et sudorifique, elle est aussi un tonique général. Originaire de l'Europe du Nord, elle se trouve souvent dans les jardins ou le long des cours d'eau.

- **Arnica** (*Arnica montana*)

Noms communs : tabac des Vosges, tabac des Savoyards, panacée des chutes, souci des Alpes, herbe aux chutes, plantain des Alpes, herbe vulnéraire

Principales indications : blessures, traumatismes et cicatrisation. En application externe, on l'utilise sous forme de pommade, et en application interne, on utilisera les granules homéopathiques.

On trouve l'arnica dans les montagnes, entre 600 et 2 500 mètres d'altitude. Elle est assez rare en France.

- **Artichaut** (*Cynara scolymus*)

Noms communs : artichaut commun, bérigoule

Principales indications : soulage le foie, favorise la sécrétion et l'évacuation de la bile, désintoxique l'organisme, prévient les troubles liés au cholestérol...

Attention

Comme les feuilles d'artichaut augmentent la sécrétion de la bile, demandez conseil à votre médecin traitant si vous avez des calculs dans la vésicule biliaire ou une insuffisance hépatique. À éviter pendant la grossesse.

- **Basilic** (*Ocimum basilicum*)

Noms communs : basilic commun, basilic romain

Principales indications : ballonnements, difficultés digestives, gastrites, colites, nervosité, migraines d'origine nerveuse, mal des transports, fortifiant en cas de fatigue physique et mentale, éloigne les moustiques...

Originaire d'Asie, il est aujourd'hui très cultivé partout dans le monde. Depuis l'Antiquité, il est utilisé pour ses vertus thérapeutiques, il est même réputé pour guérir les morsures de serpents.

- **Bouleau blanc** (*Betula alba*)

Noms communs : boulard, biole, arbre de la sagesse, arbre néphrétique d'Europe

Principales indications : nettoyage de l'organisme, diurétique, rhumatismes, inflammations, infections des voies urinaires...

La sève du bouleau blanc est récoltée à la fin de la période froide, offrant ses bienfaits pour les détox printanières. La cure de sève de bouleau est connue pour ses effets diurétiques, favorisant l'élimination rénale et l'élimination de l'acide urique.

Les plantes à connaître (2)

- **Camomille romaine** (*Anthemis nobilis*)

Noms communs : camomille odorante, anthémis odorant, camomille noble

Principales indications : calmante, favorise le sommeil, spasmes digestifs, névralgies, poussées de dents douloureuses chez l'enfant, irritation de la peau et inflammation des paupières...

C'est l'une des tisanes les plus consommées, mais on ne connaît pas toujours son aspect de jolie fleur jaune dans les prés. Cette petite plante vivace atteint jusqu'à 30 centimètres !

- **Cassis** (*Ribes nigrum*)

Noms communs : groseillier noir, cassis à grappes, cassissier

Principales indications : circulation sanguine, soulagement des jambes lourdes ; ses feuilles agissent efficacement sur les rhumatismes et sont diurétiques tandis que ses bourgeons soignent les allergies...

Le cassis se consomme sous forme de jus de fruits, de macérât glycériné à partir des bourgeons ou en tisane à partir des feuilles. Le jus de cassis ainsi que ses fruits sont particulièrement riches en vitamine C et en antioxydants, principale solution contre les radicaux libres responsables du vieillissement cellulaire.

- **Chardon-marie** (*Silybum marianum*)

Noms communs : chardon Notre-Dame, chardon argenté, chardon béni, artichaut sauvage, chardon marbré

Principales indications : favorise le travail du foie, tout en le protégeant et en le décongestionnant…

Le chardon-marie est idéal pour une cure de désintoxication, il soutient le foie et accompagne le processus d'élimination des toxines en douceur.

- **Échinacée** (*Echinacea purpurea*)

Noms communs : échinacéa, échinacée pourpre

Principales indications : prévention des infections, des maladies de refroidissement et des maladies virales…

Idéale sous forme de cure pendant un mois juste avant les premiers froids, cette plante originaire d'Amérique du Nord est maintenant facile à trouver dans toutes les pharmacies.

- **Eucalyptus** (*Eucalyptus globulus*)

Noms communs : arbre à fièvre, gommier bleu de Tasmanie

Principales indications : antiseptique, tonique, rhume, bronchite, sinusite, fièvre, grippe, fatigue…

Originaire d'Australie, l'eucalyptus se développe bien dans plusieurs pays d'Europe, dans les climats plutôt chauds. Plusieurs espèces d'eucalyptus sont disponibles dans le commerce, la plus commune étant l'*Eucalyptus globulus*. Il est idéal pour assainir la maison en diffusion d'huile essentielle.

Attention

L'eucalyptus peut être toxique s'il est utilisé à hautes doses. Écoutez votre sensibilité et commencez par de faibles doses.

Les plantes à connaître (3)

- **Fenouil** (*Foeniculum vulgare*)

Nom commun : aneth doux

Principales indications : ballonnements, aérophagie, fermentations intestinales, augmentation de la lactation...

Le fenouil est originaire du pourtour méditerranéen. Ses feuilles sont utilisées pour leurs vertus sur les menstruations féminines, ses racines sont diurétiques, ses graines calment la toux, dynamisent et facilitent la digestion.

- **Genièvre** (*Juniperus communis*)

Noms communs : genipre, genévrier, genèbre, gracil, pétron

Principales indications : diurétique, tonique, manque d'appétit, rhumatismes, difficultés digestives, inflammation des voies urinaires, mauvaise haleine...

Le genièvre produit des baies d'une couleur bleu violacé, utilisées pour leurs vertus diurétiques et toniques. Le bois du genièvre, quant à lui, traite les rhumatismes, les maladies cutanées.

- **Ginkgo** (*Ginkgo biloba*)

Noms communs : ginkgo biloba, arbre aux quarante (ou cent ou mille) écus, arbre fossile

Principales indications : pertes de mémoire, manque de concentration, antioxydant, problèmes vasculaires, amélioration de la circulation cérébrale...

Considéré comme sacré en Extrême-Orient, d'où il est originaire, cet arbre majestueux se dresse souvent à côté des lieux religieux. Il doit sa notoriété à sa résistance aux agressions et aux pollutions.

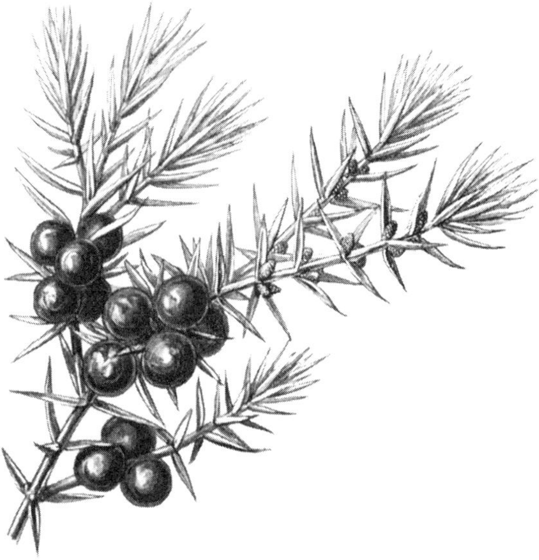

Les baies de genièvre ont des vertus diurétiques et toniques.

Les plantes à connaître (4)

- **Harpagophytum** (*Harpagophytum procumbens*)

Noms communs : griffe du diable, racine de Windhoek

Principales indications : inflammations, douleurs articulaires, rhumatismes, arthrites, maux de dos, tendinites, spasmes…

L'harpagophytum est une plante rampante et vivace originaire du sud de l'Afrique. La forme de ses fruits rappelle celle des griffes recourbées, d'où son surnom de « griffe du diable ». On utilise surtout ses racines, connues pour leurs vertus particulièrement anti-inflammatoires.

- **Laurier noble** (*Laurus nobilis*)

Noms communs : laurier commun, laurier d'Apollon, laurier-sauce, laurier des cuisinières, laurier franc

Principales indications : problèmes digestifs, aérophagie, bronchite, manque d'appétit, rhumatismes…

Le laurier est une plante originaire d'Asie qui fait aujourd'hui partie des paysages méditerranéens. Symbole de paix et de victoire, il évoque aussi la force. Ses baies et ses feuilles sont utilisées principalement pour les spasmes, la digestion et les douleurs menstruelles. Ses feuilles sont délicieuses dans les préparations culinaires, mais elles sont également expectorantes et diurétiques. Enfin, on les brûle pour assainir l'atmosphère !

Attention

Il existe aussi un laurier-rose, mais celui-ci est toxique : ne l'utilisez pas, ni en cuisine ni en phytothérapie.

- **Lavande** (*Lavandula angustifolia*)

Noms communs : lavande vraie, lavande fine, garde-robe, lavande des Alpes

Principales indications : anxiété, angoisse, troubles du sommeil, fièvre, douleurs, infections, cicatrisation, acné...

La lavande est une invitation au voyage provençal ! Il en existe plusieurs espèces, qui sont désormais largement cultivées dans le monde entier. On la retrouve souvent dans les soins de beauté, pour ses exceptionnelles vertus sur la peau.

- **Menthe poivrée** (*Mentha piperita*)

Noms communs : baume vert, menthe anglaise, menthe de Notre-Dame

Principales indications : digestion, ballonnements, spasmes, infections, maux de tête, inflammations, fatigue...

Conseil

C'est la plante à garder à portée de main en voyage (en huile essentielle par exemple), elle fait des merveilles sur les nausées, favorise le processus digestif, tout en étant anti-infectieuse et stimulante.

Les plantes à connaître (5)

- **Ortie** (*Urtica dioica*)

Noms communs : ortie piquante, grande ortie, ortie vivace, ortie commune, ortie rouge, ortie méchante

Principales indications : minéralisation, hypertrophie bénigne de la prostate (racines), fatigue, manque de tonus, rhumatismes, dépuration, manque de fer, fortification des cheveux...

Cette plante de protection s'utilise traditionnellement au printemps pour nettoyer l'organisme sous forme de cure. Choisissez les orties de la famille des urticacées, et non celles de la famille des labiées.

- **Pissenlit** (*Taraxacum dens leonis*)

Noms communs : dent-de-lion, cochet, chopine, taupinet, liondent, laitue de chien, couronne de moine

Principales indications : élimination, drainage, dépuration, œdèmes, rétention d'urine, rétention d'eau, maladies de peau, fatigue...

Le pissenlit est très facile à trouver. On utilise ses feuilles au printemps en salade pour nettoyer l'organisme, et ses racines pour stimuler l'élimination de la bile.

- **Prêle des champs** (*Equisetum arvense*)

Noms communs : queue de cheval, petite prêle, queue de rat, queue de chat, herbe à écurer

Principales indications : décalcification, reminéralisation, tendinites, consolidation des fractures, arthrose, fragilité des ongles, rhumatismes, élimination d'eau, goutte...

Riche en silice, c'est la plante de la reminéralisation par excellence ! Elle renforce les tissus conjonctifs et favorise la consolidation des fractures.

- **Romarin** (*Rosmarinus officinalis*)

Noms communs : rose marine, bouquet de la Vierge, herbes aux couronnes, encensier

Principales indications : problèmes de foie, fatigue physique et intellectuelle, bactéries, difficultés digestives, infections ORL...

Le romarin, très prisé dans le sud de la France, facilite la digestion, en favorisant la production et l'évacuation de la bile.

Attention

Les personnes épileptiques doivent éviter d'en consommer régulièrement.

- **Sauge** (*Salvia officinalis*)

Noms communs : herbe sacrée, thé d'Europe

Principales indications : fièvre, fatigue, ménopause, bouffées de chaleur, arrêt des règles, digestion difficile, surmenage, inflammations buccales, pharyngites...

La sauge pousse naturellement dans les régions méditerranéennes. Plusieurs variétés sont disponibles, comme la sauge officinale vert cendré ou la sauge sclarée aux feuilles cloquées. Utilisées fraîches ou séchées, ses feuilles parfument les plats du Sud.

Attention

La sauge est contre-indiquée en cas de cancer hormono-dépendant ainsi que pour les femmes enceintes ou qui allaitent.

Les plantes à connaître (6)

▸ **Thym** (*Thymus vulgaris*)

Noms communs : thym vulgaire, thym vrai, farigoule

Principales indications : ballonnements, gaz, diarrhée, rhume, toux, laryngite, grippe, bronchite, infections urinaires, inflammation de la gorge, fatigue, infection intestinale…

Dès l'Antiquité, les vertus bactéricides et antiseptiques du thym étaient déjà connues. Par précaution, on utilisera de petites doses chez les enfants et les femmes enceintes.

▸ **Verveine odorante** (*Lippia citriodora*)

Noms communs : citronnelle, thé arabe, verveine citronnée, verveine des Indes

Principales indications : difficultés digestives, migraines, aérophagie, fatigue, crampes d'estomac, apathie…

La verveine odorante est originaire du Pérou où elle pousse en altitude. Elle stimule les sécrétions de l'appareil digestif, tout en combattant les spasmes et les ballonnements.

▸ **Vigne rouge** (*Vitis vinifera*)

Noms communs : vigne sauvage, vigne vinifère, vigne à raisin

Principales indications : jambes lourdes, problèmes circulatoires, varices, couperose, troubles veineux…

Le feuillage de cette variété particulière se teinte de rouge à l'automne, devenant très riche en tanins. Ses feuilles ont des effets bénéfiques sur la fragilité des petits vaisseaux, favorisant la résistance des capillaires et la circulation sanguine.

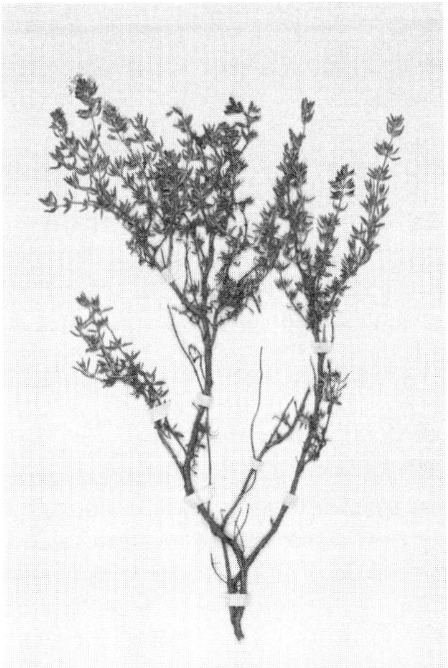

Le thym, une plante aux multiples vertus.

Le charbon végétal activé

Utilisé depuis la haute Antiquité par les Égyptiens, mais aussi par Hippocrate comme agent anti-infectieux et au fil des siècles suivants, le charbon activé offre de nombreux bienfaits : purification, traitement de la fièvre, absorption des gaz, décontamination, troubles intestinaux…

Le charbon végétal est obtenu à partir de bois de bouleau. Quand il est « activé », cela signifie qu'il a été calciné deux fois de manière à développer un réseau de micropores, véritables pièges à molécules indésirables. Sa surface de contact est décuplée, augmentant d'autant sa capacité d'adsorption. Ce terme de physique, à ne pas confondre avec « absorption », désigne, d'après la définition du *Trésor de la langue française*, le « phénomène par lequel la surface d'un corps fixe, en les concentrant, les molécules libres ou dissoutes d'un liquide ou d'un gaz avec lesquels elle est en contact ».

Grâce à cette propriété, le charbon absorbe toutes les molécules toxiques : virus, bactéries pathogènes, résidus de médicaments, métaux lourds, toxines bactériennes des intestins. Il capte toutes ces molécules étrangères et les évacue vers l'extérieur ; ses capacités d'épuration et de détoxication sont très efficaces. Même si votre alimentation est saine, le gros intestin laisse passer dans le sang des toxines qui peuvent s'accumuler : résidus de produits chimiques, plomb, aluminium, sel ou autres matières en putréfaction... Le charbon permet le nettoyage de cet organe mal-aimé, vous serez surpris par l'amélioration apportée !

Conseil

En cas de besoin, pour les troubles intestinaux (diarrhées, gastro-entérites, ballonnements...), prendre 1 à 3 cuillerées à café de poudre, à mélanger le mieux possible dans un verre d'eau. Pour éviter de se noircir les dents, l'avaler à l'aide d'une paille ou choisir les gélules. Son action est immédiate. On peut aussi le prendre en cure pour un nettoyage en profondeur, particulièrement pendant les changements de saison. Il est recommandé en cas d'excès pour désintoxiquer l'organisme.

Attention

Le prendre à distance de la pilule ou de médicaments, car il nettoie tout et absorbe toute trace de molécule toxique ! Éviter de faire des cures trop longues, car il peut avoir un effet constipant sur certaines personnes.

L'argile et le chlorure de magnésium

L'argile est une terre extrêmement riche en minéraux et oligoéléments (calcium, magnésium, silicium, cuivre, sélénium, cobalt...). Elle agit par échange ionique. Préférez l'argile verte illite, la plus active et la plus polyvalente par voie orale. Grâce à son pouvoir absorbant, elle débarrasse très efficacement l'organisme de ses toxines. Elle agit là où le corps en a besoin, en drainant et en purifiant les organes, tout en effectuant une reminéralisation profonde. Elle convient aussi bien aux adultes qu'aux enfants !

Attention

L'argile est déconseillée si vous souffrez de constipation, de gastrite et d'hypertension ou si vous avez eu des occlusions intestinales.

Elle se prendra sous forme de cure, plutôt à l'automne et au printemps :

- Versez l'équivalent de 1 cuillerée à café d'argile en pluie fine à la surface d'un verre d'eau (évitez le métal et le plastique). Ne mélangez pas.
- Laissez reposer 5 minutes au minimum, une journée au maximum. Vous pouvez préparer le mélange le soir et le boire le matin.
- Pendant les quatre premiers jours, ne buvez que l'eau après décantation, pas le fond du verre, afin d'habituer votre organisme à l'argile.
- Les jours suivants, vous pouvez mélanger l'eau et l'argile et boire l'ensemble de la solution.

Il faut la boire au minimum à 2 heures de distance de la prise d'un médicament, même s'il ne s'agit que de granules homéopathiques ou de plantes médicinales.

Le chlorure de magnésium est une poudre naturelle riche en oligoélément magnésium, dont l'organisme humain a le plus besoin. Sa polyvalence le rend utile dans un très grand nombre d'affections. On l'utilise en curatif aussi bien qu'en préventif pour stimuler le système immunitaire, faciliter le transit intestinal, en cas de stress, d'infection, de grippe, de fatigue, de nervosité, de crampes, de spasmes, d'arthrite...

Attention

Une trop grande quantité de chlorure de magnésium peut engendrer des diarrhées. Il est également déconseillé en cas d'insuffisance rénale.

On l'achète en sachet de 20 grammes, à diluer dans 1 litre d'eau. Une fois la solution préparée, il faut la conserver au réfrigérateur. Elle convient pour les adultes et les enfants de plus de 5 ans.

- En curatif : boire un petit verre de la préparation toutes les 6 heures pendant 2 jours, puis continuer toutes les 12 heures pendant quelques jours.
- En préventif : un petit verre du mélange tous les jours.

Conseil

Le goût du chlorure de magnésium est amer et salé. Mieux vaut l'avaler d'un coup ou bien le mélanger à du jus de citron pour en atténuer le goût.

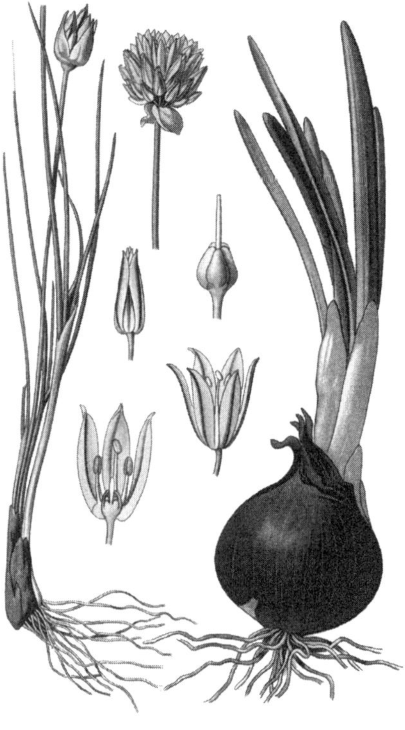

L'oignon peut être utilisé pour des cataplasmes.

Les cataplasmes

Un cataplasme est une préparation pâteuse à base de plantes à appliquer sur la peau. La plante doit être broyée et peut être mélangée à d'autres plantes ou à d'autres substances.

On recourt aux cataplasmes sur tout ce qui est enflammé, infecté, congestionné, brûlé, contusionné. On les utilise chauds ou froids, en les enveloppant généralement avec un linge pour les protéger et les garder longtemps sur la peau.

Exemple

L'argile, avec toute sa palette de couleurs – verte, blanche, grise, jaune ou rouge –, appliquée sous forme de cataplasme, est d'une richesse incroyable. Elle absorbe les toxines et l'inflammation ; il est possible de la mélanger, par exemple à de la prêle (reminéralisante) pour une tendinite : formez une pâte avec de l'argile en poudre, appliquez sur la zone à soigner, mettez une gaze pour maintenir jusqu'à ce qu'elle sèche. Recommencez régulièrement l'opération. L'argile qui a servi pour un cataplasme doit être jetée, car elle est chargée de toxines.

Quelques idées de cataplasmes :

- Chou contre la bronchite ;
- Oignon contre le mal de gorge ;
- Moutarde contre les bronchites ;
- Argile, lavande et miel sur les plaies et les brûlures (cataplasme froid).

Surmonter ses blocages

La naturopathie ne propose jamais de mettre un patch sur le symptôme pour le faire taire. Elle encourage même parfois l'exacerbation du symptôme pour s'en débarrasser définitivement. Il est normal que des passages plus difficiles soient observés au début avant une amélioration de votre santé. Il faut du courage pour remettre en cause ses habitudes de vie, ses choix alimentaires et pour s'occuper véritablement de sa santé.

Panorama des blocages que vous allez (peut-être !) rencontrer :

- **Les peurs de l'entourage :** le regard des autres sur nos changements peut être dur, surtout lorsqu'ils sont très attachés à leurs propres habitudes.

  Les solutions : trouver à qui parler, rester en contact avec son naturopathe et ne pas affronter seul sa réforme. Fait amusant, après quelques semaines, vous aurez l'air plus léger, plus en forme, et les autres commenceront à vous demander ce que vous avez fait et chercheront à en savoir plus !

- **La peur du changement radical :** la peur de ne pas y arriver et de ne pas tenir les réformes, au long cours.

  Les solutions : prendre le temps de mettre en place la réforme et respecter son rythme. Il est possible d'entrer graduellement dans le changement pour éviter une pression supplémentaire.

- **La peur de la responsabilité :** c'est vous qui allez tenir la barre et il ne vous suffira plus d'avaler une petite pilule pour espérer que le problème disparaisse.

  Les solutions : se faire confiance, savoir demander de l'aide lorsque le besoin s'en fait sentir, se fixer des objectifs et se féliciter de ses victoires au quotidien. Lorsque l'on essaie de corriger un trouble ou une souffrance avec la naturopathie, on se rend rapidement compte que les effets ont une résonance globale. Vous consultez pour un problème de digestion ? Les améliorations se ressentiront non seulement sur votre appareil digestif mais aussi sur votre sommeil, l'éclat de votre peau, votre énergie, etc. Les efforts valent largement de tenir le coup ! Trouvez des ressources et ne lâchez pas au premier découragement.

À retenir

Le meilleur médecin, c'est vous ! Vous ne le savez peut-être pas encore, mais avec l'expérience, c'est vous qui saurez lorsque c'est le moment de commencer une cure ou d'arrêter un remède en phytothérapie. Si vous n'arrivez pas à vous astreindre à telle ou telle nouvelle habitude pourtant « très bonne pour la santé », vous comprendrez que c'est sûrement qu'elle ne vous convient pas à vous. L'intelligence du corps est immense, sachez entendre ce qu'il vous murmure, même s'il ne s'exprime pas toujours très fort.

Se connaître et se lancer

La santé authentique est au prix d'un investissement personnel incontournable... Il n'y a pas de raccourci et il faut faire ses expériences ! Votre route, passionnante, ne ressemble à celle de personne d'autre. Il n'y a donc pas de remèdes universels et beaucoup de mise en pratique vous attend. Notez vos réactions, apprenez de ces tests au fur et à mesure et mesurez vos résultats par rapport à vous. La naturopathie est un chemin individuel vers la santé. Suivez-le surtout pour vous !

À retenir

La naturopathie rend à l'homme sa capacité d'action sur sa santé, et ce durablement : son aptitude à s'adapter à de nouvelles données, à réformer si nécessaire ses habitudes de vie, à s'alléger et à s'autoguérir.

La naturopathie est une pratique qui libère de :

- La peur d'être malade lorsque l'on comprend vraiment, au fil des expériences, que la maladie révèle un dysfonctionnement du corps qu'il faut écouter ;
- La « lutte » contre les symptômes, qu'il convient d'accompagner et de soulager au lieu de les combattre et d'essayer de les faire disparaître ;
- L'impuissance que l'on peut ressentir lorsque l'on devient malade, car il y a toujours des capacités vitales à soutenir pour essayer de retrouver la santé ;

- Nos attentes vis-à-vis de la médecine conventionnelle, surtout lorsque votre vision de la santé change pour une approche préventive plutôt que curative ;
- L'hypocondrie ! Vous n'aurez plus l'impression d'être malade à chaque changement corporel. Vous observerez simplement les murmures de votre organisme qui réclame de l'attention. Il faut comprendre aussi que, si les maladies aiguës, qui sont des maladies d'élimination des toxines dans le corps, sont bien accompagnées, le corps se nettoie à ces occasions. Et si les principes d'élimination sont respectés, le corps n'a plus besoin de développer ensuite de nombreuses autres maladies, de plus en plus graves au fil des ans.

Conseil

Voici quelques recommandations toutes simples pour vous mettre à la naturopathie :

- Avant de prendre des remèdes pour soulager vos symptômes, essayez de vous débarrasser d'une habitude nocive : tabac, alcool, sodas, se coucher trop tard, l'inactivité…
- Apprenez à gérer votre équilibre émotionnel, il vous aidera à avancer sereinement.
- Soyez en paix avec vos écarts dans votre programme d'hygiène de vie. Ils font partie de notre humanité et souvent de la vie sociale, tellement essentielle à notre équilibre.
- Ayez confiance en votre corps et ses capacités d'autoguérison ;
- Faites de votre mieux.

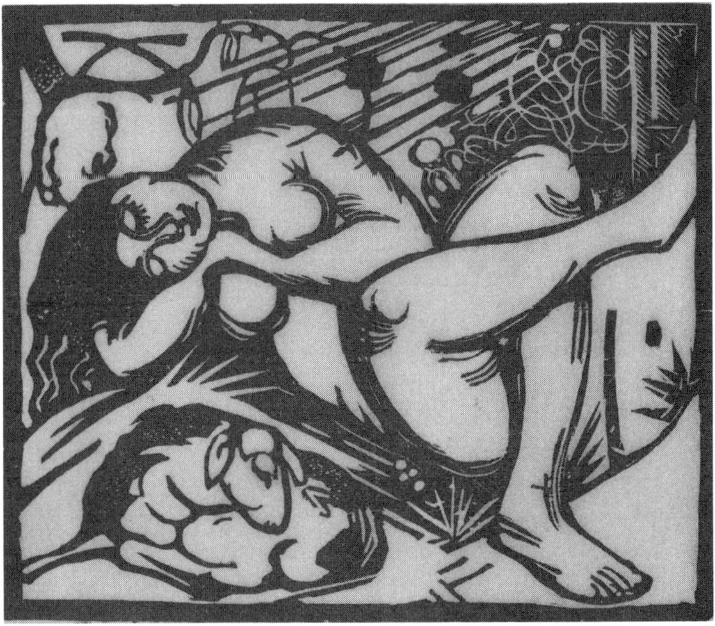

Schlafende Hirtin de Franz Marc.

Les mécanismes du sommeil

Nous avons une horloge interne à l'origine de tous nos rythmes, dits « circadiens ». Le soir, notre glande pinéale secrète de la mélatonine, qui nous aide à sombrer dans le sommeil. Le matin, à l'arrivée de la lumière du jour, le corps commence à secréter de la noradrénaline, qui nous réveille. Un rythme lié à la lumière du jour, mais relativement différent chez chacun d'entre nous. Certains ont besoin de beaucoup d'heures de sommeil, d'autres beaucoup moins.

La mélatonine est produite naturellement dans notre organisme et transportée dans l'ensemble du corps par le sang. Elle exerce des activités multiples dans notre corps, mais son action principale reste la synchronisation du cycle veille-sommeil et la régulation de nos rythmes biologiques. La mélatonine ne se stocke pas, le corps n'a pas de réserve. Il en existe sous forme de comprimés d'origine naturelle, mais il vaut mieux essayer d'abord de la fabriquer naturellement, avec de bonnes habitudes et une alimentation adaptée.

Les aliments suivants contiennent des quantités importantes de mélatonine : tomates, cerises, olives, orge, riz, noix, raisin... Certaines études soulignent aussi l'importance de consommer suffisamment de vitamines du groupe B, du zinc et des acides gras polyinsaturés pour la fabrication de la mélatonine.

Les causes d'un mauvais sommeil

Les causes de l'insomnie sont nombreuses. Nous cumulons souvent plusieurs facteurs, ce qui complique la résolution du problème.

Voici les plus courants :

- Notre rythme est déséquilibré (heure de coucher tardive, peu de régularité) ;
- Le stress, les contrariétés, les idées qui tournent en boucle, le surmenage ;
- Une digestion trop lourde, des repas gras ou sucrés, pris trop tard dans la soirée ;
- Des lumières vives utilisées le soir (téléphones portables, tablettes et ordinateurs) ;
- Des douleurs qui nous maintiennent éveillés ;
- La peur de lâcher prise, de sombrer dans le sommeil et de relâcher notre vigilance ;
- Des troubles de la ménopause ou des dérèglements hormonaux.

Pour devenir un bon dormeur, il faut apprivoiser son sommeil et éviter certains comportements :

- **Trop manger :** la suralimentation est l'une des causes des problèmes d'endormissement et de réveils nocturnes. Ainsi, une digestion trop lente peut nuire au sommeil ; notez que les graisses se digèrent lentement...

- **Ne pas manger suffisamment :** si la faim vous réveille en pleine nuit, une poignée d'amandes, un biscuit sec peu sucré ou une purée de fruits peuvent vous aider à vous rendormir.
- **Certaines boissons diurétiques :** certaines soupes (poireaux) ou tisanes (queues de cerises), mais aussi la bière activent le travail des reins, qui fabriqueront alors plus d'urine pour éliminer les toxines du corps, obligeant les dormeurs légers à se lever souvent !
- **Les produits excitants :** le thé, le café, l'alcool, le tabac, les boissons sucrées ou contenant de la taurine nous maintiennent éveillés. À éviter sur une base quotidienne !
- **Ruminer au lit :** mieux vaut laisser hors du lit toutes les pensées récurrentes et parasites.
- **Compenser le week-end :** se coucher trop tard toute la semaine, se lever tôt et compenser le weekend ne fonctionne pas. Les risques ? Commencer une nouvelle semaine toujours fatigué et souffrir de l'« insomnie du dimanche soir ».

Attention

La France détient la médaille d'or en termes de consommation de benzodiazépines (anxiolytiques, somnifères, myorelaxants…). Or, les solutions chimiques ne sont pas efficaces sur les causes de l'insomnie. Elles perturbent les cycles et les stades du sommeil, les réveils sont « groggy » et fatigués, le corps n'est pas véritablement reposé. De plus, sur la durée, les conséquences de la prise de ces médicaments sont dangereuses pour la santé. Selon une étude menée par l'Inserm, la consommation de benzodiazépines augmente sensiblement le risque de développer la maladie d'Alzheimer.

Retrouver un bon sommeil

Pour passer enfin de bonnes nuits, il n'y a pas de secrets, mais des stratégies concrètes de bon sens, simples à mettre en place.

- **Faire de l'exercice :** au moins 45 minutes, trois fois par semaine ! L'objectif n'est pas seulement la fatigue physique, mais plutôt l'équilibre corps-mental. Le sport permet de canaliser les ruminations de l'esprit et de bien éliminer les toxines qui peuvent perturber le sommeil.
- **Adopter des habitudes alimentaires saines :** commencez par supprimer les « faux aliments » (sodas, produits sucrés, etc.) après 18 heures et tous les excitants. Dînez tôt et pas trop gras, au moins deux heures avant le coucher ! Si possible, faites une petite balade digestive après le dîner.
- **Respecter un rythme strict :** couchez-vous et levez-vous tous les jours à la même heure pendant quelques semaines. Durant cette période, ne vous autorisez pas à compenser le weekend un léger manque de sommeil (sauf si vous êtes malade), votre corps retrouvera son propre rythme et vous finirez par dormir au bon moment, c'est-à-dire la nuit ! Allez vous coucher aux premiers signes du sommeil, ne traînez pas parce que vous souhaitez terminer quelque chose : bâillements et paupières lourdes vous signalent le bon moment.
- **Éviter les écrans le soir :** cessez d'utiliser ordinateurs, tablettes et téléphones portables une heure et demie avant le coucher et

baissez graduellement les lumières. Écoutez de la musique, lisez un bon livre et créez-vous des rituels personnels. Une crème qui sent délicieusement bon, une bougie allumée sur votre table de nuit ou tout autre chose qui vous fait du bien.

- **Lâcher le mental :** se détendre s'apprend ! Et cela ne vient pas en une séance... Un principe à retenir pour ceux qui ont déjà fait une séance de yoga, de sophrologie, de méditation, ou même de thérapie (psychologie) et qui ont abandonné : c'est un travail au long cours ! Choisissez les techniques qui vous parlent le plus et décidez de les essayer au moins une année entière pour en ressentir les bienfaits lorsque vous en avez le plus besoin.

À lire

Je pense trop de Christel Petitcollin (éditions Guy Trédaniel, 2010).

- **Créer un environnement propice au sommeil :** la chambre à coucher doit être la plus zen possible ! Une décoration sobre, des matières naturelles et pas d'appareils électroniques. S'il y en a, débranchez-les ou passez-les au moins en mode avion. Aérez la pièce en soirée et réglez la température de la chambre pour qu'elle ne dépasse pas les 19-20 degrés.

Les stratégies neuropathiques antistress

Inévitable, le stress est un ami lorsqu'il est bien géré : il nous permet de faire face aux situations d'urgence en activant nos réflexes de survie. Il devient un ennemi lorsqu'il s'installe de façon chronique et permanente. Certaines stratégies neuropathiques permettent de le combattre.

La première consiste à adopter une bonne alimentation, équilibrée en protéines, glucides, lipides variés et de qualité. Misez aussi sur les aliments riches en :

- Antioxydants, car le stress génère des radicaux libres, susceptibles d'endommager les tissus. Il y en a en quantité dans les fruits et les légumes, le thé vert, les aromates, le vin rouge, la viande, le poisson, le germe de blé et les oléagineux.
- Magnésium, antistress par excellence et régulateur du rythme cardiaque. Vous en trouverez dans les céréales complètes, les fruits secs, les oléagineux, les crustacés et les poissons gras.
- Vitamine B6, essentiel au fonctionnement cérébral et à l'adaptation au stress. Le germe de blé, les céréales germées, le jaune d'œuf, les légumineuses, la viande et les oléagineux en contiennent.
- Oméga-3, réduisant les inflammations induites par le stress. Les huiles de lin et de colza, les noix, la mâche et les poissons gras sont d'excellentes sources !

Voici d'autres stratégies pour prévenir le stress :

- Éviter les agents stressants : alcool, drogues, médicaments… et s'entourer de personnes positives.
- S'accorder du temps à soi pour chanter, danser, se promener en rêvassant…
- Travailler sa respiration et pratiquer un exercice physique régulier.
- Pratiquer la sophrologie, le qi gong, le yoga ou tout autre exercice de relaxation.
- Utiliser l'aromathérapie, les infusions ou les fleurs de Bach, les plantes offrant de nombreuses ressources pour la détente.

En pleine crise, adoptez ces comportements :

- Demandez-vous si les contraintes qui vous sont imposées correspondent à des besoins essentiels.
- Ralentissez vos activités, coupez toutes les sollicitations futiles qui vous épuisent.
- Apprenez à goûter pleinement les instants de joie, sans attendre perpétuellement un « meilleur moment ».

Le saviez-vous

La pleine conscience a pour effet de modifier la réactivité du cerveau face aux situations stressantes. Cela permet de trouver de meilleures solutions à nos problèmes et de réduire le temps de stress.

- Apprenez à cultiver les émotions constructives et la pensée positive, pour envisager l'avenir plus sereinement, l'objectif étant de vous protéger du sentiment d'impuissance, particulièrement stressant.

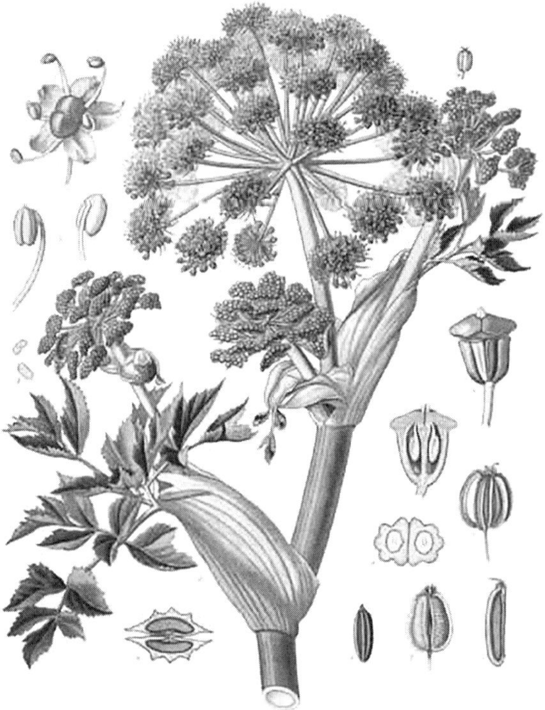

En infusion, la mélisse est un allié contre le stress.

Les plantes antistress

Les plantes calment l'organisme, le soutiennent en période de stress et améliorent le sommeil. On privilégiera les tisanes et on prendra des compléments alimentaires pendant les périodes de cures et non en continu.

Seules ou sous forme de mélanges, voici les plantes à privilégier :

- L'aubépine (*Crataegus laevigata*), sédative du système nerveux et cardiaque, est particulièrement indiquée en cas d'hypertension artérielle et de palpitations ;
- La mélisse (*Melissa officinalis*), antispasmodique et calmante, favorise la relaxation ;
- Les fleurs d'oranger (*Citrus aurantium*), de lavande (*Lavandula angustifolia*) et la racine d'angélique (*Angelica archangelica*) apaisent le système nerveux ;
- La valériane (*Valeriana officinalis*) est qualifiée de véritable « valium végétal », comme la passiflore (*Passiflora incarnata*).

Conseil

Les principes actifs agissent en moyenne au bout d'une demi-heure. Profitez de ce temps pour pratiquer des exercices de respiration.

Attention

Les plantes ne dispensent pas d'un éventuel recours à la psychothérapie ni d'un changement d'habitudes ! Si vous prenez une plante palliative à chaque insomnie ou angoisse, vous ne corrigerez pas la cause de vos soucis.

Retrouver son équilibre psycho-émotionnel

Pour le naturopathe, psychosomatique et somato-psychique sont indissociables. L'esprit influence le corps autant que le corps influence l'esprit. Agir sur le corps n'est donc pas suffisant pour rester en bonne santé durablement. Nombreuses sont les études qui démontrent l'importance de l'équilibre mental et émotionnel sur la santé physique. Les stress prolongés, les chocs psychologiques, mais aussi les sentiments de colère, de peur, d'impuissance sont autant de sources de dépression et de maladies physiques.

Ce qui ne s'exprime pas s'imprime sur le corps. L'inconscient possède son propre mode de fonctionnement, il n'a aucune obligation envers le conscient. Il réagit de façon autonome et primitive, sans faire de tri, tandis que nos émotions nous fragilisent. S'il est possible de faire un travail sur soi seul, il faut une grande volonté d'introspection et l'utilisation régulière de techniques de gestion des émotions. Il est plus aisé de se faire accompagner de façon temporaire ou sur des périodes plus longues lorsque le besoin s'en fait sentir.

Il existe de nombreuses approches, parlez-en à votre naturopathe, qui saura vous conseiller et vous orienter vers différentes pratiques qui pourraient vous convenir.

Quelques approches thérapeutiques

- **La psychanalyse :** le patient est invité à dire tout ce qui lui passe par la tête, à faire des « associations libres ». Le psychanalyste écoute le patient dans le but de faciliter la prise de parole, et l'accès à son inconscient. Il peut poser des questions pour laisser émerger les informations. Le processus dure généralement plusieurs années.
- **Les thérapies comportementales et cognitives (TCC) :** l'objectif est de remplacer les comportements problématiques par de nouveaux modes de fonctionnement. Ce type de travail porte sur les opinions, les pensées négatives du patient dans le but de les transformer progressivement de façon plus positive. L'échange est interactif et le processus peut durer jusqu'à plusieurs années.
- **La Gestalt-thérapie :** elle place le présent au cœur de la pratique, dans le but d'améliorer le contact avec soi-même, les autres et l'environnement.
- **Les thérapies familiales :** certains troubles psychologiques retentissent sur l'entourage familial. Il est parfois nécessaire de prendre en charge le couple ou toute la famille pour dénouer des conflits et retrouver une harmonie.
- **L'art-thérapie :** il utilise pour médiateur un art, dessin, peinture, maquillage, danse, sculpture... Les conseils techniques se

limitent à faciliter la traduction de la pensée de la personne. L'objectif est de permettre, par la production d'une « œuvre », l'expression du psychisme, de développer un langage symbolique pur, non verbal, qui autorise l'accès aux émotions, aux sentiments, plus ou moins connus de la personne elle-même.

- **La sophrologie :** cette technique de relaxation s'apparente à l'hypnose, en ce sens qu'elle amène le sujet dans un état de conscience « désencombré ». Elle développe la conscience de façon à harmoniser le corps et l'esprit, en chassant les peurs, le stress et les tensions.
- **La méditation de pleine conscience :** issue du bouddhisme, elle consiste à focaliser pleinement son attention sur le moment présent et à analyser les sensations ressenties, en se servant notamment de l'observation de la respiration.
- **Les techniques de libération émotionnelles (EMDR, EFT) :** ces approches brèves utilisent la stimulation sensorielle des deux côtés du corps, soit par le mouvement des yeux, soit par des stimuli auditifs ou cutanés, pour induire une reprogrammation et se libérer des événements du passé.
- **L'hypnose ericksonienne :** c'est un état de profonde relaxation, pendant lequel le patient peut s'exprimer librement. Le thérapeute utilise un langage symbolique pour guider l'inconscient du sujet et l'amener à trouver lui-même les solutions à ses problèmes.

Les bienfaits de l'exercice physique (1)

Aujourd'hui, la sédentarité est un vrai problème, qui mène à la rétractation des organes et à une cogitation cérébrale accrue. Les liquides de l'organisme stagnent et toute l'élimination est ralentie ! Les gens ne transpirent plus et souffrent de constipation chronique… Contre ces effets délétères, une solution se distingue : l'exercice physique ! C'est une technique majeure, recommandée dans la quasi-totalité des cures naturopathiques. Elle permet en premier lieu de développer la volonté et de s'engager vers un mieux-être, une première étape nécessaire. Les résultats sont rapides et il n'y a pas d'âge pour s'y mettre !

La fonction crée l'organe : plus on sollicite certains tissus, plus on va les dynamiser, en créant une demande, et les muscles retrouveront petit à petit pleinement leurs fonctions et se développeront. Or plus on a de muscles, plus on a de capacité vitale.

Conseil

Les mouvements sont à adapter en fonction des tempéraments, des structures ostéo-musculaires et des éventuels troubles que vous pouvez rencontrer. Il est essentiel de suivre une progression dans votre pratique et de respecter vos limites : fiez-vous à vos sensations !

Marche, vélo, gymnastique, yoga, natation, danse ou encore escalade, c'est vous qui voyez ! Choisissez un ou plusieurs sports que vous pourrez pratiquer régulièrement (au moins deux fois par semaine) pendant au moins 45 minutes.

Les effets généraux de l'exercice physique sont multiples :

- Amélioration du transport des liquides et des gaz (le sang circule plus vite, apportant plus d'oxygène aux cellules) ;
- Amélioration de la vascularisation des tissus ;
- Amélioration de la thermorégulation (augmentation de la chaleur dans les parties actives, décongestionnement des zones de surchauffe interne, harmonisation de la température du corps) ;
- Amélioration de l'équilibre acido-basique, régulation du pH du corps ;
- Remontée de l'acidité des tissus dans le sang, donc une meilleure évacuation par les émonctoires ;
- Évacuation du stress, surtensions et même transmutation des émotions négatives. Par conséquent, un meilleur moral avec un regard plus optimiste sur la vie grâce à la production d'endorphines (hormones du plaisir).

Les bienfaits de l'exercice physique (2)

Les effets sont également observables sur le diaphragme :

- Celui-ci a un rôle mécanique sur les viscères lorsqu'il descend à l'inspiration et se contracte, puis remonte et se relâche à l'expiration. Il opère un véritable massage viscéral.
- Il contribue à équilibrer le système nerveux, car l'une des bases du système parasympathique est une bonne respiration diaphragmatique.

Les effets se ressentent sur les tissus et les organes :

- **Sur le système cardio-vasculaire :** le cœur augmente son travail de contraction et son débit en battant plus fort lors de l'exercice physique. Ainsi, sur un corps bien entraîné, la fréquence cardiaque au repos baisse, un gage de vie plus longue ! La circulation veineuse est améliorée, et toutes les cellules du corps sont mieux nourries.
- **Sur les tissus conjonctifs et la peau :** les exercices physiques les stimulent beaucoup, grâce à la transpiration qui évacue les toxines. La peau est plus tolérante et favorise l'élimination.
- **Sur le système hormonal :** le stress crée des déchets que le sport permet de brûler, tout en libérant des endorphines pour votre bien-être. Ces dernières atténuent la douleur et favorisent

l'optimisme (comptez 15 à 30 minutes de sport minimum pour en ressentir les effets).

- **Sur le système lymphatique :** la contraction musculaire permet une meilleure circulation de la lymphe.
- **Sur la charpente ostéo-musculaire :** la masse et la qualité des muscles peuvent se développer, ils deviennent plus toniques et moins fatigables. Les os reçoivent plus de nutriments et sont stimulés, ils se densifient. Bien sollicitées, les articulations se renforcent, et les tendons s'assouplissent. La coordination motrice est améliorée, l'équilibre entre le cerveau droit et le cerveau gauche se développe, ainsi que l'adresse, la vigilance et la rapidité des réflexes.
- **Sur le système nerveux :** l'équilibre entre les systèmes nerveux parasympathique et orthosympathique est harmonisé. La concentration est favorisée, le mental s'apaise.
- **Sur l'immunité :** le nombre de cellules immunitaires augmente et la communication entre les globules blancs est facilitée.

À retenir

Celui qui pratique un exercice physique régulier met toutes les chances de son côté pour rester durablement en bonne santé ! Le sport est la pratique la plus complète qui soit pour agir sur tous les organes du corps et maintenir un équilibre essentiel.

Les produits chimiques dans notre environnement

Aujourd'hui, les produits chimiques ont envahi tous nos biens de consommation et l'exposition aux polluants est partout ! Une fois dans nos organismes, les molécules chimiques imitent nos hormones ou empêchent leur fabrication naturelle, déréglant ainsi les messages hormonaux. Parabènes, phtalates, bisphénol A, dioxines... ces substances chimiques, dans quoi les trouve-t-on ?

- Les produits composant les plastiques et cartons d'emballage ;
- Les détergents et produits nettoyants ;
- Les produits pharmaceutiques ;
- Les lotions, shampoings, produits lavants pour le corps ;
- Les parfums, le maquillage, le vernis à ongles ou encore les produits capillaires... ;
- L'eau, l'air...

Le corps ne peut pas rejeter tous ces produits non assimilables, il est saturé ! Il existe plus de 100 000 molécules différentes, dont on connaît encore assez peu les interactions entre elles.

Des médecins et des associations se mobilisent contre la multiplication de ces pollutions chimiques invisibles. Dans les années à venir, il est probable que de nouvelles études révéleront toute l'ampleur du danger. D'ici là, nous pouvons prendre des mesures significatives au quotidien.

Choisir les bons produits

- **Les produits ménagers :** évitez ceux qui contiennent des colorants, des conservateurs, des parfums de synthèse. Notez aussi que les antibactériens n'éliminent qu'une partie des bactéries et que les autres ne mettent que quelques instants à se multiplier pour être aussi nombreuses qu'au départ ! L'autre inconvénient des agents antibactériens est qu'ils favorisent des bactéries plus résistantes. Les détergents, quant à eux, agissent sur la peau comme sur la vaisselle, ils la dégraissent en lui enlevant sa protection naturelle, avec des risques de dessèchement, de crevasses et d'allergies. En grande surface, préférez les produits avec un écolabel, qui sont moins nocifs que leurs concurrents. Encore mieux, vous trouvez des produits écologiques et biologiques.

Conseil

Quelques alternatives maison : le savon noir, le savon de Marseille pur, le vinaigre blanc, le bicarbonate de soude, le jus de citron ! De nombreuses « recettes » sont disponibles dans des ouvrages et sur des sites Internet pour remplacer les produits ménagers, essayez-les.

- **Les produits de salle de bains :** gels douche, dentifrices, lotions démaquillantes, crèmes hydratantes... Bannissez les produits avec des formules compliquées. Plus un produit sera simple, plus il sera sain. Misez plutôt sur le bio, ou au moins sur une formule 100 % naturelle. Fuyez les déodorants composés d'aluminium, de parabènes ou de phtalates ! En bouchant les pores, ils empêchent l'élimination de la sueur et donc l'évacuation des toxines. Deux solutions : le bicarbonate de soude (tapoter après la douche, sur peau sèche) ou la pierre d'alun (humidifier et passer sur la peau). Ne contrariant pas la peau et ses mécanismes d'autorégulation, ils n'évitent pas la transpiration, mais ils sont efficaces contre les bactéries, responsables de la mauvaise odeur.

Conseil

Do it yourself ! Partout fleurissent des boutiques proposant tout le nécessaire pour fabriquer ses propres produits de beauté ! Privilégiez des matières premières biologiques et faites vos expériences : lait de coco, huiles, avoine, miel, restez simple. C'est moins cher, donc rentable, même si cela prend plus de temps. Les résultats sont souvent plus efficaces que des actifs synthétiques et transformés, car les produits sont frais. C'est aussi plus écologique, car vous pouvez réutiliser les contenants.

Attention

Suivez scrupuleusement les indications concernant la conservation et l'utilisation de ces produits, certains étant à garder au réfrigérateur.

Les textiles

Les textiles aussi regorgent de molécules chimiques dont le secteur de la confection a du mal à se passer ! Le formaldéhyde, classé dans les « substances cancérogènes avérées pour l'homme » par le Centre international de recherche sur le cancer (CIRC), est souvent présent dans les vêtements synthétiques. Il permet de fixer les colorants et de rendre les matières résistantes, infroissables et hydrofuges. Son problème est qu'il se montre très volatil, provoquant des irritations des yeux et des voies respiratoires, et accroît le risque de pathologies asthmatiques et de sensibilisations allergiques, même à faible dose.

Parmi les substances trouvées dans nos penderies, certaines dépassent de beaucoup les seuils autorisés. Dans une enquête réalisée en 2012, Greenpeace a trouvé dans des vêtements pour enfants des doses de phtalates 370 fois supérieures à la norme en vigueur pour les articles destinés aux enfants ! (L'enquête de Greenpeace portait sur 20 marques de vêtements, et a inclus des tests sur 141 produits vendus par des enseignes connues et reconnues de la mode, comme Zara, Calvin Klein, Mango, Tommy Hilfiger ou encore Vero Moda.)

Utilisés pour assouplir les plastiques, ces perturbateurs endocriniens bien connus sont présents sur les dessins, inscriptions et décorations collés sur les tee-shirts, casquettes ou pyjamas.

Identifiés par l'ONG grâce à des contrôles longs à mettre en place et coûteux, beaucoup de ces produits dangereux passent le plus souvent sans être inquiétés.

Que peut-on faire ? Privilégier les matières naturelles : le coton, le lin, la laine, plutôt que les matières synthétiques, et repenser petit à petit notre moyen de consommer le textile. Acheter des produits de qualité, auprès de filières conscientes des implications sanitaires et écologiques, aussi souvent que possible.

À lire

Ces vêtements qui nous tuent des docteurs Anna Maria Clément et Brian Clément (Guy Trédaniel, 2012).

Conseil

Équipez-vous d'un guide pratique, comme *Le Livre anti-toxique* du Dr Laurent Chevallier (Fayard, 2013). Grâce à un ouvrage documenté, de la taille d'un livre de poche, vous pourrez faire vos courses en comprenant enfin les étiquettes ! Un guide pratique facilite grandement le passage vers un mode de vie plus sain, pour éviter les produits toxiques et leur trouver des alternatives.

L'alimentation aujourd'hui

Nos habitudes alimentaires ont plus évolué au cours des dernières décennies qu'en 5 000 ans. Notre organisme n'a pas eu le temps de s'adapter aux différences majeures de l'alimentation moderne : produits très modifiés, additifs, modes de cuisson, perte des repères culinaires traditionnels…

Les modifications les plus importantes sont les suivantes :

- Développement de l'agriculture intensive ;
- Transformation industrielle des aliments ;
- Évolution des habitudes alimentaires (on cuisine beaucoup moins !) ;
- Diminution de la consommation de fruits, de légumes, de céréales complètes et de légumineuses ;
- Diminution de la consommation d'huiles non raffinées, riches en bons acides gras, au profit des huiles raffinées et des margarines riches en acides gras insaturés ;
- Apparition de nouveaux « besoins » et augmentation du niveau de vie pour les consommer (boissons sucrées, confiseries, fast-food, etc.).

Attention

Le naturopathe ne propose pas de régimes à visée esthétique. La dangerosité des programmes amaigrissants est avérée, présentant à la fois des risques pour la santé physique, d'importants effets « yo-yo » et des perturbations psychologiques. Qu'il y ait surpoids ou non, l'accent est mis sur l'éducation alimentaire lors de la consultation et des cures naturopathiques. Il s'agit de comprendre les besoins alimentaires du corps pour rester en bonne santé, et l'importance des apports nutritifs suffisants et équilibrés. Il conviendra d'explorer les déséquilibres physiologiques, notamment hormonaux, et d'utiliser l'approche émotionnelle en cas de surpoids qui se maintiendrait pendant les cures.

Les conséquences sur notre santé sont multiples :

- Perte des repères alimentaires (on ne sait plus quoi manger !) ;
- Fringales, car nos cellules n'étant pas toujours bien nourries, elles réclament toujours plus pour continuer à faire fonctionner notre corps ;
- Augmentation de la glycémie et des acides gras dans le sang et les organes à cause du sucre et des mauvaises graisses ;
- Risques d'obésité à cause du stockage des graisses ;
- Augmentation de l'acidité globale du corps, multiplication des inflammations, engendrant douleurs et risques de réactions cancéreuses ;
- Intoxication chimique due aux pesticides, herbicides, additifs, métaux lourds ;
- Encrassement de l'organisme par accumulation de toxines, d'où fatigue, stress, déprime, vieillissement accéléré des cellules…

L'acidité dans le corps

L'équilibre acido-basique est menacé au quotidien dans nos organismes. Pour fonctionner correctement, nous devons maintenir un pH qui ne soit ni trop acide ni trop alcalin (basique). L'équilibre dépend principalement de l'alimentation, mais également du mode de vie. Les aliments ingérés se transforment pendant la digestion en substances qui acidifient l'organisme ou l'alcalinisent.

Plus l'hygiène de vie est acidifiante (excès alimentaires), plus il est difficile pour l'organisme de compenser. Les capacités de neutralisation sont limitées et les risques d'une acidification globale de tout l'organisme peuvent conduire à des troubles dangereux pour la santé :

- Une inflammation générale ;
- Des douleurs, prioritairement aux articulations ;
- Une fragilisation des os du corps ;
- Une augmentation du risque de calculs rénaux ;
- Un affaiblissement musculaire ;
- Une fatigue accrue ;
- Un système immunitaire moins performant.

À retenir

Notre alimentation, riche en viandes et céréales raffinées, trop salée et trop sucrée, perturbe notre équilibre. Les conséquences sont dévastatrices sur nos reins, nos articulations, nos os...

Les glucides

Les glucides rassemblent les sucres et les hydrates de carbone. Ils apportent de l'énergie au corps. On les trouve principalement dans :

- Les sucres ;
- Les céréales ;
- Les légumineuses et féculents ;
- Les fruits et les légumes.

Un peu de technique

La calorie correspond à l'unité de chaleur et d'énergie d'un aliment. La valeur énergétique d'un aliment est exprimée en Kcal : 1 Kcal = 1 000 calories. L'unité d'énergie s'exprime aussi en joule : 1 calorie = 4,18 joules.

L'index glycémique (IG) est à prendre en compte. Les aliments ont en effet une capacité plus ou moins importante à élever la glycémie (teneur du sang en glucose), et en conséquence l'insuline (hormone qui fait baisser le sucre dans le sang et qui facilite le stockage des graisses). On distingue :

- Les aliments à IG élevé : supérieur à 70.
- Les aliments à IG moyen : entre 55 et 70.
- Les aliments à IG faible : inférieur à 55.

Un aliment à IG élevé augmentera davantage le taux de sucre dans le sang qu'un aliment à IG faible.

Parmi les aliments à IG particulièrement élevé de consommation courante, on notera par exemple le sucre blanc, les confiseries, les confitures, le pain, le riz et les pâtes raffinés (on dit aussi « blancs »), les céréales du petit déjeuner, l'amidon de maïs, les frites, les hamburgers, les chips, les sodas, les biscuits, les pizzas, les jus de fruits.

Les aliments à privilégier sont les aliments avec un indice glycémique modéré comme le riz, les pâtes, et le pain complet ou semi-complet, les légumineuses (lentilles, haricots, pois chiches...), les fruits et légumes entiers.

Voici quelques bonnes habitudes à adopter :

- Privilégiez les sucres et céréales non raffinés, que vous consommerez en petites quantités : sucre brun, sirop d'agave, miel, pains aux céréales complètes, riz complet...
- Prenez en compte l'index glycémique, surtout en cas de problème de diabète ou de surpoids.
- Évitez les aliments qui n'apportent pas vraiment de valeur nutritionnelle, c'est-à-dire que vous ne consommez pas pour nourrir vos cellules. Ils vont favoriser les inflammations, acidifier l'organisme et augmenter le stockage des graisses !
- Évitez de consommer trop de gluten. Supprimez-le si vous avez des problèmes de peau ou des inflammations.

Le gluten

Le gluten est un groupe de protéines qui donnent de l'élasticité aux pains et aux pâtes, leur conférant cette texture si agréable. La consommation de gluten augmente la perméabilité intestinale chez tout le monde, et pas seulement chez les patients atteints d'une pathologie particulière. Son allergie est rare, mais son intolérance est de plus en plus répandue.

On trouve du gluten dans le blé, le seigle, l'orge, le triticale (hybride du seigle et du blé) et l'avoine (sauf si ce dernier est certifié sans gluten). Tout ingrédient qui contient le mot « blé » est susceptible d'en contenir : protéines de blé, amidons de blé, germe de blé, etc. L'herbe de blé, quant à elle, est bien sans gluten. Il n'y a pas de gluten dans le riz, le maïs, les pommes de terre, le tapioca, les pois chiches, le sarrasin, le quinoa, l'amarante, le millet, le sorgho, le teff et l'avoine (quand il porte la mention « garanti sans gluten »).

La main de l'homme est intervenue pour croiser les espèces, notamment de blé ! Nos céréales ont connu des modifications très importantes au cours des dernières décennies et notre corps ne les digère plus aussi simplement. Autrefois, on consommait davantage de légumes et fruits frais, de viandes maigres, de fruits de mer et moins de céréales. Un équilibre qui convenait bien mieux au corps humain, qui n'est pas fait pour digérer le blé comme celui des vaches (qui ont plusieurs estomacs). De plus, les produits étaient moins transformés, tandis qu'aujourd'hui les produits industriels sont « améliorés » en laboratoire. On est capable de fabriquer du gluten pour l'ajouter dans des plats préparés et leur donner une texture agréable.

Attention

Évitez les produits industriels sans gluten. À la place de la farine de blé, les fabricants emploient le plus souvent de la farine de riz, associée à de la fécule et des amidons. À ce mélange manquant d'élasticité, ils incorporent des additifs tels qu'épaississants et émulsifiants. Le résultat donne un produit sans valeur nutritionnelle intéressante, risquant de comporter trop de toxiques, de sucres et de graisses. Surveillez les étiquettes et préférez cuisiner vous-même pour vivre vos expériences sans gluten !

À lire

Vivre sans gluten pour les Nuls de Danna Korn et Alma Rota (First, 2015).

Les lipides

Les lipides sont des graisses qui apportent de l'énergie. Ils représentent la principale forme d'énergie stockable par notre organisme, et ils sont indispensables au fonctionnement de nos cellules et de notre système nerveux.

Il existe deux catégories d'acides gras :

- **Les acides gras saturés** que l'on retrouve surtout dans les graisses animales mais aussi dans certaines graisses végétales, comme l'huile de palme ;
- **Les acides gras insaturés**, présents surtout dans les graisses végétales mais aussi dans certaines graisses animales. Ils sont divisés en sous-catégories :
  - les acides gras mono-insaturés : acide oléique ou oméga-9 (huile d'olive) ;
  - les acides gras polyinsaturés : acide linoléique ou oméga-6 et dérivés, acide alpha-linolénique ou oméga-3, et dérivés (EPA et DHA que l'on trouve notamment dans les poissons gras, utiles à l'organisme, et particulièrement au fonctionnement du cerveau) ;
  - les acides gras hydrogénés (trans), contenus dans les huiles raffinées et les margarines.

Les principales sources d'acides gras sont les huiles, les graisses animales (du type beurre ou saindoux), les margarines, les viandes et les poissons.

Voici quelques bonnes habitudes à adopter :

- Privilégiez la consommation d'huiles riches en acides gras mono- et polyinsaturés (oméga3, 6 et 9). Vous les trouvez dans les huiles vierges, obtenues par première pression à froid. Favorisez l'huile d'olive (riche en oméga9), les huiles de colza ou de noix (bon rapport oméga6/9).
- Mangez des poissons gras : sardine, maquereau, rouget, saumon, thon. Soyez cependant vigilant sur leur provenance ! Privilégiez les petits poissons qui sont souvent moins pollués et viennent d'une filière sûre et éthique (biologique ou assimilée).
- Évitez au maximum :
  - la consommation des huiles de tournesol et de soja ;
  - les viandes grasses, difficiles à digérer ;
  - les laitages et les fromages d'origine industrielle qui favorisent le stockage des graisses ;
  - les margarines, riches en oméga-6, en acides gras saturés, en acides gras hydrogénés (acides gras trans).

Attention

Les huiles sont fragiles et rancissent vite, elles se conservent au réfrigérateur et s'utilisent plutôt crues en assaisonnement.

Les protéines

Les protéines sont en quelque sorte nos « matériaux de construction ». Elles sont indispensables pour la fabrication des tissus (muscles, os, organes...), le renouvellement des cellules, le bon fonctionnement des organes, la synthèse des enzymes et des hormones... Elles sont composées de milliers d'acides aminés, dont neuf sont essentiels, ce qui signifie qu'ils doivent être fournis par l'alimentation parce qu'ils ne peuvent être synthétisés par l'organisme.

On les trouve principalement dans :

- Les viandes et les poissons ;
- Les œufs ;
- Les fromages ;
- Les graines germées ;
- Les graines oléagineuses (amandes, noix, noisettes...) ;
- Les céréales ;
- Les légumineuses.

Voici quelques bonnes habitudes à adopter :

- Variez les sources de protéines.
- Privilégiez les protéines végétales, les œufs, les viandes blanches et les poissons en quantités raisonnables en restant vigilant sur la provenance des produits.

- Associez les céréales et les légumineuses. En effet, les céréales sont déficientes en lysine, les légumineuses en méthionine. Pour éviter les carences, il convient de les combiner ensemble dans un même repas (riz + haricots rouges ; quinoa + pois chiches, par exemple).
- Consommez des graines germées.
- Limitez votre consommation de viande rouge.

Les vitamines (1)

Les vitamines sont classées en deux catégories : les vitamines liposolubles (solubles dans les graisses) sont stockées dans l'organisme. Il s'agit des vitamines A, D, E, K. Les autres vitamines, hydrosolubles (solubles dans l'eau), ne sont pas stockées par l'organisme et sont éliminées par les urines en cas d'excès

La vitamine A (rétinol)

Agit sur les infections, l'oxydation, la fluidification sanguine, l'acuité visuelle, la santé de la peau (lutte contre l'acné), la chute des cheveux, l'insomnie, l'amaigrissement, la prévention des cancers.

On la trouve dans les huiles de poisson, les végétaux, le beurre, le jaune d'œuf bio, les poissons, les légumes de couleurs orange et jaune.

Les vitamines B

Elles sont essentielles pour le métabolisme, et pour le système nerveux en particulier. On en trouve particulièrement dans les bananes, les céréales complètes, les levures alimentaires.

B1 (thiamine)

Agit sur la stimulation du muscle cardiaque et du système nerveux, la catalyse des hydrates de carbone, les douleurs rhumatismales, les sciatiques, les maux de tête, l'impuissance, la stérilité, les troubles de la croissance.

On la trouve dans les céréales complètes, le riz complet, les levures alimentaires, les germes de céréales, les œufs bio, le pollen et les légumineuses.

B2 (riboflavine)

Agit sur l'activation de la production des globules rouges, le système immunitaire, la croissance normale pendant la grossesse, les affections de la peau et des muqueuses, la croissance des enfants, la chute des cheveux, la fatigue, les crampes musculaires, les rhumatismes, les torticolis, les lumbagos, les fissures, les crevasses, la stomatite, la séborrhée, l'entérite, la conjonctivite, l'acidose.

On la trouve dans les levures, les céréales, les germes, les œufs bio, les poissons, les épinards, les asperges, les brocolis.

B3 (niacine)

Agit sur l'énergie, la digestion, le métabolisme hormonal, la respiration cellulaire, l'insomnie, les troubles mentaux, la circulation, l'acné, le rhume des foins, les gingivites et les inflammations des alvéoles dentaires, les dépressions nerveuses, la neurasthénie, la fatigue, les troubles rétiniens et de l'appareil auditif.

On la trouve dans les poissons, les levures, les tomates, les champignons et les légumineuses.

Les vitamines (2)

▸ B5 (acide pantothénique)

Agit sur la cicatrisation, la production d'hormones, les troubles hépatiques, les colites, les gastro-entérites, l'eczéma, la chute des cheveux, les varices. On l'utilise aussi en pommade contre l'eczéma, les ulcérations et les brûlures.

On la trouve dans les levures, les farines complètes, les œufs bio, les champignons.

▸ B6 (pyridoxine)

Agit sur le métabolisme des protéines, l'athérosclérose, la mémoire, l'anémie, les troubles nerveux dus à l'alcoolisme, certaines dépressions, les affections cardio-vasculaires, l'acné, l'artériosclérose, les affections de la peau.

On en trouve particulièrement dans les levures, les petits pois, les épinards, les brocolis, le chou et les champignons. Sa carence provoque des troubles de la croissance, une baisse de l'immunité.

▸ B8 (vitamine H ou biotine)

Agit sur la synthèse des acides gras, la production d'énergie.

On en trouve dans le jaune d'œuf bio, le soja, les lentilles, les céréales, les poissons, les noix, les légumes et les fruits. Sa carence est rare.

▸ B9 (acide folique)

Agit sur la formation des globules rouges, la croissance et le développement du fœtus.

On en trouve dans les légumes verts, les graines, le germe de blé, les levures, le jaune d'œuf bio.

B12 (cyanocobalamine)

Agit sur la production des globules rouges, la digestion, le métabolisme des glucides, des lipides et du phosphore, la synthèse des protéines, le système nerveux, la chute des cheveux.

On la trouve dans les champignons, les crustacés, les poissons, les légumes et les fruits. Sa carence peut provoquer une anémie.

B15

Agit sur le système immunitaire, la durée de vie des cellules, la fatigue physique ; elle réduit la dépense du glycogène et diminue le taux d'acide lactique dans les muscles.

On la trouve dans le pain complet, la levure de bière et le riz brun.

B17

Encore peu connue, elle est interdite aux États-Unis et en France sous forme de compléments à cause de sa teneur en cyanure. Elle se trouve dans les noyaux d'abricot, de pêche, de pomme, de cerise, de prune.

La vitamine C (acide ascorbique)

Agit sur la détoxification, la production de collagène, la guérison des plaies, l'immunité bactérienne, l'oxydation, la production de cortisone, la fixation du fer, le diabète, le système nerveux, les muscles, l'ostéoporose, les maladies dentaires, la tachycardie, les rhumes et les infections.

On la trouve dans les agrumes, l'argousier, les pommes, les myrtilles, le cassis, les tomates, le persil, la laitue.

Les vitamines (3)

▸ La vitamine D (calciférol)

Agit sur la prévention des maladies cardio-vasculaires, les crampes, la construction des os, le métabolisme du calcium, le rachitisme osseux, l'ostéoporose.

On en trouve dans le beurre frais, les huiles de foie de poissons (D3), les champignons, les céréales (D2). Le soleil permet à la peau de synthétiser cette vitamine.

▸ La vitamine E (tocophérol)

Agit sur l'oxydation, la guérison des plaies, la fertilité, l'assimilation des vitamines A, D et C, les douleurs musculaires, les rougeurs de la peau, la prévention des cancers.

On en trouve dans les céréales complètes, les noix et fruits oléagineux, le soja, les œufs bio, le miel, les huiles végétales, le beurre, les légumes à feuilles vertes.

▸ La vitamine K

Agit sur la coagulation sanguine.

On en trouve dans les épinards, les céréales, le jaune d'œuf biologique.

▸ La vitamine P

Agit sur la régulation de la perméabilité des petits vaisseaux, l'insuffisance hépatique, les verrues.

On la trouve dans les amandes, les chicorées.

Les carences en vitamines sont rares si l'alimentation est assez variée. Dans certains cas, des suppléments s'avèrent utiles, par exemple si l'on suit un régime alimentaire particulier. Votre médecin ou votre naturopathe vous aidera à faire le point sur vos carences éventuelles.

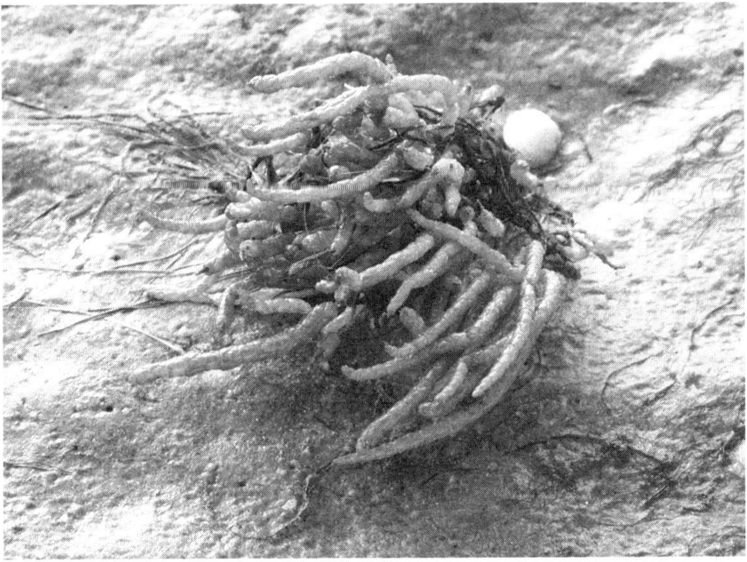

La salicorne d'Europe, une algue comestible aux multiples bienfaits.

Les minéraux et oligoéléments

Les minéraux sont présents en quantité importante dans l'organisme, contrairement aux oligoéléments. Les deux sont indispensables au transport des glucides, lipides, vitamines et protéines. Une bonne alimentation garantit des apports réguliers et suffisants.

Voici les principaux minéraux et oligo-éléments dont l'organisme a besoin, que ce soit pour l'équilibre osseux, musculaire, le système immunitaire ou encore l'énergie générale :

- **Le calcium**, présent dans les algues, les choux, les épinards, les fèves, les amandes, les noisettes ;
- **Le magnésium**, présent dans les abricots, les pamplemousses, le chocolat, les algues, les légumes, le poisson ;
- **Le potassium**, présent dans les algues, l'avocat, le blé complet, les poissons, les légumes secs ;
- **Le silicium**, présent dans les algues, l'argile ;
- **Le sodium**, présent dans les algues, les poissons, le sel non raffiné, les crustacés ;
- **Le fer**, présent dans les algues, les endives, les épinards, le cresson, les oléagineux, les poissons ;
- **Le cuivre**, présent dans les algues, les champignons, les huîtres, le blé complet, les légumes et les fruits.

Mémo : ce qu'il faut éviter

Voici quelques règles de base à respecter en priorité :

- Pour éviter les carences, notre alimentation devrait être composée à 80 % de produits végétaux non dénaturés et de saison, à 20 % de produits ou sous-produits animaux.
- Tous les sucres blancs, les farines blanches, les sodas et les produits industrialisés contenant des sucres cachés doivent être évités.
- Privilégiez une alimentation simple pour ne pas épuiser votre organisme.
- Bannissez le grignotage : le non-stop alimentaire ne permet pas à l'estomac de se vider complètement. À long terme, les enzymes s'épuisent et le système digestif s'affaiblit, vous digérez moins bien et vous risquez l'inflammation.

Il faut comprendre que tous les aliments ne se digèrent pas de la même façon :

- Les protéines (viande, poisson, œufs, oléagineux...) se digèrent dans l'estomac dans un milieu acide.
- Les glucides (amidons : céréales, pain, pâtes, riz, pommes de terre, etc.) commencent déjà à être digérés dans la bouche, d'où l'importance de bien mastiquer et de bien saliver. Le reste du travail se fait au début de l'intestin grêle, après le passage dans l'estomac.
- Les graisses sont aussi dégradées dans l'intestin.

Attention

Ces groupes d'aliments sont digérés en différents lieux et nécessitent plus ou moins de temps. Lorsqu'ils sont mélangés, le corps travaille à séparer les molécules avant de les digérer. Pendant ce temps, surviennent des ballonnements, des lourdeurs, des gaz, voire des irritations. Le risque est une inflammation chronique et l'installation d'intolérances alimentaires.

Votre naturopathe vous proposera peut-être de passer à une alimentation dissociée sur une durée donnée pour reposer votre intestin. Afin de réduire les temps de digestion, il faut séparer au maximum, lors des repas, les protéines et les amidons. Ce qui signifie, par exemple : déjeuner de protéines (viande maigre, poissons, œufs, légumineuses…) avec des légumes et dîner d'amidons (pâtes, riz, pain…) avec des légumes. Si ce régime alimentaire n'est pas conseillé sur une longue période, car il peut entraîner des carences d'assimilation, il est intéressant de garder certaines composantes en tête lorsque l'on prépare ses repas pour faciliter sa digestion (80 % de protéines et 20 % d'amidons, ou le contraire, sera mieux que 50-50).

Conseil

Voici quelques bonnes habitudes à adopter :

- Consommez les fruits en dehors des repas.
- Évitez le sucre en dessert, préférez craquer pour une touche sucrée vers 17 heures.
- Consommez le miel seul ou dans une boisson chaude.

Les laitages

Les produits laitiers de vache sont à éviter, et à proscrire si vous le pouvez ! Plusieurs raisons à cela, dont voici les principales :

- Pour des raisons de conservation, le lait est homogénéisé, chauffé à haute température ou encore pasteurisé : il est rendu moins digeste et perd aussi ses bienfaits !
- Les bébés ont une enzyme qui leur permet de digérer le lait, la lactase, qui décroît progressivement après l'âge de 2 ans... parce que nous n'en avons plus autant besoin.
- Les protéines du lait sont allergisantes ; si elles sont mal digérées, elles traversent la muqueuse intestinale et entraînent une réponse immunitaire.
- Les vaches, afin de fournir du lait toute l'année, sont soumises à des traitements hormonaux lourds. Elles donnent ensuite du lait riche en facteurs de croissance, affectant nos propres systèmes glandulaire et hormonal. Elles sont également soumises à des traitements antibiotiques pour résister aux infections et continuer à donner toujours plus de lait, autant de molécules toxiques qui finissent dans les bouteilles de lait et les produits à base de lait.

La consommation excessive de produits laitiers, sous forme de lait, mais aussi de yaourts, de fromages, de beurre, est dangereuse. Ils favorisent l'apparition d'affections cutanées, de mucosités, de réactions immunitaires, d'obésité, de diabète, de pathologies rhumatismales, de pathologies infectieuses chroniques et bien d'autres.

Conseil

Si vous êtes adepte du lait mais que vous avez des problèmes de santé, arrêtez quelques semaines et voyez comment vous vous sentez ! Si vous souhaitez reprendre ensuite de temps en temps, choisissez impérativement un produit laitier biologique, plutôt cru, et consommez-en une petite quantité.

Dans le cadre d'un régime sans lait de vache, où trouver du calcium biodisponible pour le corps ?

- Dans les légumes (choux, persil, brocoli, haricots...) ;
- Dans les algues ;
- Dans les oléagineux, particulièrement le sésame ;
- Dans les fruits séchés ;
- Dans les légumineuses ;
- Dans les céréales (une teneur démultipliée si elles sont germées) ;
- Dans les crustacés et les mollusques.

Quelques facteurs favorisent l'assimilation du calcium : l'acidité intestinale, la consommation de protéines, la présence en quantité suffisante de vitamine D, de vitamine C et de phosphore.

Sel, soja, additifs, même combat

Voici encore trois choses dont il faut se méfier :

- **Le sel :** sa consommation excessive est responsable de plusieurs dizaines de milliers d'accidents cardio-vasculaires chaque année. Il s'attaque aux tissus internes, en leur faisant perdre leur élasticité naturelle. Il provoque également de la rétention d'eau et un dessèchement des tissus favorisant le vieillissement de la peau. Évitez les plats préparés qui en sont saturés, salez moins et adoptez les algues en paillettes, le tamari, le sel aux légumes, et le gomasio (délicieux sel au sésame).
- **Le soja :** de nombreuses études récentes dénoncent l'implication du soja dans certaines maladies auto-immunes. Son action œstrogénique se substituant aux hormones naturelles, il n'est pas recommandé d'en consommer souvent.
- **Les additifs alimentaires :** dans une journée normale comprenant trois repas et une collation, nous pouvons facilement retrouver plus de 100 additifs alimentaires dans nos assiettes ! Arômes, exhausteurs de goût, conservateurs, gélifiants, épaississants, émulsifiants… ils sont partout dans les produits préparés, pour les rendre plus attirants, plus savoureux mais aussi plus addictifs.

Le saviez-vous

Il existe plus de 300 ajouts utilisés dans l'Union européenne. On les reconnaît sur les étiquettes par leurs noms ou leurs codes « E » suivis de chiffres selon leurs rôles.

Certains additifs apportent des bénéfices, comme celui de la conservation ou de la protection des aliments face aux bactéries pathogènes responsables des infections alimentaires, tandis que d'autres n'apportent que des modifications esthétiques, comme les colorants. La majorité des additifs alimentaires se révèlent inoffensifs lors de leurs évaluations toxicologiques. L'inquiétude concerne les interactions entre les produits chimiques consommés dans une même journée et le réalisme de la dose maximale autorisée, qui ne tient pas compte de la capacité personnelle de chacun. De plus, l'utilisation de ces produits de synthèse est encore relativement récente et leurs risques sont probablement loin d'avoir été tous révélés. Dans le doute, la meilleure méthode est encore de manger des aliments frais et bruts !

Le saviez-vous

En Europe, c'est l'Autorité européenne de sécurité des aliments (EFSA) qui est chargée de faire l'expertise de tous les nouveaux additifs. De nombreux additifs utilisés depuis longtemps n'ont pas été réévalués. Une nouvelle réglementation devrait voir le jour d'ici 2020 afin d'y remédier.

Le bio, c'est quoi ?

Le label AB (agriculture biologique) inclut les produits d'agriculture et d'élevage. Des cahiers des charges très précis doivent être respectés, la mention n'est accordée qu'après des contrôles très stricts, effectués régulièrement par un organisme agréé. Les principales exigences sont l'interdiction des désherbants, pesticides, insecticides, remplacés par des moyens naturels comme les insectes prédateurs, l'interdiction des produits chimiques de synthèse, remplacés par des engrais verts ou du fumier de ferme, la rotation des cultures avec changement de la plante cultivée tous les deux ans. Pour l'élevage, on trouve aussi l'interdiction de la claustration des animaux, une nourriture majoritairement biologique et une limitation stricte des antibiotiques.

Attention

Les aliments biologiques ne sont pas parfaits et la pollution ne s'arrête pas à la clôture du champ voisin, polluants et pesticides sont volatils et sont emportés par les vents. Cependant, la production biologique conserve plusieurs avantages majeurs : elle fournit des aliments corrects pour la santé parce que plus riches en vitamines et en minéraux, souvent savoureux et dépourvus d'OGM, et elle respecte l'environnement, seule façon de préserver les sols pour les futures générations.

Idées reçues sur le bio

- **Tout ce qui est bio est bon pour la santé :** faux ! Manger bio ne signifie pas nécessairement manger sain. Une pizza, par exemple, contiendra une grande quantité de gras, qu'elle soit bio ou pas.
- **Le bio, c'est plus cher :** vrai et faux. Si les viandes et poissons sont généralement plus chers, les fruits et les légumes s'en sortent bien. Il n'est pas rare que l'on dépense plus au début, parce que l'on cherche souvent à retrouver ses habitudes avec les mêmes plats en bio. C'est seulement lorsque l'on commence véritablement à réviser son mode alimentaire que l'on s'aperçoit que les produits de base ne sont pas plus chers que leurs équivalents conventionnels. Au contraire, si l'on décide de modifier son mode alimentaire en intégrant plus de légumes et de protéines végétales, avec moins de grignotages, on réalise même des économies. Un ajustement se fait et le porte-monnaie retrouve son équilibre. N'hésitez pas à demander des conseils à votre naturopathe, à consulter des livres de recettes et des sites Internet spécialisés. Notez aussi qu'avec des prix qui ne cessent de baisser grâce à la production croissante et à la demande des consommateurs, la question du prix des aliments biologiques ne sera bientôt plus posée.

Le saviez-vous

Le label bio coûte cher aux producteurs qui souhaitent obtenir la fameuse mention AB (et tous les autres labels) : ils doivent remplir un certain nombre de normes et solliciter des organismes payants. Ces démarches ont principalement pour objectif de leur permettre d'intégrer des circuits de diffusion pour leurs produits.

- **Le bio, ça ne fait pas grossir :** faux. Il n'y a pas moins de tentations dans les boutiques bio, qui proposent leur lot de gâteaux, biscuits et autres gourmandises.

À retenir

Faire le choix du bio, c'est une philosophie de vie, pour soi-même, ses proches et pour la planète. C'est faire le choix de consommer mieux, tout simplement. Apprenez à reconnaître les différents labels. Du fait qu'il n'existe pas de législation européenne unique, plusieurs labels biologiques cohabitent, donnant lieu à des certifications réalisées par des organismes indépendants et reconnus. Ils sont une garantie sérieuse de la qualité des produits grâce à l'exigence de leurs cahiers des charges.

Vous pouvez également faire le choix de vous renseigner localement auprès de producteurs près de chez vous : vous découvrirez qu'il existe de nombreux produits non labellisés bio mais cependant cultivés sans produits chimiques et dans le respect de la terre.

Les produits industriels

Dans une optique d'équilibre alimentaire, apprenez à cuisiner avec un maximum de produits frais et non transformés, qui ont encore un fort potentiel vital. Choisissez de préférence des circuits courts, et pour les produits frais, évitez les étalages où les produits restent pendant des jours sous la lumière artificielle.

Quelques conseils pour vous aider à faire vos courses :

- Soyez vigilant, ne croyez pas le bio sur parole et ne faites pas confiance aux labels créés de toutes pièces par les marques elles-mêmes.
- Méfiez-vous des premiers prix : si ce n'est pas cher, il y a sûrement une raison !
- Privilégiez les produits non transformés et préparez vous-même vos plats à partir de produits frais.
- Méfiez-vous des allégations santé des produits courants : un yaourt crémeux ne vous permettra pas d'avoir une plus jolie peau, *a contrario*, il risque de provoquer des réactions du type acné.
- Si les listes d'ingrédients des produits sont trop longues ou comportent des éléments que vous ne comprenez pas, reposez-les.
- Demandez-vous si ce type de produit existait à l'époque de vos grands-parents. S'ils sont apparus bien longtemps après leur naissance, reposez-les également.

- Les ingrédients sont toujours inscrits par ordre décroissant sur les étiquettes des produits : les premiers sont ceux qui sont majoritairement présents dans le produit. Si le premier ingrédient est le sucre, reposez-le !

Plusieurs ouvrages sortis récemment, avec en tête celui de Christophe Brusset, *Vous êtes fous d'avaler ça* ! (Flammarion, 2015), révèlent les dessous de la machinerie agroalimentaire. D'anciens industriels expliquent qu'il est monnaie courante de dissimuler des produits dévitalisés, pourris ou avariés dans des plats préparés joliment emballés. La course au profit pousse les industriels à choisir les matières premières les moins chères, quitte à recourir à des subterfuges risqués pour notre santé. Les produits subissent des transformations technologiques drastiques avant d'être enrichis en sucre, en matières grasses, en sel, et parfois en minéraux et en vitamines puisqu'ils ont tout perdu.

Attention

Les industriels de la filière alimentaire se sont mis au bio, qui gagne du terrain d'année en année dans les grandes surfaces ! Seulement, dans ces rayons, on trouve beaucoup de plats préparés, de biscuits et de produits sous vide… qui ne sont pas des produits sains même s'ils sont bio.

Quand manger ?

Savez-vous quand il est temps de manger pour votre corps ? La sensation organique de faim ne correspond malheureusement pas toujours à une vraie faim, celle qui provient de vos cellules. Très souvent, la sensation de faim est due à une excitation sensorielle (l'odeur ou la vue d'un plat, des bruits dans la cuisine...), mais ne coïncide pas avec vos besoins nutritifs. Pour retrouver votre instinct de faim, faites l'effort, durant quelques jours, d'observer les réflexes conditionnés par vos habitudes. Et si vous n'avez pas faim, sautez le repas et emportez un fruit pour plus tard.

Oubliez ce que vous pensez savoir sur les repas : « on dit que » le petit déjeuner est le plus important de la journée, qu'il faut faire trois repas par jour et manger léger le soir. Hormis le grignotage néfaste, vérité partagée par les naturopathes, tout le reste dépend beaucoup de votre tempérament, de votre rythme et de vos capacités digestives propres. Certains n'ont besoin que de deux repas par jour, alors que, pour d'autres, quatre petits repas seront préférables. Ceux qui mangent bien le soir, un repas en quantité suffisante et acceptable pour leur organisme, n'auront pas forcément faim le matin. Ceux qui mangent peu le midi auront besoin d'un vrai dîner de qualité, préparé dans la joie et partagé en famille.

Conseil

Mangez, chaque fois que c'est possible, quand vous avez vraiment faim et arrêtez-vous avant d'avoir le sentiment d'être « plein ». Prenez le temps de manger et de mâcher. En famille, prenez le temps d'un vrai moment à table pour discuter et échanger. Seul, sachez déconnecter et véritablement profiter de votre repas, en étant tout à ce que vous faites.

Le saviez-vous

Si vous avez une maladie aiguë (la grippe, un rhume, une angine...) et que vous n'avez pas faim, c'est normal. Votre corps utilise toute son énergie en vue de son autoguérison. Si vous mangez, il devra diviser son énergie entre la digestion (prioritaire) et la guérison, qui se trouvera alors repoussée. Si vous avez faim, privilégiez les fruits et les légumes, faciles à digérer.

Épices et aromates

Manger sain, c'est aussi manger coloré, épicé et aromatisé. N'hésitez pas à pimenter vos plats, et à profiter de tous les avantages gourmands des herbes et épices. Quelques exemples :

- **Le basilic :** anti-inflammatoire, antioxydant, excellente source de vitamine K, de calcium, de magnésium, de vitamine C et de manganèse.
- **La cannelle :** antioxydante, aide à la stabilisation du taux de sucre, anti-inflammatoire, antibactérienne, antifongique.
- **Le clou de girofle :** antiseptique, germicide.
- **Le cumin :** antioxydant, particulièrement bon pour la digestion.
- **Le romarin :** anti-inflammatoire, améliore la concentration, décongestionne, renforce le système immunitaire.
- **L'ail :** antibactérien, antifongique, antiviral, anticholestérol, anticancer.
- **Le curcuma :** anti-inflammatoire puissant, antioxydant, anticancer.
- **Le gingembre :** antioxydant, efficace sur la nausée et les vomissements, antiviral et anti-inflammatoire, apaisant pour la gorge.
- **L'origan :** antibactérien, antifongique, antiviral, soulage l'inflammation, les allergies, les maux de tête et les douleurs.
- **Le thym :** anti-inflammatoire, décongestionnant, soulage les gastrites, les indigestions et les coliques.

Les bons ustensiles

Acheter des aliments naturels biologiques, c'est bien, ne pas perdre leurs bienfaits en les préparant, c'est mieux ! Voici une sélection pour équiper progressivement votre cuisine.

- **Une brosse à légumes et un économe :** la peau des légumes et des fruits contient une partie des vitamines, fibres et autres éléments antioxydants des légumes. Une brosse, de préférence en poils souples et naturels, comme la fibre de coco, nettoiera les germes et les bactéries en conservant tous les bienfaits. Si vos fruits et légumes ne sont pas bio, ôtez leur peau avec un économe !
- **Une mandoline réglable :** très pratique pour couper les légumes crus.
- **Une râpe :** idéale pour les légumes avec une cellulose dure comme les betteraves crues.
- **Un germoir :** faire germer ses graines, c'est un véritable plaisir ! Préférez le germoir en verre.
- **Un appareil à laits végétaux :** faites tremper au moins 12 heures vos amandes, votre avoine, votre sésame ou vos noisettes... Ajoutez de l'eau dans cet appareil électrique, et en 10 minutes, vous avez un lait végétal frais et prêt !
- **Un déshydrateur :** cet appareil électrique chauffe et fait circuler de l'air dans une cage fermée. On peut y faire sécher des

fruits ou des légumes ou préparer des crackers, des fonds de tartes, etc. La chaleur étant faible, les enzymes et les vitamines sont conservées !

- **Un extracteur de jus :** le jus est extrait avec une vitesse de rotation très lente, ce qui permet de ne pas trop chauffer la matière et de conserver toutes les substances nutritives. On passe ensuite le jus dans un tamis pour séparer les fibres, recueillies à part.
- **Un blender :** multifonctionnel, il permet de réaliser des smoothies (avec les fibres), des soupes, des sorbets, des milk-shakes et de broyer des aliments secs, comme les graines, les noix, les noisettes, les amandes, etc. Il n'y aura aucune perte de matière, les fibres mixées restent présentes.
- **Un panier en bambou :** il est idéal pour faire cuire les poissons, les légumes et même le riz à la vapeur douce.
- **Un cuit-vapeur :** la cuisson à la vapeur douce permet de cuire les aliments pour faciliter leur digestion, tout en conservant leur aspect, leur saveur, et une grande partie de leurs nutriments.
- **Des poêles et casseroles saines :** exit, les antiadhésifs du type Téflon ! Remplacez progressivement votre batterie de cuisine par des appareils :
  - recouverts de céramique ;
  - en inox, alliage de nickel, d'acier et de chrome ;
  - en fonte naturelle, mariage de fer et de carbone ;
  - en pierre ;
  - en terre cuite (tagine).

Les superaliments

Le terme « superaliment » sous-entend que certains aliments ont la capacité de répondre de façon optimale à nos besoins alimentaires. Leurs fortes teneurs en vitamines, protéines, antioxydants et autres principes actifs sont idéales pour combler les carences. Après votre réforme alimentaire et avant la prise de compléments, ajoutez-les régulièrement à vos repas ! Ils sont riches en nutriments et faciles à adopter au quotidien. Voici les principaux :

▸ Les algues

La chlorelle est une algue douce très riche en chlorophylle, détoxifiante et purifiante. Dans le cadre d'une détoxification, elle draine et désintoxique en aidant à éliminer par la voie rénale, l'exercice physique et la transpiration.

La spiruline est une micro-algue extrêmement riche en chlorophylle et en nutriments (protéines, calcium, phosphore, potassium, caroténoïdes, vitamines E, B) ; elle est recommandée en cas de fatigue et de carences. Restez à l'écoute des réactions de votre corps, certains organismes rencontrent des troubles digestifs inconfortables au contact des algues. Que vous les ajoutiez sous forme de poudre dans un jus ou que vous privilégiez les compléments alimentaires, commencez par une petite dose que vous augmenterez progressivement.

▸ Les superfruits

Baies de goji, açaï, mulberries, camu-camu, cranberries, argousier, aronia, acérola... Les superfruits sont partout dans les magasins bio, en jus, ou séchés dans les mélanges pour accompagner les fruits secs et les oléagineux. Ces baies riches en vitamine C et en antioxydants regorgent de bienfaits susceptibles de combler certaines carences. Prenez l'habitude d'en ajouter à votre petit déjeuner ou de les consommer en collation dans la matinée ; elles sont d'excellents compléments nutritionnels à une alimentation composée de fruits et légumes « courants ».

▸ Les graines germées

Vrais concentrés d'énergie, riches en vitamines et en enzymes, ces graines de légumineuses, de céréales, de légumes ou d'oléagineux sont rendues plus digestes grâce au processus de germination. Pensez à les rincer avant toute utilisation. Si vous débutez, sachez que certaines sont plus douces que d'autres, commencez par exemple par les graines d'alfalfa.

▸ Le jus d'herbe

Réalisé à partir de jeunes pousses de blé ou d'orge, il est vendu déshydraté et se dilue dans un verre d'eau, de préférence le matin. Grand purificateur grâce à sa concentration de chlorophylle, il alcalinise le terrain. Testez aussi le cacao cru, la caroube, la griffe du chat, du guarana, la klamath, le nopal, la maca, l'urucum...

Les produits de la ruche

Leur qualificatif de superaliments n'est pas usurpé tant les produits de la ruche regorgent de bienfaits.

- **Le pollen frais :** riche en protéines et en glucides, en vitamines A, B, C, D, E, oligoéléments et phytohormones, il a un effet sur la flore intestinale et le dynamisme. À éviter en cas de cancers hormono-dépendants.
- **La propolis :** antibiotique naturel, antiseptique, cicatrisante, régénératrice, elle est utile en cas d'infections (troubles ORL, gastro-entérites…).
- **La gelée royale :** riche en vitamines A et B, en minéraux et en enzymes, elle améliore la vitalité et l'état général. Consommez-la pure (1 g par jour).
- **Les miels :**
  - d'agrume (sédatif) ;
  - de lavande, de thym (cicatrisants) ;
  - de bruyère (antirhumatismal, diurétique) ;
  - d'acacia (anti-inflammatoire).

Attention

Il existe beaucoup de « faux miels » dans les rayons des grands magasins, récoltés trop tôt, transformés, chauffés, coupés avec du sirop de glucose et de l'eau. Ceux-là ont perdu tous leurs bienfaits et risquent même de vous intoxiquer ! Préférez le bio ou les producteurs locaux. La mention « récolté et mis en pot par l'apiculteur » est un gage de qualité. Et choisissez les pots en verre !

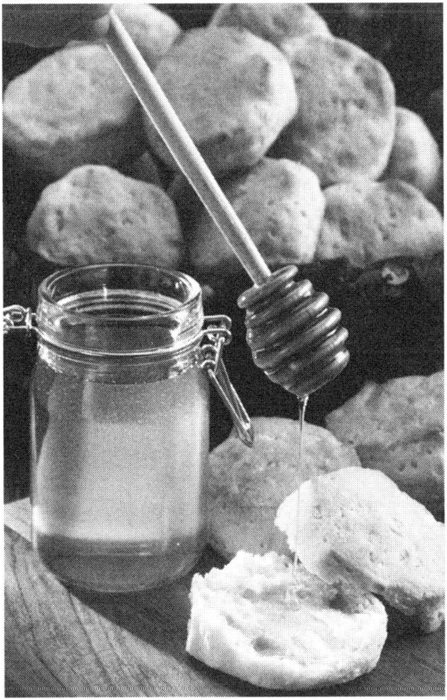

Le miel regorge de bienfaits, à condition de bien le choisir !

L'autolyse

Méthode naturelle pour nettoyer le corps de ses toxines, l'autolyse est la capacité d'un organisme vivant à vivre sur ses propres réserves pour procéder au nettoyage, à la réparation et à la réharmonisation de ses fonctions physiologiques. Elle intervient si l'énergie vitale est suffisante ; on prendra donc soin d'adapter les cures en fonction de son état de santé.

En premier lieu, le corps puise dans ses réserves de sucre, en transformant le glycogène du foie en glucose ; puis en déstockant les graisses, il transforme alors les triglycérides en glucose. Il puise ensuite dans les tissus adipeux de réserve, il s'auto-nourrit pour continuer à satisfaire les besoins physiologiques. L'organisme puise enfin dans les déchets et se débarrasse des éléments qui ne sont pas utilisables, en les dirigeant vers les émonctoires pour qu'ils soient éliminés.

Ce nettoyage par autolyse peut générer des « crises d'élimination » résultant de la mise en mouvement des déchets. Il emporte les déchets circulants (du sang : acide urique, cholestérol, urée), les déchets stagnants (des cellules : acide lactique), mais aussi les déchets accumulés emprisonnés dans les tissus (kystes, fibromes, cellulite...). Ces effets interviennent plus ou moins rapidement selon que l'on mange ou non pendant la restriction.

Les avantages de la restriction sont les suivants :

- Recharge des glandes digestives ;
- Récupération du potentiel enzymatique ;
- Meilleure assimilation des aliments ;
- Évacuation des toxines et diminution de la production de déchets ;
- Repos du système digestif qui dispose de plus d'énergie pour éliminer et pour se réparer ;
- Clarté mentale ;
- Repos général.

Vous pouvez suivre une cure de plusieurs jours, de plusieurs semaines d'affilée, ou bien adopter un rendez-vous hebdomadaire pour suivre une restriction un ou deux jours par semaine. C'est vous qui choisissez de mettre en place ces restrictions seul à la maison ou de vous faire accompagner dans un centre dédié à ces « cures détox ». Tout le monde peut suivre un programme de restriction alimentaire, mais l'intensité et la durée devront être adaptées aux conditions de santé.

Attention

Les femmes enceintes doivent éviter d'entrer dans une phase profonde de nettoyage du corps, car elles risquent de mettre en circulation des toxines pouvant affecter le fœtus. Elles peuvent en revanche reposer de temps en temps leur système digestif et consommer des jus de légumes accompagnés de repas légers.

Les monodiètes

Le principe de la monodiète est de ne consommer qu'un seul aliment pendant une durée allant de 24 heures à plusieurs semaines. Elle sera plus ou moins détoxifiante selon la nature de l'aliment choisi et la durée, qui varie en fonction de la vitalité disponible et de l'objectif recherché ; discutez-en avec votre naturopathe.

Les fruits sont en général plébiscités pour plusieurs raisons :

- Leur sucre est directement assimilable ;
- Ils sont riches en enzymes, oligoéléments et vitamines ;
- Leurs fibres douces nettoient et stimulent le tube digestif ;
- Ils sont très pratiques, ils se consomment frais, secs ou cuits (évitez de mélanger en même temps un fruit sec et un fruit cru, car leur digestion est différente) ;
- Ils apportent de l'eau à organisme ;
- Ils génèrent peu de déchets et contiennent des acides agissant dans la détoxination du corps.

Vous pouvez mélanger plusieurs fruits ou plusieurs légumes. N'ajoutez ni huile, ni sel, ni sucre, mais plutôt une pincée d'épices légères aux vertus digestives (cannelle, cumin...).

Conseil

Vous pouvez aussi décider d'une monodiète hebdomadaire pour reposer votre corps et le détoxifier en douceur. Choisissez un jour qui vous arrange, pendant lequel vous pourrez prendre un peu de temps pour vous et vous reposer.

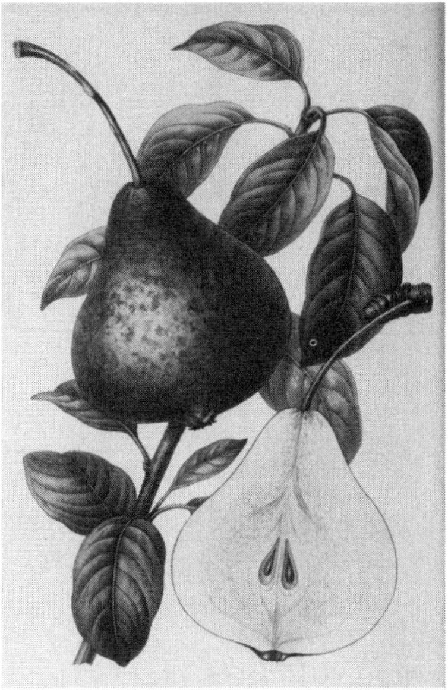

Dans le cadre d'une monodiète, la poire peut être associée à un autre fruit, comme la pomme.

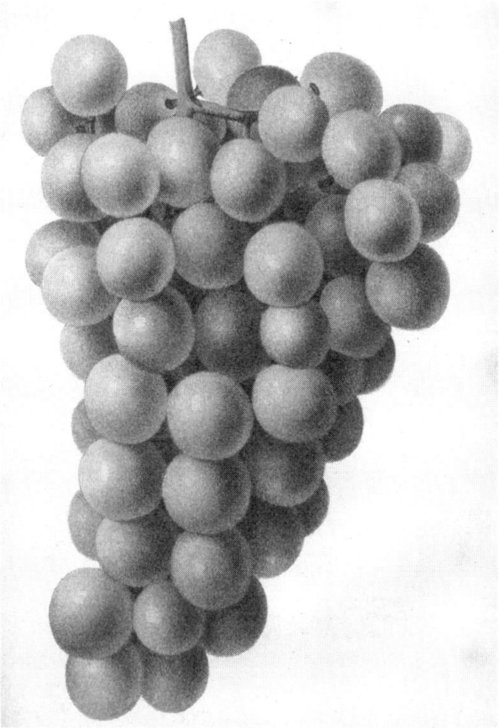

L'automne est la pleine saison du raisin.
L'occasion d'entreprendre une cure en monodiète.

Les cures de raisin et de pomme

La cure de raisin se fera à l'automne, pendant une durée de 1 à 21 jours. Selon vos besoins, vous consommerez entre 1,5 et 2 kilos par jour, répartis en 4 à 6 prises. Par temps froid, vous pouvez boire des tisanes chaudes, à distance des fruits. Choisissez du raisin biologique, lavez-le bien et consommez la peau comme les pépins, riches en éléments nutritifs.

Ses bienfaits :

- Le teint s'éclaircit et la peau devient plus belle ;
- Il s'opère un drainage hépatique et rénal en douceur ;
- Les intestins se régénèrent, nettoyés par les fibres du raisin ;
- Il revitalise et convient parfaitement en cas d'anémie ou de convalescence.

Attention

À éviter pour les diabétiques insulinodépendants ou pour les personnes qui digèrent mal le sucre. La cure de raisin peut avoir des effets laxatifs importants, surtout au début.

La cure de pommes se fait sur une durée de 1 à 10 jours. Consommez 1,5 à 3 kilos de pommes biologiques douces dans la journée, crues, en jus à la centrifugeuse ou sous forme de compotes non sucrées. Évitez les pommes acides.

Ses bienfaits : elle est diurétique, tonique, digestive, hypocholestérolémiante (cure de pomme), laxative et elle prévient les faiblesses hépatiques.

Attention

À éviter si vous souffrez de colites aiguës. Notez que, sans la peau, la pomme est anti-diarrhéique.

Les cures de jus de légumes (1)

Les cures de jus de légumes fraîchement pressés permettent le repos du système digestif, activent les éliminations et peuvent combler certaines carences en microéléments. La durée est à adapter en fonction de la personne et de ses pathologies.

Ces jus frais doivent être réalisés avec un extracteur et non un mixeur ou une centrifugeuse. Dans le premier cas, il ne reste que le jus sans les fibres, qui sont séparées par la machine, dans le deuxième cas, il reste les fibres, même si elles sont broyées.

Les jus frais ne se conservent pas, ils doivent être bus dans les minutes qui suivent leur extraction pour éviter leur oxydation. Il faut comprendre que dans les fruits et légumes, les nutriments sont emprisonnés dans des cellules fibreuses. Il faut les mâcher longtemps pour libérer de la fibre les nutriments qu'ils renferment. S'ils ne sont pas suffisamment mâchés, ils restent prisonniers de la cellulose tout le temps de la digestion intestinale, qui peut prendre plusieurs heures. Et s'ils sont trop cuits, les enzymes auront perdu de leur vitalité et certaines vitamines auront disparu. Les extraits de légumes frais et crus sont un bon moyen de fournir à nos cellules et à nos tissus tous les nutriments et enzymes dont nous avons besoin de façon extrêmement directe, sans fatiguer le corps.

‣ Le jus de carotte

Avec son goût sucré, il est l'un des jus les plus plébiscités, d'autant plus qu'il peut être consommé toute l'année. Il aide à normaliser tout le métabolisme et il facilite la digestion. Riche en vitamine A assimilable facilement, il assure également une provision importante en vitamines B, C, D, E et K. Le jus de carotte est particulièrement riche en éléments alcalins organiques vitaux, tels que le sodium et le potassium. Il présente aussi une bonne teneur en calcium, en magnésium et en fer. Il est recommandé pour la consolidation et l'entretien de la structure osseuse des dents. Excellent agent anti-infectieux, il dope les surrénales et il stimule la vitalité.

‣ Le jus d'épinard

L'épinard cru est idéal pour toute la zone digestive : estomac, duodénum, intestin grêle et gros intestin. À raison d'un grand verre par jour, il résout les problèmes de constipation très rapidement, tout en régénérant l'ensemble de l'appareil intestinal. Il est riche en vitamines C et E, et ses nutriments sont utiles à la bonne santé des dents et des gencives.

Les cures de jus de légumes (2)

Le jus de betterave rouge

Il aide le corps à éliminer l'acide urique et normalise les échanges en oxygène. Il est par ailleurs l'un des jus les plus utiles pour aider à régénérer les globules rouges du sang et pour normaliser le sang. Particulièrement utile aux femmes pour traiter le syndrome prémenstruel et atténuer les symptômes de la ménopause, il donne aussi des résultats intéressants en accompagnement des traitements complémentaires du cancer.

Attention

Évitez cependant d'en consommer trop d'un coup, car il désintoxique le foie, ce qui peut épuiser des organismes affaiblis. L'important taux de bétaïne est contre-indiqué en cas de maladies rénales ou d'obésité. Il colore l'urine et les selles en rouge, ce qui est tout à fait normal !

Le jus de concombre

Probablement le meilleur diurétique naturel ! Il a d'autres propriétés, car il contient plus de 40 % de potassium, 10 % de sodium, 7,5 % de calcium, 20 % de phosphore et 7 % de chlore. Il est utile contre les rhumatismes, qui résultent d'une rétention excessive d'acide urique ; l'association jus de concombre et jus de betterave apportera un soulagement. Sa teneur en potassium en fait un atout non négligeable pour la régulation de la tension artérielle.

Pris régulièrement, il peut contribuer à ralentir la chute des cheveux et à durcir les ongles grâce à l'apport en minéraux. Associé à la carotte et à la laitue, il permet d'agir sur les affections cutanées.

Le jus de pomme de terre

Ce jus calme les problèmes digestifs, les maux d'estomac et le reflux gastro-œsophagien (brûlures). Il aide à alcaliniser le corps, ce qui est utile en cas de maladies inflammatoires comme les rhumatismes, l'arthrite, mais aussi dans le cas du cancer pour normaliser les fonctions. Riche en nutriments importants comme le potassium, le fer, le calcium, les vitamines A, B et C, il améliore la santé globale. Grâce aux vitamines du groupe B, ses bienfaits sur la peau sont intéressants.

Le jus d'aloe vera

Cette plante comestible possède des vertus cicatrisantes, antibactériennes et antifongiques, en plus de sa richesse en acides aminés et en vitamines. Ses feuilles en jus sont exceptionnelles dans les cas d'ulcères, de maladie de Crohn, de colites ulcéreuses et de constipation. Elles soutiennent le système immunitaire et elles ont des effets bénéfiques sur le diabète, l'asthme, ou encore l'ostéo-arthrite.

Conseil

Vous pouvez ajouter à vos jus du gingembre et du curcuma frais, ou encore des superaliments en poudre pour les booster !

Le jeûne (1)

Cesser de s'alimenter pour plusieurs jours ou plusieurs semaines ne s'improvise pas ; cela s'anticipe ! Commencez par des jeûnes courts de 2 ou 3 jours, pour augmenter éventuellement la durée la fois suivante. Si vous désirez faire directement un jeûne long, mieux vaut vous faire accompagner. Deux possibilités s'offrent à vous :

- Réalisez un bilan de vitalité en consultation et évaluez vos capacités avec un naturopathe pour préparer votre programme de jeûne ;
- Profitez d'une semaine au vert et faites votre jeûne dans un centre où vous serez entouré d'une équipe de professionnels.

Attention

Tout le monde ne peut pas jeûner. La pratique est déconseillée par exemple si vous manquez d'énergie, si vous avez des problèmes d'élimination, si vous prenez beaucoup de médicaments, si vous êtes très maigre et affaibli, si vous êtes enceinte, si vous avez une activité professionnelle intense.

Avant le jeûne, faites un bilan de votre force vitale et vérifiez vos capacités émonctorielles : votre corps sera-t-il apte à évacuer les toxines remises en circulation ? Quelques jours avant le début du jeûne, cessez de consommer des produits et sous-produits animaux mais aussi alcool, tabac, café, sodas, etc. Deux jours avant, ne mangez que des légumes cuits à la vapeur. Faites un lavement rectal pour vider la dernière partie de l'intestin.

Pendant le jeûne, buvez suffisamment d'eau et surveillez vos éliminations : vous verrez que des selles sont encore évacuées bien après l'ingestion de votre dernier repas ! Assurez-vous que vous transpirez bien et que vous urinez suffisamment. Les premiers jours, il est possible que vous ayez des nausées, des maux de tête, de la fatigue, avant de ressentir une légèreté et même une légère euphorie et un certain confort. Quant à la faim, elle est souvent présente au début, mais elle va disparaître une fois que le système digestif est vide. La faim qui apparaît ensuite est une vraie faim cellulaire, réclamée par l'organisme.

N'hésitez pas si besoin à utiliser :

- Pour le foie et les intestins : des infusions de romarin, d'artichaut, de pissenlit (et continuer les douches rectales) ;
- Pour le système rénal : des infusions de bouleau, d'aubier de tilleul, de reine-des-prés ou de queues de cerises ;
- Des bains chauds ou tièdes, une bouillotte ;
- Des exercices respiratoires pour bien oxygéner vos poumons.

Conseil

Restez actif ! Bougez, faites du sport pendant cette période pour accompagner l'élimination des toxines et conserver vos capacités musculaires.

Le jeûne (2)

Après le jeûne, le corps est léger et la langue est rose, signe que toutes les toxines ont été éliminées. La reprise alimentaire doit se faire progressivement :

- Jour 1 : consommez des légumes cuits doucement (légumes verts, carottes).
- Jour 2 : vous pouvez réintégrer des fruits tendres et peu acides, comme la pomme.
- Jour 3 : vous pouvez faire un repas léger avec un peu de protéines (un œuf bio à la coque, une poignée d'amandes préalablement réhydratées...).

Consommez beaucoup de végétaux, évitez le sucre, les céréales, les produits laitiers et les viandes, prenez de nouvelles habitudes !

Focus

Le jeûne sec est le plus profond et le plus curatif ! Pendant toute la durée du nettoyage, on ne boira pas d'eau. La technique permet de faire remonter les déchets depuis le sérum extracellulaire vers le sang pour qu'ils soient éliminés. La peau transpire, les reins éliminent l'urine, la lymphe est assainie. Il est impératif d'être accompagné pour réaliser ce type de jeûne.

Encore quelques petites choses à savoir avant de vous lancer :

- Le moment idéal pour jeûner sera celui où vous serez disponible pour votre bien-être et où vous sentirez que vous avez l'énergie nécessaire pour le faire. Le printemps est cependant recommandé, tant pour la température que pour l'ensoleillement et les trésors offerts par la nature à cette période.
- En jeûnant sept jours, il est possible que vous perdiez jusqu'à 10 % de votre poids de départ selon votre constitution. Il s'agit d'une perte de déchets, à mettre en relation avec l'élimination du sel ; en effet, sans consommation de sodium, le corps perd beaucoup en quelques jours. La perte de poids, importante au départ, se stabilise ensuite au fil des jours. Attention à la qualité de la reprise alimentaire, le retour des kilos peut être rapide !
- Quelqu'un de maigre peut jeûner s'il a la vitalité suffisante. Le problème de fond de la maigreur est généralement dû à une mauvaise digestion et une malabsorption intestinale, qu'il conviendra de traiter par une alimentation adaptée au sortir du jeûne.
- Il n'y a pas de risque de carence, à condition de ne pas dépasser une semaine. Le jeûne sur une période courte va permettre un repos digestif, avec, à la sortie, une meilleure digestion et une meilleure assimilation.

Quelques conseils pour vos repas

Pour le petit-déjeuner :

- Une tasse d'eau tiède avec du citron et un peu de miel au réveil, 30 minutes avant le petit déjeuner, activera les organes digestifs.
- Évitez le café dès le réveil. Attendez dans la matinée et buvez-le sans manger à côté. Mieux, prenez plutôt un thé vert ou une tisane de gingembre !
- Préparez un jus à l'extracteur, mettez-y quelques légumes.
- Faites l'impasse sur les produits laitiers et les gâteaux.
- Restez simple, ne faites pas trop de mélanges, difficiles à digérer. Vous risquez le coup de barre dans la matinée.
- Préférez manger un fruit plutôt que boire un jus de fruits, pour bénéficier des fibres.
- Si vous aimez les céréales, choisissez-les non sucrées, et mélangez-les à des laits végétaux variés.

Pour le déjeuner :

- Commencez le repas avec une petite touche crue : jus de légumes ou crudités.
- Arrêtez de manger juste avant d'être complètement rassasié.

- Ne buvez pas trop pendant le repas, pour éviter de diluer le bol alimentaire.
- Évitez les desserts sucrés.
- Terminez le repas par une petite tisane avec des plantes digestives : mélisse, réglisse, hibiscus, menthe...

Pour les collations :

Misez sur les fruits frais, les fruits séchés et les oléagineux en priorité. À 17 heures, vous pouvez craquer pour du chocolat noir à 70 % de cacao (2 carrés, pas la tablette !). Quelques idées rapides et simples :

- Noix de cajou + noisettes + abricots secs ou noix + amandes + figues séchées ;
- Pain essène (aux graines germées) + purée d'amandes ;
- 1 yaourt de chèvre frais dans lequel vous aurez mis un peu de purée de fruits rouges.

Pour le dîner :

- Dînez au moins 2 heures avant l'heure de votre coucher.
- Comme à midi, commencez avec une petite touche crue : jus de légumes ou crudités.
- Évitez le sucre et l'alcool.
- Prenez le temps de cuisiner et de vous relaxer, faites de votre repas un moment de sérénité.

Pour l'apéritif :

Réservez l'alcool pour des événements exceptionnels et consommez-le avec modération. Préférez le vin rouge, dont les tanins sont intéressants, au vin blanc et au vin rosé, toujours d'origine biologique. Laissez également les sodas et les jus de fruits industriels. Misez sur :

- Les jus de légumes, lorsque c'est possible ;
- Le kombucha, boisson pétillante réalisée à partir de la fermentation de thé (noir ou vert) et de sucre, ou le kéfir, proche, qui résulte de la fermentation de grains de kéfir dans du lait ou du jus de fruits, deux boissons qui apportent des enzymes digestives et renforcent le système immunitaire ;
- Le thé, les tisanes ou… l'eau !

Les repas à l'extérieur et les repas de fête

Cuisiner sain, c'est plutôt simple ! Mais sortir sain l'est parfois un peu moins... Il existe de plus en plus de restaurants biologiques, végétariens, sans gluten, avec une approche « santé naturelle ». Renseignez-vous dans votre ville et découvrez ces nouveaux lieux : cherchez-les sur Internet et posez des questions dans les magasins biologiques.

Si vous ne pouvez pas choisir le restaurant, voici quelques conseils :

- Privilégiez les salades et les légumes cuits.
- Évitez les plats en sauce.
- Posez des questions sur la provenance des œufs, des viandes et du poisson. Si vous avez un doute sur la filière ou les conservations, choisissez un plat végétarien.
- Évitez le combo entrée-plat-dessert, trop lourd à digérer. Optez pour une entrée de crudités et un plat léger.

Si vous êtes invité chez des amis et qu'ils ne connaissent pas encore vos nouvelles habitudes alimentaires, n'hésitez pas à vous confier. Racontez vos changements et les choses que vous avez apprises sur la santé en général et sur la digestion en particulier. Il peut arriver que vous rencontriez des regards moqueurs ou désapprobateurs de la part de vos proches, comme c'est souvent le cas lorsque cela concerne l'alimentation, qui touche aux habitudes et à l'émotionnel. Prenez le temps d'expliquer pourquoi vous avez choisi cette nouvelle route, ils sauront la respecter. Vous n'osez pas en parler ? Proposez d'apporter une partie du repas !

Pendant les fêtes, la première recommandation est prioritaire sur toutes les autres :

- Déculpabilisez ! Un repas traditionnel aux antipodes des « règles naturopathiques » mais partagé en famille ou entre amis, dans la joie et le plaisir, sera certainement mieux digéré qu'un repas sain et bio consommé avec un sentiment de frustration ou de contrariété.
- Remplacez le repas qui précède et les repas du lendemain par des fruits cuits ou du bouillon de légumes (céleri, poireau…).
- Prenez 2 gélules de charbon (ou 2 cuillerées à café si vous le préférez sous forme de poudre) avant et après la fête, à distance de tout traitement médicamenteux.
- Reposez-vous ensuite !

Le régime Seignalet

Directeur d'un laboratoire de recherche pendant trente ans, le Dr Jean Seignalet propose l'adoption de nouvelles habitudes alimentaires, qui ont permis d'accompagner la guérison de certaines maladies.

Les grandes lignes de son régime hypotoxique :

- Consommation quotidienne de fruits et légumes biologiques ;
- Suppression de tous les laits animaux et de leurs dérivés et diversification des laits végétaux ;
- Suppression des céréales mutées (blé, maïs, épeautre, petit épeautre, Kamut®, avoine, seigle, orge et leurs dérivés) ;
- Consommation raisonnable de riz, sarrasin, sésame, quinoa, fonio et châtaigne (les farines de sarrasin, pois chiches, riz, quinoa, châtaigne, la poudre d'amandes ou de noisettes ainsi que la fécule de pomme de terre peuvent être utilisées dans les pâtisseries ; le sirop de blé et l'amidon de maïs sont autorisés) ;
- Remplacement du pain par des Cracotte® au sarrasin ou Pain des fleurs® ;
- Consommation d'huiles vierges de première pression à froid crues (huile d'olive, noix, noisette, soja, colza, onagre ou bourrache) ;
- Cuisson douce, inférieure à 110 °C, au bain-marie ou au four ;

- Consommation de viandes et poissons crus en carpaccio, tartare, ou de charcuterie crue ;
- Consommation de sel et sucre complets.

Le régime Kousmine

Les recherches du docteur Catherine Kousmine sur le cancer et certaines maladies chroniques l'amènent à étudier l'alimentation saine comme « arme thérapeutique ». Sa méthode repose sur une hygiène alimentaire stricte, la désintoxication du foie et le rééquilibrage du pH. Elle recommande également des compléments alimentaires à base de vitamines et oligoéléments, pour rééquilibrer l'alimentation, carencée par les produits industriels.

Les grandes lignes de son régime hypotoxique :

- Consommer des aliments favorisant l'équilibre acido-basique, en diminuant les viandes et le sucre blanc, en mastiquant bien, en consommant des sucres lents et des fibres végétales (céréales complètes peu riches en gluten, fruits et légumes) et en allégeant le repas du soir.
- Manger au petit déjeuner des aliments vivants et crus avec la crème Budwig®.
- Composer le déjeuner de :
  - légumes crus en salade assaisonnés d'huiles de première pression à froid et de jus de citron ;
  - légumes cuits à la vapeur douce ;
  - viande ou poisson maigres, cuits sans matière grasse, une à trois fois par semaine, ou fromage maigre ou œuf à la coque ;

- céréales complètes, entières, concassées ou fraîchement moulues.

- Prendre un goûter de fruits crus ou secs.
- Dîner légèrement et tôt, avec des légumes vapeur et des céréales.

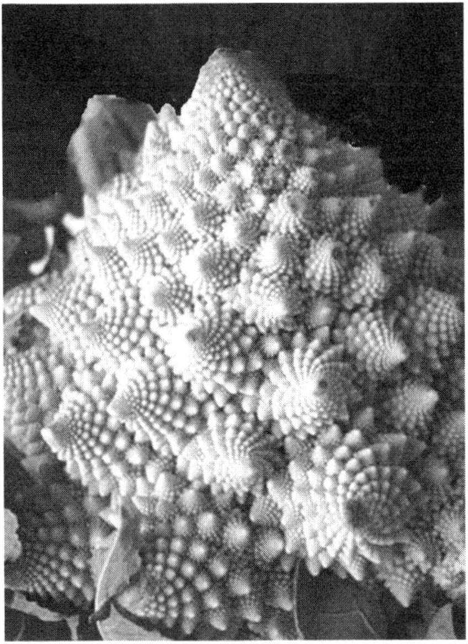

Crus ou cuits, les légumes ont une place de choix dans le régime Kousmine.

La macrobiotique

La macrobiotique est un mode d'alimentation développé par Georges Ohsawa (1893-1966) au Japon, qui repose sur « l'art de prolonger la vie par l'observance de règles d'hygiène strictes ». Dans ce sens, c'est plus une philosophie de vie qu'un simple régime alimentaire, comme la naturopathie !

Fondée sur le principe taoïste de la complémentarité entre le yin et le yang, elle répartit les aliments sur une échelle de valeur. Les objectifs du régime macrobiotique sont de maintenir la santé et de favoriser la longévité, en préservant l'environnement et en assurant une nourriture suffisante pour tous les êtres humains. La diète dépend de votre tempérament, selon que vous avez un excès de yin (tendance passive et réceptive) ou de yang (tendance active et émettrice). Elle comprend 50 à 60 % de céréales entières, le reste étant constitué de légumes, de légumineuses, d'algues et de produits de soja fermentés. De petites quantités de poissons blancs et de fruits peuvent être ajoutées. La proportion des aliments de source animale peut représenter jusqu'à 20 %.

- Parmi les aliments yang, on trouve : la viande, la volaille, le poisson, les fruits de mer, les œufs, les fromages à pâte dure, le sel.
- Parmi les aliments yin, on trouve : l'alcool, le thé, le café, le sucre, le lait, la crème, le yaourt, la majorité des herbes et épices.

- Quelques aliments possèdent un équilibre entre yin et yang : haricots, céréales, fruits à coque, autres fruits et légumes.

En pratique

Le régime macrobiotique se divise en sept étapes successives, de la plus facile à la plus sévère. À la dernière étape, où l'on atteint le régime macrobiotique idéal, on ne consomme que du riz brun ! Dans les étapes intermédiaires, on exclut progressivement puis totalement la viande, le sucre, et on limite la consommation de fruits et de légumes. Cette dernière étape très difficile à respecter est suivie par les adeptes de la macrobiotique lors des périodes de purification de 10 jours, ou lors des périodes de maladie.

Les autres recommandations macrobiotiques :

- Ne manger que si l'on a réellement faim ;
- Bien mastiquer, boire modérément entre les repas ;
- Éviter de cuisiner et de manger en état de colère ou de surexcitation ;
- S'assurer d'une bonne position assise et décontractée, se poser au calme pour manger ;
- Exprimer sa gratitude envers la nourriture et la personne qui a préparé le repas ;
- Éviter de manger et de boire durant les trois heures précédant le coucher.

Les régimes dissociés

Les régimes dissociés sont fondés sur la séparation des différentes catégories alimentaires, soit au cours d'une même journée, soit sur une semaine. Il est donc possible de manger de tout (ou presque), en quantité voulue, à condition de ne pas mélanger certains aliments.

Le régime dissocié est imaginé en 1911 aux États-Unis par William Hay, médecin passionné de médecines naturelles. Il est repris un peu plus tard par le Dr Shelton en 1951. Le premier proposait des « cures » pendant une semaine toutes les trois à quatre semaines, à raison d'une famille d'aliments par jour. Le deuxième préférait proposer une dissociation des aliments, non pas sur une semaine mais sur la journée : une famille d'aliments au petit déjeuner, une autre au déjeuner et une autre au dîner. En voici les principes :

- Exclure tous les aliments raffinés ;
- Faire en sorte que les légumes et les fruits représentent l'apport énergétique principal ;
- Privilégier les céréales complètes ;
- Laisser un intervalle d'au moins 4 heures entre les repas glucidiques et les repas protéinés ;
- Ne pas mélanger le lait aux autres aliments et limiter sa consommation ;

- Ne pas mélanger les aliments acides et alcalins au cours d'un même repas.

Les recherches en nutrition de ces deux dernières décennies ont permis de mieux appréhender la digestion d'un repas en fonction de sa nature biochimique. On sait aujourd'hui que la dissociation est intéressante dans le cadre d'une cure de désintoxication naturopathique :

- Elle soulage rapidement les problèmes digestifs ;
- Elle permet de récupérer de l'énergie ;
- Elle offre une perte de poids rapide sans fatigue et sans trop d'efforts.

Attention

La période de cure ne dépassera pas trois mois, car l'objectif est de détoxifier l'organisme. Au-delà, il y a des risques de fonte musculaire, d'affaiblissement du système immunitaire et de manque de sécrétions digestives.

Hors d'une cure, on peut respecter un principe issu de ce régime : éviter de mélanger en quantité égale les protéines et les féculents pour faciliter la digestion (préférer un ratio de 20 % - 80 % dans un sens, puis dans l'autre).

Végétarisme et véganisme

Pour les végétariens et végétaliens, l'équilibre alimentaire peut être atteint sans consommation de protéines animales. L'alimentation végétarienne exclut les viandes et les poissons, tandis que l'alimentation végétalienne est exempte de tous les produits d'origine animale : œufs, laitages et miel. Pour avoir un apport suffisant de tous les nutriments nécessaires au bon fonctionnement de l'organisme, les végétariens et végétaliens compensent l'absence de produits d'origine animale par une consommation accrue de végétaux apportant des protéines végétales : soja, lentilles, quinoa, algues...

D'une manière générale, la naturopathie prône une alimentation diversifiée pauvre en protéines d'origine animale. De nombreux naturopathes sont adeptes du « flexitarisme », qui consiste à adopter une base alimentaire quotidienne végétarienne ou végétalienne mais à se montrer flexible. Selon les circonstances, le « flexitarien » consomme des produits et sous-produits animaux au restaurant, chez des amis ou en famille, ce qui lui permet de ne pas se soucier d'éventuelles carences.

Parmi les diverses motivations des végétariens, des végétaliens et des flexitariens se trouvent :

- Des raisons religieuses ;
- Des raisons éthiques vis-à-vis de la condition animale ;

- Des raisons environnementales, liées aux méthodes de production industrielle de lait, de viande et de pêche intensive ;
- Des raisons de santé, le régime végétarien diminuant les risques de maladies cardio-vasculaires, de cancer, d'ostéoporose, d'arthrite ;
- Des raisons scientifiques liées à l'anatomie de l'homme, qui rend les viandes difficiles à digérer (longueur de notre tube digestif, présence de certaines enzymes et temps de digestion).

Le régime végétarien varié et équilibré convient tout à fait à nos organismes. Notez tout de même que certaines exceptions confirment la règle ; il arrive parfois que certaines personnes aient besoin de manger à nouveau de la viande en petite quantité.

Attention

Le régime végétalien/vegan est, quant à lui, plus difficile à équilibrer sur de longues durées et peut engendrer des carences importantes, tant en acides aminés essentiels qu'en minéraux et oligoéléments. Pour éviter les déconvenues, n'adoptez ce régime que si vous êtes conscient des risques, si vous connaissez bien votre corps et ses réactions et si vous êtes prêt à combler les carences éventuelles au quotidien. Il n'est pas recommandé aux jeunes enfants.

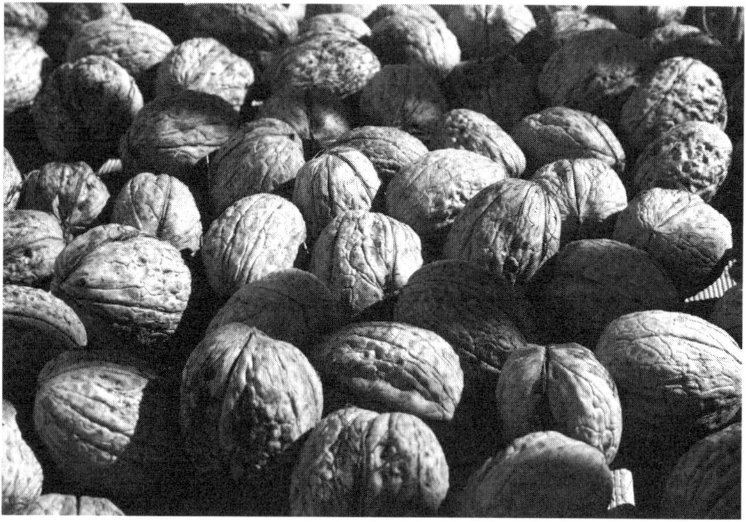

Les noix font partie des aliments autorisés par le régime « paléo ».

Le régime paléolithique

La diète paléolithique correspond à ce que les premiers humains mangeaient spontanément. Elle est particulièrement en vogue depuis les travaux du Dr S. Boyd Eaton dans les années 1980. Voici ce qu'elle préconise :

- **Les aliments à supprimer :** les produits céréaliers, les légumineuses, les produits laitiers, les produits transformés, les produits en conserve, les légumes riches en amidon (pomme de terre, manioc, igname, etc.), les viandes grasses, les aliments salés, le sucre et les boissons gazeuses.
- **Les aliments autorisés :** les viandes maigres, les volailles, les poissons, les fruits de mer, les œufs, les fruits et les légumes pauvres en amidon, les noix et les graines.
- **Les aliments à consommer avec modération :** les huiles pressées à froid, les avocats, le thé, le café et les boissons alcoolisées, les fruits séchés.

Cette alimentation est recommandée aux personnes atteintes de candidose, de diabète, d'obésité et d'allergies.

Attention

Cette diète peut induire une perte de poids rapide les deux premières semaines, avec des risques de reprise importants si le régime n'est pas maintenu et si les céréales et les sucres sont réintégrés.

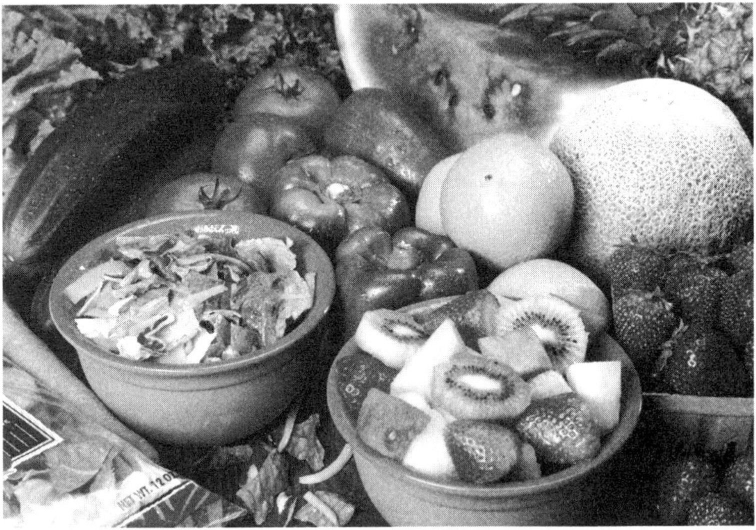

Les légumes et fruits crus sont le quotidien des crudivores.

Le crudivorisme

Les adeptes du cru bénéficient de toute la force vitale des aliments. En effet, en cuisant, les aliments perdent de leur vitalité, et de nouvelles molécules inutilisables par le corps se forment. Ces molécules passent la paroi intestinale, se retrouvent dans les tissus et deviennent toxiques. Pour ces raisons, les crudivores ne consomment pas d'aliments chauffés à plus de 40 °C.

Attention

Manger tout aliment cru n'est pas adapté à tous les tempéraments et la présence de fibres n'ayant pas été adoucies par la cuisson peut provoquer des ballonnements. Les plus fragiles commenceront par des jus de légumes. De plus, sous des latitudes qui manquent de soleil plusieurs mois dans l'année, manger cru peut contribuer à refroidir l'organisme, qui a besoin de chaleur pour remplir toutes ses fonctions de façon optimale.

Ce régime permet de prévenir certaines maladies, de les faire reculer ou d'alléger les symptômes souvent très rapidement : cancers, diabète, maladies cardio-vasculaires, arthrite, troubles de la digestion, etc. Quelques centres proposent des séjours crus avec un accompagnement thérapeutique médical conventionnel, en agissant selon les principes de la médecine naturelle. Ils enseignent souvent aux curistes les bases de la cuisine crue vitale.

Le lait maternel

Selon la Leche League (LLL), le taux d'allaitement maternel en France est en constante augmentation ; il représentait 30 % dans les années 1970, 50 % dans les années 1990 et il concerne aujourd'hui 60 % des jeunes mamans. L'OMS recommande l'allaitement maternel exclusif pendant six mois, puis de six mois à deux ans l'allaitement complété avec une alimentation progressivement diversifiée.

Parfaitement adapté au bébé, le lait de la maman a la composition idéale, qui évolue au fil des mois selon les besoins de l'enfant. Impossible de reproduire le lait maternel : les éléments qui le composent sont extrêmement complexes et il correspond aux besoins spécifiques de chaque nourrisson, lui apportant les meilleurs nutriments pour sa croissance et lui construisant les meilleures défenses immunitaires. L'allaitement nourrit également le bébé affectivement, du fait de la proximité, par l'odeur, la voix, le toucher peau à peau, et le goût des saveurs particulières apportées par sa maman.

Le lait maternel contient plus d'eau et de lactose pour désaltérer le bébé en début de tétée, puis il s'enrichit petit à petit en lipides pour lui apporter les nutriments nécessaires. Sa composition varie d'une femme à l'autre, mais c'est *via* les protéines qui transportent les vitamines, les enzymes et les hormones que le lait maternel protège le nouveau-né.

Il contient :

- 87 % d'eau (en moyenne) ;
- 1 % de protéines ;
- 150 acides gras d'une grande qualité que seul le corps de la maman est capable de fabriquer ;
- Entre 45 et 50 % de graisse saturée, 35 % de graisse mono-insaturée (oméga9) et entre 15 et 20 % de graisse polyinsaturée (oméga3 et 6) ;
- 7 % de glucides ;
- Des minéraux et des vitamines avec une biodisponibilité maximale ;
- Des bactéries qui jouent un rôle dans le développement du système immunitaire et contribuent à réduire les risques d'allergies, d'asthme et de maladies auto-immunes.

À lire

Quels laits pour mon bébé ? de Candice Levy (Souffle d'or, 2013).

L'allaitement

La qualité et la richesse du lait de la maman allaitante dépendront de son hygiène de vie : privilégiez les légumes et fruits frais, les oléagineux, les céréales complètes, protéines légères et consommez de bonnes huiles (noix, olive, lin, colza, cameline). Rassurez-vous, si vous êtes carencée, le bébé puisera dans vos réserves à vous. Il ne manquera de rien, mais vous risquez de vous épuiser et de creuser vos carences. L'idéal est donc de préparer l'allaitement avant même la grossesse par une bonne hygiène de vie au quotidien. Les femmes végétaliennes devront veiller à ne pas manquer de vitamine B12 pendant tout le temps de leur grossesse et de leur allaitement afin que le bébé ne soit privé de rien.

Conseil

Si vous désirez allaiter, ayez confiance, et laissez-vous du temps pour connaître votre enfant, donnez le sein le plus souvent possible et n'hésitez pas à vous faire accompagner par une consultante en lactation ou par votre sage-femme. Si vous ne souhaitez pas allaiter, vous avez vos raisons et vous n'avez pas à vous sentir obligée. Mieux vaut donner un biberon avec tendresse que de se forcer.

Les plantes qui favorisent la lactation :

- **Le fenouil :** son action galactagogue est aussi hormonale, antispasmodique, carminative et digestive. Il aide encore à vaincre les nausées de grossesse et les coliques du nourrisson.

- **L'anis vert :** sa graine contient de nombreux principes actifs qui en font un très bon stimulant général, diurétique, digestif et galactagogue.
- **Le fenugrec :** déconseillé pendant la grossesse, il est recommandé pendant l'allaitement, car il lutte contre la perte d'appétit et l'anémie, en fortifiant et en stimulant la production du lait maternel.

Les plantes qui empêchent la lactation :

Sauge, persil, menthe, mercuriale, bardane, chicorée, douce-amère, fumeterre, petite pervenche blanche, pissenlit, pourpier, salsepareille, saponaire, fleur de sureau, fleur de millepertuis. Du côté des légumes, l'artichaut, l'oseille et le chou vert ralentissent aussi la lactation.

Arrive ensuite l'heure du sevrage lorsque vous vous sentez prête (que vous choisissiez d'allaiter deux, trois, six mois ou plus longtemps !). Prenez votre temps et introduisez progressivement un biberon par jour, puis deux, puis trois, avant d'arrêter totalement le lait maternel.

Les laits animaux

Les préparations à base de lait de vache pour les nouveau-nés sont des substituts extrêmement transformés. Par leur composition, les laits infantiles tentent de recréer les bienfaits du lait maternel : ils sont homogénéisés, pasteurisés, stérilisés, enrichis en vitamines et minéraux... Sans valeur enzymatique ni vitalité, ils peuvent s'avérer difficiles à digérer. Néanmoins, pour les mamans qui ne peuvent pas allaiter ou qui choisissent de ne pas le faire, préférez une préparation :

- D'origine biologique, beaucoup plus concentrée et adaptée aux besoins des bébés que les briques de lait ;
- Sans huile de palme, qui limite l'absorption du calcium et du magnésium tout en risquant de favoriser la constipation ;
- Avec un rapport caséines/protéines solubles égal à 0,75 ;
- Avec un bon équilibre oméga-3 et oméga-6 (4/7) ;
- Avec une teneur en protéines inférieure à 1,40 g.

Attention

Beaucoup plus riche en protéines que le lait de la femme, le lait de vache occasionne des troubles chez le bébé, comme la constipation. Il est également très riche en sodium, augmentant le risque de déshydratation. L'allergie au lait de vache représente la quatrième cause d'allergie chez l'enfant ; 10 % de la population est allergique aux protéines de lait et plus de la moitié ne digère pas les produits laitiers.

Les produits laitiers génèrent également du mucus en excès, favorisant les infections ORL. Si vous désirez garder le lait dans l'alimentation du jeune enfant, et même de la famille entière, consommez-le modérément et choisissez-le bio et cru ; il n'aura subi aucun traitement et il conservera ses nutriments essentiels : minéraux, acides aminés et vitamines.

Les molécules de protéines du lait de chèvre sont moins grosses que celles du lait de vache, ce qui les rend plus assimilables. Plus digeste, il est bien supporté par les bébés intolérants ou sensibles au lait de vache. Il contient davantage de vitamines C et D, même s'il présente des carences en vitamines B6, B9 et E. L'élevage moins intensif des chèvres en fait un lait beaucoup plus sain.

Le lait de jument est le plus proche du lait maternel ; il apporte des anticorps, des enzymes et des protecteurs de croissance remarquables. Son coût élevé en fait un produit de luxe, conseillé ponctuellement lorsque l'enfant souffre de troubles de la croissance, de malnutrition ou encore de coliques. Il améliore rapidement les fonctions et rééquilibre le terrain.

Les « laits » végétaux

Les boissons végétales sont des alternatives intéressantes, à donner à l'enfant à partir de 6 mois, généralement au début de la diversification alimentaire.

Attention

L'appellation « lait » n'est pas adaptée, elle est officiellement admise uniquement pour les produits provenant des mammifères à glandes mammaires.

Ne confondez pas les briques de lait végétal, consommées par les enfants et les adultes, et les poudres infantiles de lait végétal, largement plus nutritives et adaptées à la croissance des nourrissons. Elles offrent :

- Une grande biodisponibilité des minéraux, leur assimilation par l'organisme étant élevée ;
- Du calcium soluble, donc plus accessible, présent en quantité suffisante (les plus riches en calcium sont le sésame, l'amande et la noisette) ;
- Du fer d'origine végétale, en quantité suffisante ;
- Des acides gras essentiels ;
- Une teneur réduite en lipides saturés.

Ces préparations infantiles végétales, qui ne contiennent ni lactose ni gluten, sont digestes et régulent le transit avec leurs fibres douces. Elles sont dépourvues de résidus d'antibiotiques et d'hormones, contrairement aux laits de la production laitière intensive. Toutes ne sont pas équivalentes, voici quelques recommandations pour faire votre choix :

- À partir de 6 mois, commencez par du lait de châtaigne et alternez avec du lait d'amande. Le premier est une excellente source de vitamine B et de sucres lents, tandis que le deuxième est riche en calcium, protéines, fibres, magnésium et phosphore.
- Intégrez ensuite quelques mois plus tard les autres laits ; la noisette apportera du fer et des antioxydants intéressants. Mélangez les boissons de céréales (riz, avoine) à l'amande, et utilisez-les dans vos préparations culinaires.
- Ajoutez une petite quantité d'acides gras essentiels, avec quelques gouttes d'huile d'onagre, de bourrache ou de cameline bio dans le biberon.

Conseil

Si vous commencez plus tôt, évitez le lait d'amande avant 6 mois à cause des risques d'allergie, préférez-lui le lait de châtaigne. Méfiez-vous du soja, lourd, allergisant et contenant des phytohormones.

Le saviez-vous

La marque De Bardo® propose la judicieuse association d'une poudre de châtaigne, d'un lait de jument lyophilisé et de lait de chèvre. Il est également possible de supplémenter un lait végétal avec des gélules bio de lait de jument, à raison de 1 à 2 gélules dans le biberon par jour.

Diversifier l'alimentation

À partir de 6 mois, vous pouvez commencer à diversifier l'alimentation du bébé, en choisissant une alimentation de la meilleure qualité possible, biologique, avec une cuisson douce.

- Débutez par de petites quantités de jus de légumes (fenouil, carotte, panais) et de fruits doux (pêche, pomme, mangue), un seul à la fois.
- Introduisez les aliments en petite quantité : 1 à 2 cuillerées à café seulement.
- Observez la digestion après chaque nouvel aliment : inconforts, éructations, selles différentes...
- À partir de 7 mois, vous pouvez intégrer des céréales demi-complètes sans gluten et des yaourts de chèvre frais ou de brebis frais.
- À partir de 9 mois, introduisez les céréales avec gluten, les œufs, les poissons et les légumineuses. N'ajoutez ni sucre ni sel.
- Si l'alimentation est surtout végétale, ajoutez un peu de spiruline, de purée de sésame ou de légumineuses pour apporter du fer.
- Ajoutez une touche d'huile biologique dans vos purées de légumes : alternez entre colza, olive et cameline pour la complémentarité des oméga 3 et 6.

Il vaut mieux commencer par le biberon, puis poursuivre avec les aliments solides plutôt que le contraire. Les premiers tests des aliments peuvent se faire en dehors des heures de tétée, si l'enfant est prêt à la découverte des solides.

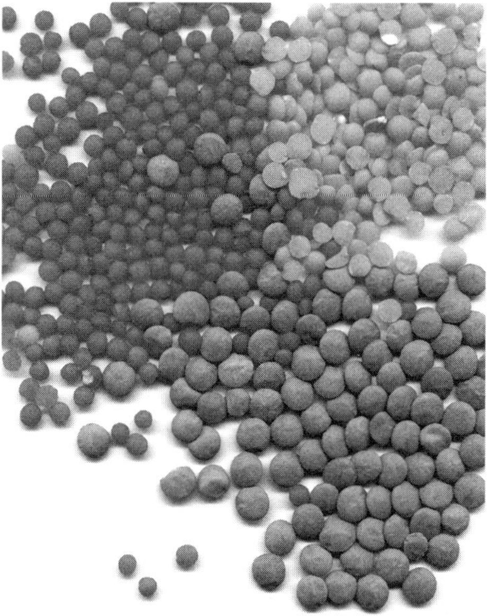

Les lentilles, comme les autres légumineuses, apportent des protéines et du fer. Elles peuvent être introduites à partir des 9 mois de l'enfant.

La croissance des enfants

Si l'éducation alimentaire est une étape essentielle, elle peut parfois être un vrai casse-tête et une source d'inquiétude pour les parents. Quelques conseils :

- Dès son plus jeune âge, habituez-le à consommer des fruits et des légumes, de préférence de saison et de terroir, sous toutes leurs formes : en jus, en smoothies, crus et cuits doucement. Les camoufler dans des gratins ou des quiches n'est pas la meilleure idée, à cause du gras et de la perte de nutriments qu'engendrent les cuissons trop élevées. Misez sur des recettes ludiques et colorées, faites-le participer. N'insistez pas lorsqu'il rejette certains aliments, mais proposez-les à nouveau quelques semaines plus tard, sous une autre forme.
- Préférez les produits frais bio avec beaucoup de nutriments. La qualité compte plus que la quantité, particulièrement pour bien grandir.
- Adaptez les quantités au poids de l'enfant. Variez les sources de protéines et prenez comme référence la taille de sa paume pour évaluer la quantité, elle suffit.
- Donnez l'exemple en mangeant comme lui. Si vous voulez absolument lui faire manger un aliment que vous n'aimez pas, cela risque d'être compliqué !
- Limitez sa consommation de sucres, biscuits, confiseries. Cuisinez vous-même des gourmandises à base de produits

biologiques, avec du sirop d'agave, du sirop d'érable, de la stévia ou du sucre brun. Pensez aux poudres au goût sucré, comme la caroube.

- Évitez les produits laitiers de vache et les viandes rouges.
- Habituez-le à manger des noix et des graines, ainsi que des beurres de noix (amande, sésame), excellentes sources de calcium !
- Mettez un petit sachet de noix et fruits secs dans son cartable en cas de petit creux.
- Fuyez les jus de fruits (surtout industriels, trop sucrés), et proposez-lui des fruits en dehors des repas.
- Privilégiez les poissons riches en oméga-3, à raison de deux fois par semaine (saumon, sardine, maquereau…).
- Limitez sa consommation de céréales et préférez-les semi-complètes ou complètes, plutôt sans gluten.
- Apprenez-lui à mâcher longtemps, cela lui sera utile pour toute la vie !
- Essayez de développer chez lui l'envie de goûts sucrés naturels : dattes, bananes, miel… La touche de sucré se prendra vers l'heure du goûter plutôt qu'en fin de repas.

Attention

Évitez impérativement les biscuits et confiseries industrielles et sodas qui contiennent des colorants (E 102 à E 180) et de l'aspartame (E 951), les plats préparés et les apéritifs salés.

L'alimentation des ados

Pendant l'adolescence, beaucoup d'habitudes alimentaires prises dans l'enfance volent en éclats. Influencé par son environnement, ses amis et la publicité, l'adolescent adopte souvent une alimentation déstructurée, de snacking.

Le saviez-vous

Près de 60 % des adolescents ne sont pas satisfaits de leur apparence physique et 40 % des jeunes adolescentes se trouvent grosses. La période cristallise des difficultés relationnelles et existentielles, qui se répercutent sur le plan physique et comportemental : problèmes de sommeil, spasmophilie, colites, troubles du comportement alimentaire (pulsions sucrées, périodes de boulimie ou d'anorexie)... En cette période compliquée, n'ajoutez pas au stress de votre ado avec vos inquiétudes quant à ses besoins énergétiques pour sa croissance et ses mauvaises habitudes alimentaires. Armez-vous de patience et acceptez qu'il fasse ses propres expériences.

Les conseils du naturopathe :

- Contrôlez ce qu'il y a à manger à la maison : proposez des repas sains et équilibrés, il mangera les pizzas, les frites et autres hamburgers à l'extérieur.
- Proposez des légumes à tous les repas !
- Limitez les produits laitiers et les viandes rouges.

- Préparez deux à trois fois par semaine des poissons gras.
- N'achetez pas :
  - de céréales sucrées pour le matin ; remplacez-les par des mueslis ou des granolas naturels composés de flocons d'avoine, d'oléagineux et de fruits secs ;
  - de biscuits, mais laissez à disposition des fruits frais et séchés, des amandes, etc. ;
  - de sodas. De temps en temps, proposez-lui du kéfir et du kombucha, deux boissons fermentées légèrement pétillantes et sucrées, bourrées d'enzymes et de vitamines.

Trois raisons de mieux manger, à expliquer à votre ado :

- Les problèmes de peau sont intimement liés à la qualité de l'alimentation. En cas d'acné et/ou d'eczéma, il faut impérativement supprimer les produits laitiers, ainsi que les produits raffinés, gras et sucrés.
- L'équilibre nutritionnel améliore la mémoire et le stress en période d'examen. Pour « doper » ses neurones, il suffit d'adopter une alimentation équilibrée, riche en céréales complètes (non raffinées), en bonnes protéines (poissons gras, volailles), en légumineuses, fruits secs, noix et légumes verts.
- Les capacités sportives dépendent d'un apport énergétique de qualité. Il faut éviter le grignotage et les aliments sans intérêt nutritionnel mais manger suffisamment de fruits et de légumes, de bonnes protéines et de céréales.

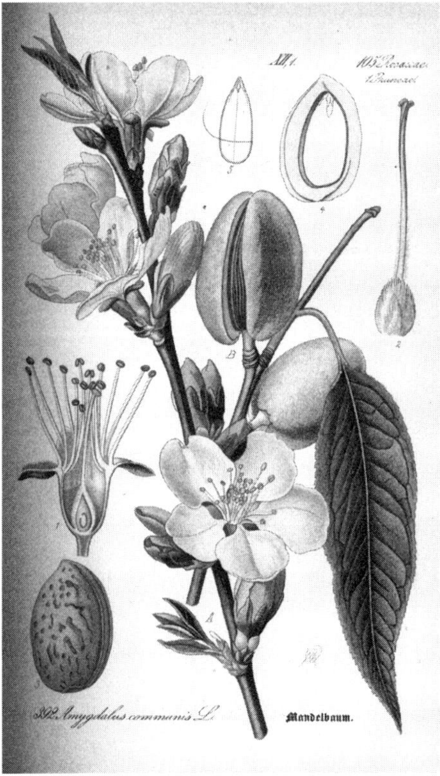

Les bourgeons d'amandier sont utilisés en gemmothérapie.

Les troubles allergiques

Ces dernières années, on constate une augmentation frappante des allergies de tous types : alimentaires, saisonnières, liées à la pollution de l'air.

Attention

Les allergies augmentent à la suite d'une hyper-médicalisation (vaccins, antibiotiques) et d'infections à répétition. Les solutions allopathiques lourdes font perdre en efficience les réactions du système immunitaires, qui ne distingue plus les vrais agresseurs (virus, toxines, bactéries...) des agents non agresseurs (poussières, allergènes...). Il réagit alors de façon démesurée ! Les allergies sont aussi induites par les problèmes de perméabilité intestinale.

Quelques pistes en biothérapies :

- Travaillez sur votre alimentation afin de limiter l'inflammation dans le corps, de restaurer la barrière intestinale et de réguler la flore.
- Pour les allergies saisonnières, rhinites allergiques, pensez à la gemmothérapie.
- Sur les eczémas, évitez de mettre des produits asséchants, laissez sortir ce qui doit sortir. Mélangez des flocons d'avoine dans l'eau du bain en cas de démangeaisons et d'inflammations (ou appliquez le mélange localement).
- L-glutamine, curcuma, prébiotiques et probiotiques peuvent être nécessaires.

Les troubles digestifs

Les troubles de l'appareil digestif représentent un ensemble d'affections très fréquentes. Une consultation sur dix concerne ce motif en médecine générale. Au-delà de 65 ans, 29 % de la population se déclare atteinte de maladies digestives, qui représentent plus de 10 % des hospitalisations en services de soins aigus (source : Fédération nationale des observatoires de santé, 2015, SCORE-Santé : Contexte national Maladies de l'appareil digestif).

Les causes majeures des problèmes digestifs sont :

- Des causes génétiques ;
- Des facteurs nutritionnels non adaptés à la personne, des excès d'acides et une mastication insuffisante ;
- Une mauvaise digestion engendrant une perméabilité intestinale, un déséquilibre de la flore intestinale, une faiblesse des enzymes digestives ;
- Des habitudes délétères : tabac, alcool, vie stressante ;
- Des pollutions : métaux lourds, pesticides, médicaments…

Les principaux signes d'une faiblesse du système digestif sont : lenteurs digestives, constipations, diarrhées, reflux acides, douleurs, ballonnements, baisse d'énergie après le repas, parasites intestinaux, langue blanche, mauvaise haleine, teint jaune…

Les objectifs prioritaires en naturopathie :

- Adopter une alimentation biologique ;
- Manger en fonction de ses capacités digestives et bien mastiquer ;
- Éviter l'alcool, le tabac, le café et les boissons gazeuses ;
- Supprimer les aliments acides, les épices et les chewing-gums ;
- Mettre le système digestif au repos régulièrement (pas de grignotage, monodiètes et jeûnes) ;
- Surveiller les éliminations et stimuler si nécessaire les fonctions émonctorielles (attention particulière sur le travail du foie et l'évacuation des selles).

Attention

Les troubles du système digestif ne sont pas seulement des problèmes qui resteront dans la zone intestinale ! Tout ce qu'il se passe au niveau intestinal se répercute sur les autres organes, que ce soit localement (colites, diverticules, appendicite…), à proximité (infections ou inflammations génitales, urinaires…) ou à distance (infections respiratoires, troubles neurologiques…).

À lire

Écosystème intestinal et santé optimale de Georges Mouton (Marco Pietteur éditeur, « Résurgence », 2004).

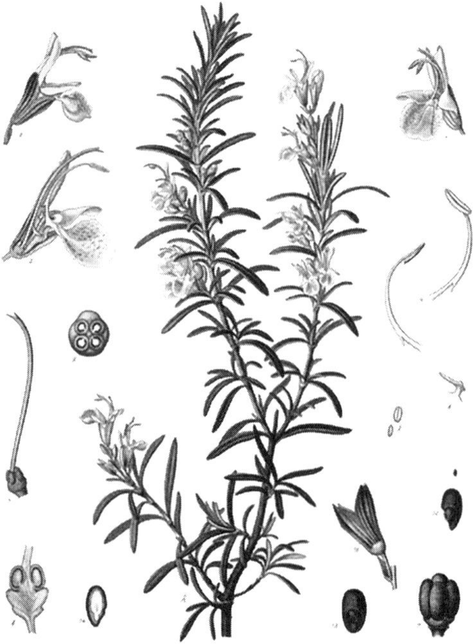

L'huile essentielle de romarin officinal est utilisée dans des complexes destinés à traiter la candidose.

La candidose

Le *Candida albicans* est une levure des muqueuses digestives. Quand sa forme se modifie et qu'elle prolifère démesurément, elle augmente la perméabilité de la muqueuse intestinale et perturbe le microbiote. La candidose (l'atteinte par le *Candida*) est difficile à diagnostiquer, car elle se développe silencieusement pendant de nombreuses années, avec des symptômes assez banaux : douleurs abdominales, diarrhées ou constipation, infections ORL, fatigue, maux de tête, allergies, mycoses fréquentes et envies compulsives de sucre.

Quelques recommandations pour s'en débarrasser :

- Corriger l'alimentation et supprimer toutes les sources de sucres sous toutes leurs formes. Selon la situation, on pourra consommer certains fruits à indice glycémique modéré comme les fruits rouges.
- Bien mastiquer.
- Éviter les viandes, les céréales contenant du gluten, les produits laitiers, les produits fermentés, les aliments industriels, le tabac et l'alcool. Réduire les sources d'intoxication permet d'apaiser la muqueuse intestinale et de reconstituer une bonne flore.

Conseil

Alternez différents traitements naturels sur plusieurs mois, car le *Candida*, très résistant, s'adapte aux molécules des traitements en une dizaine de jours. Faites-vous accompagner.

La dyspepsie et la constipation

Les troubles digestifs fonctionnels, ou dyspepsie, regroupent la perte d'appétit, les nausées, les brûlures gastriques, les éructations et les ballonnements. Une mauvaise alimentation ou des excès alimentaires sont la première cause de cet inconfort digestif. Pour en venir à bout, il conviendra de :

- Adopter de bonnes habitudes alimentaires ;
- Apprendre à laisser l'estomac au repos, en évitant de manger entre les repas, en adoptant les monodiètes et les jeûnes ;
- Mastiquer longuement les aliments (même liquides) ;
- Pratiquer un exercice physique ;
- Se relaxer ;
- Appliquer une bouillotte sur le foie après le repas.

Quelques pistes en biothérapies :

- Infusions de plantes digestives : mélisse, réglisse, cumin, menthe poivrée.
- En cure (ampoules) : artichaut, radis noir, desmodium, romarin pour soutenir les fonctions hépatiques.

Attention

Entre l'ingestion des aliments et l'expulsion des matières fécales, il doit s'écouler entre 16 et 24 heures. Si elles restent plus longtemps, le transit est trop lent et il y a des risques de fermentations intestinales. Les selles doivent être éliminées deux à trois fois par jour ; vous pouvez compter une selle par repas.

En naturopathie, on considère qu'il y a constipation si les selles n'ont pas été évacuées en 24 heures. Il n'y a parfois quasiment pas de symptômes, parfois des ballonnements ou des sentiments de malaise très inconfortables lorsque les selles deviennent dures et noueuses et que l'évacuation est difficile. Les causes les plus fréquentes sont une nourriture pauvre en fibres, le manque d'ingestion de liquides, le manque de mouvement ou des problèmes liés aux organes foie et reins.

Attention

S'il y a de la fièvre, des douleurs intenses ou des vomissements, consultez immédiatement pour écarter le risque d'une occlusion intestinale.

Pour retrouver un transit normal, il conviendra de :

- Augmenter les fibres cellulosiques (fruits et légumes) et consommer des mucilages, tels que les graines de lin ou le psyllium (laisser tremper avant de boire) ;
- Consommer de l'huile d'olive ;
- Faire un exercice physique régulier ;
- Faire des bains de siège froids et des douches rectales.

Quelques pistes en biothérapies :

- Phytothérapie : bourdaine, mauve, guimauve, pêcher, fenouil…
- En cure (ampoules) : mêmes recommandations que pour la dyspepsie.

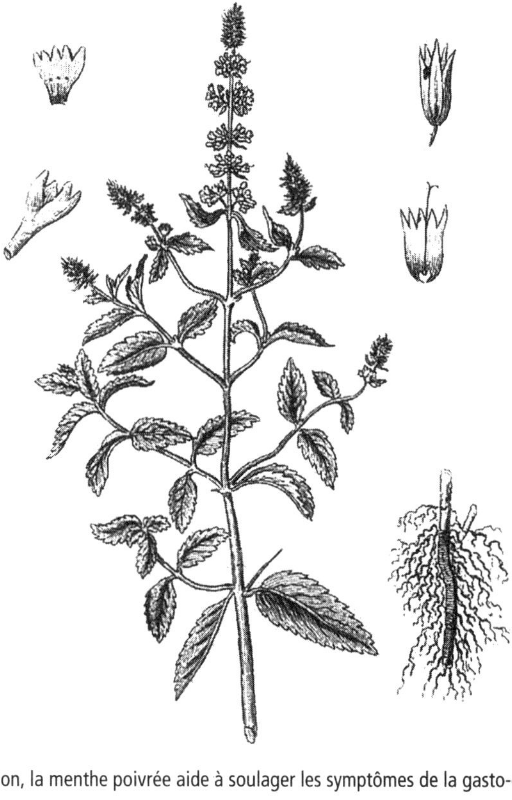

En infusion, la menthe poivrée aide à soulager les symptômes de la gasto-entérite.

La gastrite et la gastro-entérite

Inflammation de la muqueuse gastrique, la gastrite s'accompagne de fortes douleurs, nausées, perte d'appétit voire hémorragies. La chronicité est le plus souvent liée à la bactérie *Helicobacter pylori*. Les autres causes peuvent être la nervosité et les substances irritantes (alcool, médicaments, alimentation non adaptée).

Pour atteindre les objectifs naturopathiques, il conviendra de :

- Adopter une alimentation biologique vivante ;
- Éviter les mélanges difficiles à digérer ;
- Bien mastiquer les aliments ;
- Poser une bouillotte chaude sur l'estomac après les repas ;
- Faire des monodiètes aux jus de légumes crus, en particulier le jus de pomme de terre crue, pur ou combiné avec d'autres (carotte, betterave, etc.), et des jeûnes courts de 1 à 2 jours avec des infusions tièdes.

Quelques pistes en biothérapies :

- Lait d'argile ;
- Tisane de menthe et de camomille.

La gastro-entérite provoque le plus souvent nausées, vomissements, douleurs abdominales, diarrhées, fièvre et épuisement général. Son origine peut être bactérienne, virale, parasitaire ou toxique. Il conviendra de jeûner durant 2 jours avec des infusions en petites quantités (mélisse, menthe poivrée, lavande) et de beaucoup se reposer.

Autres troubles digestifs

La maladie cœliaque, ou entéropathie au gluten, est une affection chronique de l'intestin grêle qui touche près de 1 % de la population. Au contact du gluten, la paroi interne de l'intestin grêle est endommagée, et les replis de la muqueuse digestive sont fragilisés. Il s'ensuit une malabsorption de la majeure partie des nutriments, des minéraux et des vitamines.

Les symptômes et leur gravité varient selon chaque personne. Les principaux signes sont la diarrhée et la perte de poids. Les autres symptômes se situent surtout au niveau digestif : ballonnements, diarrhées, constipation, douleurs abdominales. Plusieurs complications peuvent alors survenir, dont l'anémie, la fatigue, la dépression et l'ostéoporose.

Il conviendra de :

- Trouver un nouvel équilibre alimentaire, en apprenant à se passer de gluten ;
- Régénérer la muqueuse intestinale ;
- Gérer le stress et faire de l'exercice physique.

Quelques pistes en biothérapies :

- Oméga-3 ;
- L-glutamine et/ou la N-acétylglucosamine (NAG).

La maladie de Crohn est une maladie inflammatoire chronique qui touche l'ensemble du tube digestif, particulièrement la partie terminale de l'intestin, le côlon et l'anus. D'origine auto-immune (la muqueuse s'autodétruit par les anticorps), elle a le plus souvent des causes multifactorielles, avec une prédisposition génétique. Elle évolue par poussées, provoquant des lésions sur toute l'épaisseur de la paroi digestive, avec des fissures, ulcères, inflammations, fistules...

Conseil

Consultez votre médecin pour poser un diagnostic et évaluer l'étendue des lésions de façon précise.

Il conviendra de :

- Adopter une alimentation biologique et suivre un régime dissocié pour faciliter la digestion ;
- Connaître ses intolérances alimentaires ;
- Apprendre à connaître les réactions de votre intestin en fonction des mélanges alimentaires ;
- Faire des jeûnes répétés mais de courte durée ;
- Supprimer le gluten et les produits laitiers ;
- Arrêter le tabac ;
- Faire de l'exercice ;
- Se relaxer, se faire masser, prendre des bains tièdes régulièrement.

Quelques pistes en biothérapies :

- Mycéliums (champignons) et probiotiques pour l'équilibre intestinal si nécessaire ;
- Huiles de poisson et oméga-3 ;
- Camomille allemande, boswellia, poudre d'absinthe.

Sur cette maladie chronique, l'homéopathie comme l'acupuncture ont de très bons résultats à long terme. L'équilibre émotionnel est également incontournable !

Les troubles respiratoires

Chaque année en Europe, 1 décès sur 8 est dû à une maladie respiratoire et les affections pulmonaires sont responsables d'au moins 6 millions d'hospitalisations. Les maladies respiratoires représentent l'un des principaux problèmes de santé dans le monde, causant un sixième de tous les décès observés au niveau mondial (source : Organization World and Europe Detailed Mortality Databases, actualisation de novembre 2011).

Le saviez-vous

Près de la moitié des décès à la suite de maladies respiratoires sont dus à des cancers du poumon ou à la bronchopneumopathie chronique obstructive (BPCO) directement liés au tabagisme.

Les causes majeures des problèmes respiratoires sont :

- Un déséquilibre alimentaire ;
- Des blocages émonctoriels au niveau de l'intestin et du foie ;
- Des agents irritants (pollutions toxiques, tabac, air conditionné, air sec ou humide…) ;
- Le stress ;
- Le manque d'exercice physique et respiratoire ;
- La baisse de l'immunité générale ;
- Une obstruction des muqueuses nasales (vérifiez avec votre médecin).

Les principaux signes d'une faiblesse du système respiratoire sont : fatigue, écoulements, crachats, inflammations du système ORL, congestion des muqueuses, difficultés à l'inspiration et à l'expiration…

Les objectifs prioritaires en naturopathie :

- Réduire ou supprimer les agents extérieurs responsables : le tabac, les poussières, les produits toxiques à la maison.
- Supprimer les surcharges alimentaires : appliquez la dissociation alimentaire si la vitalité le permet pour éviter les fermentations intestinales, toxines et autres acides ; pensez aux monodiètes ou au jeûne en cas d'écoulements importants. Supprimez les produits laitiers, les amidons, les sucres industriels et les graisses, sources de déchets collants. Enfin, harmonisez votre flore intestinale.
- Libérer les émonctoires : stimulez le foie et la vésicule biliaire par des plantes, videz les intestins (douche rectale) et activez les glandes sébacées et sudoripares pour utiliser la peau comme porte de sortie.
- Pratiquer régulièrement des exercices physiques et respiratoires en plein air.
- Utiliser les plantes sous différentes formes : en infusion pour fluidifier les expectorations et favoriser la libération des écoulements (eucalyptus, thym, origan…), en fumigations (térébenthine, thym à linalol…) et en diffusion (pin sylvestre, niaouli, ravintsara…).

La bronchiolite et la bronchite

La bronchiolite est l'infection aiguë la plus sévère des voies respiratoires inférieures chez l'enfant de moins de 2 ans et surtout chez le nourrisson de moins de 6 mois. Les bronchioles pulmonaires sont enflammées, provoquant des difficultés respiratoires pouvant aller jusqu'à une insuffisance grave. Dans la plupart des cas, la cause est virale, mais elle peut être bactérienne.

Il conviendra de :

- Supprimer les surcharges alimentaires (les amidons, les graisses et les sucres industriels) ;
- Faire une dissociation alimentaire pendant quelques jours (séparer les amidons et les protéines en les mangeant à des repas différents) ;
- Supprimer les produits laitiers ;
- Faire un petit jeûne hydrique ou avec du bouillon de légumes filtré (carotte, potiron) ;
- Placer une bouillotte chaude sur le ventre après les repas ;
- Faire une douche rectale, prendre des bains chauds.

Quelques pistes en biothérapies :

- Rhubarbe, bourdaine, mauve, pour stimuler les intestins ;
- Artichaut, romarin, pissenlit, pour stimuler le foie ;

- Thym, feuilles d'eucalyptus, origan, pour fluidifier les expectorations.

La bronchite désigne l'inflammation des bronches, dont les parois produisent une quantité importante de mucus. Elle peut être d'origine virale, bactérienne, ou encore être due à l'inhalation de particules toxiques.

Il conviendra de :

- Détoxifier foie et poumons ;
- Faire une diète au bouillon de légumes ;
- Effectuer un lavement rectal ;
- Appliquer un cataplasme à la farine de moutarde (sinapisme).

En pratique

Pour confectionner un cataplasme à la farine de moutarde, mettez une quantité suffisante de farine de moutarde dans un récipient, ajoutez de l'eau froide ou tiède (l'eau chaude détruit son activité) de façon à obtenir une pâte fluide, appliquez sur la région douloureuse ou le dos et recouvrez d'un linge. Gardez aussi longtemps que vous pouvez le supporter.

Quelques pistes en biothérapies :

- Romarin, eucalyptus, pin, niaouli en huiles essentielles, à frictionner sur la poitrine dans une huile végétale ;
- Ravintsara en diffusion dans l'air ;
- Soufre en oligoélément ;
- Bol d'Air Jacquier®.

La laryngite

L'inflammation du larynx est causée, le plus souvent, par une infection des voies respiratoires ou par un agent irritant. Il en résulte souvent une inflammation des cordes vocales avec enrouement, la respiration se faisant plus difficile.

Il conviendra de :

- Manger peu et se reposer ;
- Appliquer des compresses chaudes sur la gorge, à garder 10 à 15 minutes.

Quelques pistes en biothérapies :

- Gargarismes avec l'Élixir du Suédois® ou Tégarome® : 15 à 20 gouttes dans un verre d'eau.
- Jus de citron dilué dans de l'eau chaude avec du miel, 1 à 3 fois par jour.
- Spray à la propolis.
- Par voie orale, sur un comprimé neutre, mettez 1 goutte de thym à linalol et 1 goutte de ravintsara 4 à 5 fois par jour.
- Gouttes aux essences : composé d'huiles essentielles de menthe poivrée, de girofle, de thym, de cannelle de Ceylan, de lavande, ce mélange aux propriétés antimicrobiennes et antiseptiques se prend en cure.

Focus

L'Élixir du Suédois® du Dr Theiss est élaboré à partir d'une recette traditionnelle contenant de l'angélique, de la cannelle, du safran, du camphre, de la cardamone, etc. Utilisé en gargarisme, il fera des merveilles pour les inflammations de la gorge et lors d'enrouements.

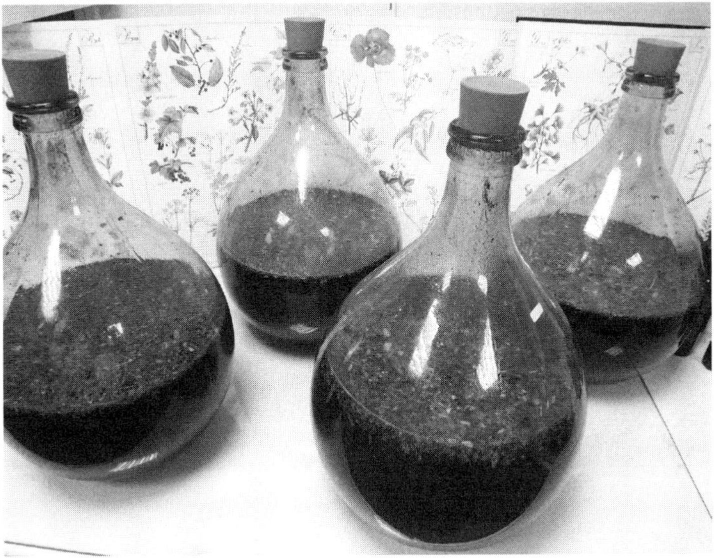

L'Élixir du Suédois® macère dans des bonbonnes en verre.

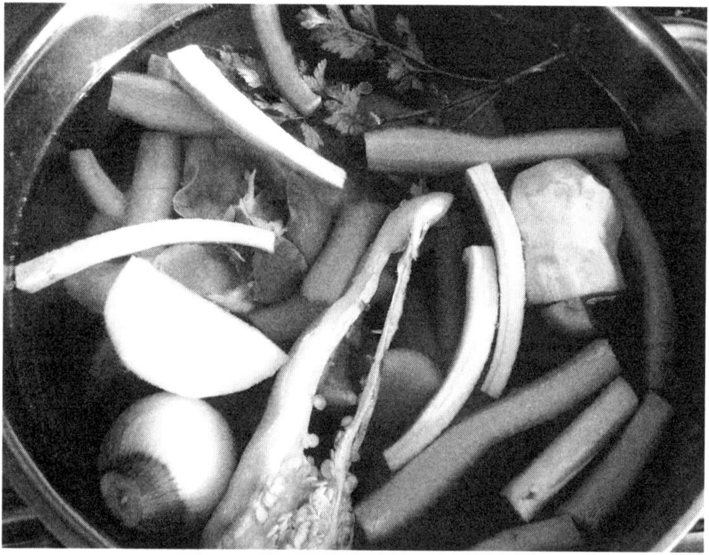

Le bouillon de légumes filtré est recommandé en cas de troubles ORL.

Otite, sinusite, rhume, rhinopharyngite

Deux mécanismes favorisent ces infections. Le premier est lié à la baisse ponctuelle de la vitalité générale. L'autre est purement digestif.

Pour aller plus loin

Lorsque la digestion devient laborieuse, quelle que soit l'origine de cette difficulté gastrique, l'organisme envoie plus de sang au niveau de l'estomac : c'est l'hyperhémie gastrique. Le sang afflue à la muqueuse stomacale et à tout l'estomac. Par voie de contiguïté, cet afflux touche l'œsophage, puis va jusqu'aux bronches et à la gorge pour atteindre tout l'arbre respiratoire et ORL.

Il conviendra de restaurer une digestion normale par un réglage alimentaire, de cesser le grignotage et de supprimer les produits laitiers. Il est recommandé de faire un petit jeûne hydrique ou avec du bouillon de légumes filtré (carotte, potiron). Comme dans toute infection aiguë, le repos, la chaleur et la diète sont essentiels.

Quelques pistes en biothérapies :

- Gouttes aux essences avant les trois repas ;
- Oligosol® cuivre-or-argent dans un verre d'eau chaude ;
- Échinacée, églantier, sapin, thym, feuilles d'eucalyptus, origan, pour fluidifier les expectorations ;
- Rhubarbe, bourdaine, mauve, pour stimuler les intestins ;
- Artichaut, romarin, pissenlit, pour stimuler le foie.

Les troubles cardio-vasculaires (1)

Les problèmes circulatoires sont à mettre en relation avec l'état du sang. Ce dernier reflète l'état du métabolisme général. Il convient, avant l'utilisation de toute biothérapie, d'essayer de normaliser les fonctions par l'hygiène de vie. En effet, le sang assure la nutrition cellulaire et l'évacuation des déchets : si la machine fonctionne bien, la circulation est saine.

Les principaux signes d'une faiblesse du système cardio-vasculaire sont : pâleur ou rougeur de la peau, congestion des vaisseaux (rougeurs, vaisseaux visibles), extrémités froides (rétractation des capillaires), pâleur ou rougeur de la conjonctive de l'œil, essoufflement et fatigue à l'effort, fourmillement dans les membres, jambes gonflées, extrémités bleues (ongles cyanosés, lèvres bleutées), règles douloureuses, bouffées de chaleur, dilatation des vaisseaux, varices et hémorroïdes, hyper- ou hypotension, perturbations du rythme cardiaque… Les causes sont multiples, elles peuvent être liées à une inflammation des vaisseaux, aux déchets déposés sur les parois des vaisseaux (sels, cholestérol) ou à un amas de déchets ou de cellules dans le sang.

Les objectifs prioritaires en naturopathie sont de stimuler les éliminations, de nettoyer le sang, de favoriser le mouvement des liquides dans le corps et de s'assurer d'un apport nutritionnel adéquat.

Voici quelques troubles cardio-vasculaires et le comportement à adopter pour y faire face.

Les anémies concernent essentiellement la carence du nombre de globules rouges, mais il existe plusieurs types d'anémies ; nous vous recommandons de faire des recherches sur la cause avec votre médecin traitant.

En attendant, il conviendra de :

- Prendre des bains chauds ;
- S'exposer suffisamment au soleil ;
- Boire des jus de légumes crus et adopter une alimentation biologique adéquate ;
- S'assurer que le corps ne manque pas de fer, de protéines, de minéraux ou de vitamine B12.

L'artériosclérose entraîne un épaississement de la paroi artérielle et la formation de dépôts de cristaux dans la paroi des vaisseaux, diminuant leur élasticité et augmentant la tension artérielle.

Il conviendra de :

- Réduire les facteurs de risques (diabète, hypertension artérielle et cholestérol) ;
- Prendre des bains très chauds avec quelques gouttes de camphre ;
- Effectuer des séances de sauna finlandais traditionnel ;
- Consommer des légumes, des fruits, du riz complet ;
- Faire des cures d'eau distillée.

Les troubles cardio-vasculaires (2)

L'artérite (ou goutte) est une inflammation des artères créée par les déchets du sang, la cause principale étant l'acide urique (issu de la dégradation de certaines protéines).

Il conviendra de :

- Se faire masser par des effleurements doux, afin de favoriser la circulation ;
- Prendre des bains de pieds tièdes avec de l'alcool camphré ;
- S'adonner au sauna finlandais traditionnel ;
- Pratiquer une activité physique.

Quelques pistes en biothérapies : lavande, romarin.

L'athérosclérose présente des symptômes qui peuvent être confondus avec ceux d'autres troubles : douleurs aux articulations, éclairs fulgurants devant les yeux, oreilles qui sifflent ou bourdonnent. Une mauvaise hygiène de vie augmente le risque d'une attaque cardiaque causée par l'athérosclérose, et tout particulièrement une alimentation trop riche en gras animal, une vie sédentaire, le tabagisme et l'alcool fréquent.

Il conviendra de :

- Choisir une alimentation saine et équilibrée, faisant une large place aux fibres alimentaires, aux fruits et légumes ;
- Consommer le moins possible de gras animal (viandes rouges et produits laitiers), préférer la viande blanche et surtout les poissons, particulièrement le saumon, le hareng et les sardines ;
- Éliminer le plus possible la consommation des sucres (saccharose, glucose et surtout fructose) et limiter sa consommation de céréales ;
- Pratiquer régulièrement une forme d'exercice, de préférence au grand air ;
- Transpirer au sauna.

Quelques pistes en biothérapies : oméga-3 et 6, gélules d'ail, aubier de tilleul, magnésium.

Les hémorroïdes sont des varices internes et externes des veines situées autour de l'anus. Leur apparition est favorisée par des facteurs comme l'hérédité, la constipation, les problèmes hépatiques et la grossesse notamment.

Il conviendra de :

- Limiter sa consommation de sel ;
- Éviter le café et toutes les boissons à base de caféine, l'alcool, les épices, les aliments gras et lourds à digérer, ainsi que toutes les charcuteries ;

- Consommer des aliments contenant de la vitamine C et de la vitamine E, ainsi que des fruits rouges ;
- Boire beaucoup d'eau ;
- Pratiquer une activité physique.

Quelques pistes en biothérapies :

- Cure en ampoules de détox du foie (artichaut, radis noir) ;
- Vous pouvez demander en pharmacie de faire préparer une pommade et des suppositoires naturels à base d'huile végétale de calophylle, à laquelle on ajoutera de la lavande aspic, de l'hélichryse italienne et du cyprès.

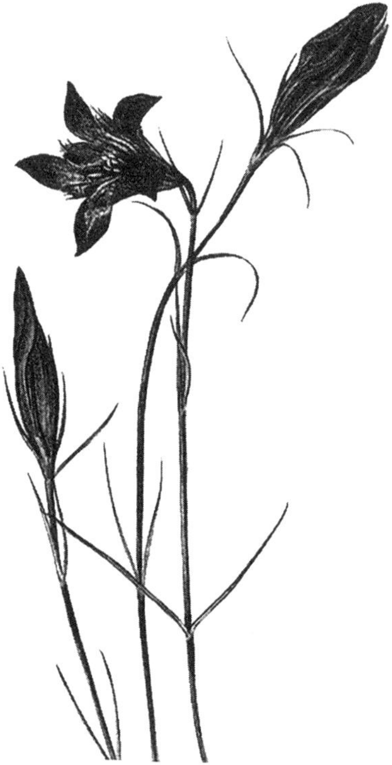

La gentiane permet de traiter les excès de cholestérol.

L'hypercholestérolémie

La naturopathie a d'excellents résultats sur le traitement de l'excès de cholestérol. Le stress nerveux, les émotions intériorisées, l'alimentation surchargée en mauvaises graisses sont les vecteurs de la fabrication en excès de cholestérol par l'organisme.

Il conviendra de :

- Corriger son alimentation avec davantage de crudités, de légumes, de fruits, moins de laitages, de fromages de vache, de mets en sauce préparés avec des graisses saturées et raffinées, et aucun œuf dur (seulement au plat ou mollet de temps en temps) ;
- Utiliser des huiles de première pression (colza, cameline, olive, noix) sans les chauffer ;
- Pratiquer un exercice physique régulier.

Quelques pistes en biothérapies :

- Artichaut, gentiane, camomille, chardon-marie, curcuma ;
- Oméga-3 de poissons des mers froides, de krills (petites crevettes), d'huile de lin ;
- Extrait dosé de levure de riz rouge, qui contient des substances bloquant la fabrication excessive de mauvais cholestérol (à associer au coenzyme Q10 après 50 ans si la prise est continue, car la levure de riz rouge est susceptible de diminuer la fabrication de ce coenzyme essentiel à l'organisme).

L'hypertension et l'hypotension

L'hypertension désigne une pression trop élevée dans les artères. Elle favorise les pathologies cardio-vasculaires. Elle épuise le cœur et les artères, avec des effets d'autant plus néfastes en présence d'autres facteurs de risque comme le stress permanent, le tabac, l'alcool, le café, une alimentation déséquilibrée. Le cholestérol et le diabète sont des facteurs aggravants.

Il conviendra de :

- Adopter une alimentation saine ;
- Éviter les facteurs de risque importants, comme le café, le tabac, l'alcool et le surpoids ;
- Stimuler la filtration du sang par sudation (sauna, exercices physiques) et par augmentation de la diurèse (boire beaucoup, utiliser des plantes diurétiques) ;
- Drainer le foie régulièrement ;
- Gérer son stress avec de l'exercice modéré en plein air ;
- Se relaxer, apaiser les problèmes d'ordre émotionnel.

Quelques pistes en biothérapies :

- Ail, olivier, aubépine, griffonia ;
- Oméga-3 ;
- Artichaut, pissenlit, camomille ;
- Magnésium marin en cure.

À l'inverse de l'hypertension, l'hypotension artérielle est une pression du sang anormalement faible, permanente ou occasionnelle. Les principaux signes sont des maux de tête, de la fatigue, des malaises/étourdissements, une transpiration excessive, une baisse de l'acuité visuelle avec parfois des crises d'angoisse. Elle peut être liée à une infection, une perte de sang importante et anormale, un faible taux de fer, une anémie, une grossesse, un accouchement, l'allaitement, un déséquilibre de la thyroïde, mais aussi due à la déshydratation ou à des complications rénales (reins), des effets secondaires de certains médicaments, le stress ou une réaction allergique...

Il conviendra de :

- Éviter les bains trop chauds ainsi que les sauna et hammam, l'excès de chaleur pouvant provoquer un malaise ;
- Réguler la consommation de sel ;
- Manger suffisamment de protéines et de bonnes graisses animales et végétales, riches en oméga3, et des aliments à faible teneur en glucides pour éviter de stimuler l'insuline en excès ;
- Boire 1,5 litre d'eau plate, hors thés et tisanes, par jour ;
- Pratiquer une activité physique régulière et douce ;
- S'oxygéner en effectuant quelques exercices respiratoires ;
- Avoir un sommeil de qualité et récupérateur.

Quelques pistes en biothérapies : angélique, pissenlit, sauge, myrtille, aubépine, vigne rouge, réglisse.

Les troubles ostéo-musculaires

Ces troubles touchent les os, les muscles, les cartilages, les articulations. En tête de liste, le mal de dos, qualifié de « mal du siècle », puisque, selon la Caisse nationale d'assurance maladie des travailleurs salariés, 8 personnes sur 10 en souffriront au cours de leur vie !

Les causes majeures des problèmes ostéo-musculaires sont :

- Des carences alimentaires, en particulier du calcium, en ration insuffisante ou mal absorbé (trop de cuisson, carence en vitamine D ou problèmes d'absorption intestinale) ;
- Un manque de sollicitation du muscle et de la trame osseuse (sédentarité) ;
- Des insuffisances circulatoires, des dépôts pouvant empêcher la nutrition optimale des muscles et des os ;
- Des accidents ou des sursollicitations (claquages, lumbago, fractures...).

Les principaux signes d'une faiblesse du système ostéo-musculaire sont les suivants : troubles inflammatoires et pathologies articulaires, fragilité osseuse, fatigue, manque d'énergie, frilosité, perte de poids, déchaussements dentaires, gingivites, ongles fragiles et cassants, kystes, extrémités froides, crampes et spasmes musculaires...

Focus

Les rhumatismes ont pour cause principale l'acidité, selon le naturopathe. Face à une alimentation acide, le corps doit utiliser des minéraux pour retrouver un équilibre, et sur le long terme, il se déminéralise. Il conviendra de consommer beaucoup de minéraux naturels et de limiter les sources d'acidité.

Les objectifs prioritaires en naturopathie :

- Réguler le poids pour soulager les articulations ;
- Privilégier une alimentation biologique vivante avec des aliments frais, apportant beaucoup de minéraux, de légumes verts, d'algues, de graines germées ;
- Varier les sources de calcium (oléagineux, algues, céréales, légumes, crustacés…) ;
- Limiter les aliments pourvoyeurs de purine (viandes rouges, café, thé, cacao…), qui génèrent de l'acide urique, ainsi que les aliments acidifiants (agrumes, sodas, produits laitiers, céréales raffinées, confiseries…) ;
- Réduire la consommation des graisses d'origine animale et privilégier les graisses végétales non inflammatoires ;
- Limiter les effets du stress, du surmenage physique et intellectuel ;
- Éviter la sédentarité, pratiquer un exercice physique en fonction de l'énergie et des capacités ;
- S'exposer au soleil, autant pour la vitamine D que pour ses rayonnements vitaux ;
- Boire beaucoup mais de l'eau peu minéralisée, pour faciliter le travail des reins.

Arthrite et arthrose

Ces affections chroniques des articulations se caractérisent anatomiquement par des lésions des genoux, de la hanche, des articulations vertébrales et des doigts. Le cartilage s'use, il se fissure, l'os se décalcifie à certains endroits et se trouve hypercalcifié à d'autres endroits (ostéophytes).

Il conviendra de :

- Réduire les sources d'acidité du corps et le drainer par l'exercice physique et le sauna régulièrement (l'exercice, par un effet de pressions mécaniques sur la capsule synoviale, permet de drainer et de renouveler le liquide synovial, sans lequel il ne peut y avoir de régénérescence du cartilage) ;
- Consommer des fruits de mer, des algues, des eaux de mer, qui comportent les nutriments dont les cellules et enzymes en charge de la fabrication de nos cartilages ont besoin, mais aussi des vitamines C et A, des graines germées, des hormones végétales (pollen, gelée royale) ;
- Adopter une alimentation biologique en évitant les aliments acidifiants.

Quelques pistes en biothérapies :

- Chondroïtine sulfate et glucosamine sulfate ;
- Aubier de tilleul, genièvre, frêne... silicium, magnésium ;
- Silicium par voie orale et en application externe (gel) ;
- Huiles essentielles de gaulthérie, d'eucalyptus citronné notamment.

Autres troubles ostéo-musculaires

L'**ostéoporose** engendre une diminution progressive de la trame protéique de l'os, ce qui le fragilise et peut entraîner fractures et tassements. Survenant surtout à partir de la ménopause et de l'andropause, cette maladie peut être due à un régime pauvre en calcium/protéines ou à leur malabsorption, à un dérèglement hormonal, une mauvaise hygiène de vie associée à la consommation d'alcool et de tabac.

Il conviendra de :

- Faire une réforme alimentaire saine et équilibrée :
  - En supprimant les laitages de vache et les aliments acidifiants, favorisant la décalcification ;
  - En apportant du calcium et du magnésium avec des algues (lithothamne, kelp, spiruline, wakamé, nori...) ;
  - En consommant des épinards, chou vert, brocolis, poireaux, navets (fanes inclus), pois chiches, lentilles, haricots blancs, des fruits secs, et certains poissons (anchois, crustacés : crevettes, homard, huîtres, coquilles Saint-Jacques...) et de bons oméga-3.
- Revitaliser le corps avec des activités physiques, des massages, des bains chauds et des expositions au soleil.
- Boire une eau faiblement minéralisée.

Attention

Il est déconseillé de prendre des comprimés de calcium, qui risqueraient d'augmenter la calcification des artères et des articulations.

Quelques pistes en biothérapies : magnésium, zinc, oméga-3.

La **polyarthrite rhumatoïde** est une maladie auto-immune. L'organisme de la personne qui en souffre fabrique des anticorps qui se retournent contre ses propres tissus, en l'occurrence, la synoviale des articulations. Des inflammations articulaires surviennent par poussées.

Il conviendra de :

- Faire une réforme alimentaire stricte :
  - En supprimant les sources d'acidité (alimentation industrielle et raffinée, excès de protéines et produits laitiers) ;
  - En privilégiant jus de légumes crus, légumes cuits, fruits, poissons, coquillages, amandes, curcuma et gingembre (anti-inflammatoires) ;
  - En pratiquant la dissociation sous forme de cure (séparation des protéines et des féculents) ;
  - En comblant les carences éventuelles ;
  - En favorisant le repos digestif avec une journée de monodiète par semaine.
- Encourager l'élimination des métabolites (acides et sel) au moyen d'exercice physique adapté, de sauna, d'enveloppements

d'huiles essentielles, d'applications de cataplasmes chauds, d'exercices respiratoires...

Quelques pistes en biothérapies :

- Harpagophytum, silicium organique, prêle, ortie, curcuma, bouleau... ;
- Algues marines, eaux de mer ;
- Acérola, argousier ;
- Spiruline, pollen, cassis, gelée royale...

Les troubles cutanés

La peau est à la fois le filtre, l'enveloppe du corps, le miroir de l'organisme et celui de l'âme. Elle assure les fonctions suivantes : protection mécanique et thermique, régulation thermique grâce au système vasculaire, immunité, respiration, réception des sensations et émotions, réflexes, élimination et relais des autres filtres (foie/vésicule biliaire, poumons, intestins, reins), nutrition physique et subtile (absorption immédiate des crèmes, des liquides...).

Plusieurs causes peuvent être à l'origine des maladies de la peau, telles que l'acné, les eczémas secs ou suintants et le psoriasis : l'alimentation, le déséquilibre hormonal, l'environnement, le stress, l'insomnie, des problèmes d'élimination, une disharmonie émotionnelle... D'autres facteurs nuisent à la qualité de la peau, comme la caféine, l'alcool, le tabac ou encore les carences en vitamines.

Le saviez-vous

La période de l'adolescence provoque une production de sébum importante par le biais des hormones.

Il conviendra de :

- Adopter une alimentation adaptée et saine à base de fruits et de légumes biologiques, en proscrivant charcuteries, plats en sauce, céréales blanches, boissons gazeuses, tabac, café, alcool, sucres raffinés, produits laitiers, glaces, pâtisseries et graisses saturées ;

- Combler les carences en oméga-3 et 6, vitamines A, B, C, E, soufre, sélénium, zinc, par l'alimentation en priorité ;
- Faire régulièrement des monodiètes de compote de pomme, de carotte, de banane ou de quinoa ;
- Utiliser quotidiennement le curcuma pour ses vertus anti-inflammatoires ;
- Éviter de se servir de produits pour la peau allergisants et non biologiques ;
- Pratiquer régulièrement un exercice physique pour encourager la production de sueur et de sébum et éliminer les toxines ;
- Se rendre au hammam et au sauna régulièrement ;
- S'oxygéner correctement ;
- Boire en quantité suffisante.

Quelques pistes en biothérapies :

- En phytothérapie (cure en ampoules) : soucis, bardane, pensée sauvage.
- Compléments alimentaires, si l'alimentation ne suffit pas : oméga-3, complexe de vitamines B, zinc, huiles de bourrache et d'onagre.
- Huile essentielle de *tea tree*, directement en application sur les boutons.

Les troubles visuels (1)

Les problèmes oculaires sont de plus en plus prégnants à mesure que l'âge avance. Sont souvent en cause le manque de nutriments essentiels que notre organisme ne fabrique pas en quantité suffisante et une alimentation et une hygiène de vie déséquilibrées. La prévention est efficace et il est possible d'aider naturellement au traitement de certains problèmes.

Attention

Un vieillissement prématuré des tissus oculaires demande beaucoup de temps de régénération. Il faut de nombreuses années pour qu'ils se détériorent, il n'y a pas de solutions rapides pour revenir en arrière.
Soyez patient !

Il conviendra de :

- Protéger les yeux d'un vieillissement prématuré en adoptant une alimentation saine et fraîche, privilégiant les sources d'antioxydants, tels que légumes, fruits (myrtille), œufs, algues, poissons, et s'assurer d'une bonne digestion ;
- Apporter du fer, indispensable pour une bonne oxygénation du sang et de tous les tissus et organes ;
- Éliminer particulièrement les métaux lourds avec des cures détox ;
- En complémentation, choisir des complexes à base de plantes, de vitamine A, de bêta-carotène, de lutéine et d'antioxydants.

Voici quelques troubles visuels et quel comportement adopter pour y faire face.

La **cataracte**, causée par l'épaississement du cristallin, entraîne une cécité partielle ou totale. Son opération est assez courante, la chirurgie étant le seul véritable traitement. Il est donc impératif de la prévenir quand c'est encore possible.

Il conviendra de :

- Adopter une alimentation saine et équilibrée (fruits et légumes bio de saison, riches en vitamines et antioxydants), en privilégiant la cuisson douce et le cru pour une bonne préservation des nutriments ;
- Faire attention aux expositions solaires prolongées ;
- Stimuler la circulation périphérique de l'œil par des massages (vous pouvez aussi appliquer autour des yeux des compresses avec du ginkgo biloba) ;
- Pratiquer le yoga des yeux.

Focus

Le yoga des yeux est pratiqué depuis des siècles en Asie. En 1920, un ophtalmologue américain découvre qu'il permet de retrouver un confort visuel. Il développe plusieurs exercices, à pratiquer en séance individuelle ou collective, puis à répéter à la maison.

Quelques pistes en biothérapies : myrtille, feuille de ginkgo biloba, lutéine, vitamine A, bêta-carotène, propolis pure.

Les troubles visuels (2)

La conjonctivite est une inflammation au niveau de la muqueuse dans la partie intérieure de la paupière et de la fine membrane sur la surface de l'œil. Elle entraîne la dilatation des petits vaisseaux qui parcourent l'œil, qui devient rouge. Cette infection peut être d'origine allergique, bactérienne, virale, traumatique ou toxique. Elle peut toucher tous les âges, du nourrisson aux adultes.

Il conviendra de :

- Opter pour une alimentation riche en fruits et légumes de saison et de qualité, lesquels contiennent vitamines et antioxydants ;
- S'assurer d'une bonne circulation veineuse générale (notamment les petits capillaires) et d'une bonne irrigation de l'œil en particulier (vous pouvez appliquer des feuilles d'hamamélis) ;
- Consommer des myrtilles et des baies de goji sous forme de jus ou d'extraits de qualité biologique ;
- Pratiquer des mouvements des yeux ;
- Observer une hygiène exemplaire.

Quelques pistes en biothérapies : myrtille, feuille de ginkgo biloba, lutéine, vitamine A, bêta-carotène, propolis pure.

La dégénérescence maculaire liée à l'âge (DMLA) atteint la vision centrale de l'œil et cause une quasi-cécité à long terme. Une fois les lésions installées, l'atteinte de la rétine est irréversible. On peut toutefois la freiner, voire la stopper et certaines personnes perçoivent même une amélioration de la vision au bout d'un certain temps de traitement.

Il conviendra de :

- Adopter une alimentation saine et équilibrée, accompagnée régulièrement de myrtilles et de baies de goji, stimulantes et protectrices des yeux, riches en flavonoïdes divers (on peut aussi les consommer sous forme de compléments), sans oublier les acides gras essentiels (oméga-3 et 6), qui interviennent dans de nombreuses réactions métaboliques cellulaires de réparation ;
- S'assurer d'une bonne oxygénation par la respiration ;
- Surveiller le bon fonctionnement émonctoriel global de l'organisme et pratiquer un exercice physique pour dynamiser la circulation.

Quelques pistes en biothérapies :

- Ginkgo biloba, marron d'Inde, plantes stimulant la petite circulation veineuse ;
- Fer, pour une bonne oxygénation du sang ;
- Vitamine A et bêta-carotène ;
- Sérocytol®, laboratoire Serolab ; Royal Vision®, laboratoire La Royale.

Les troubles neuro-glandulaires

L'approche naturopathique de ces maladies ne cherchera pas à modifier le comportement d'une glande, une seule intervention sur une glande pouvant déstabiliser toutes les autres.

Attention

Les hormones de synthèse sont à éviter si possible, l'organisme n'étant pas en mesure de les dégrader et de les neutraliser, avec un risque d'intoxication et d'épuisement des organes sollicités.

Les causes majeures des problèmes neuro-glandulaires sont liées aux conditions de vie : alimentation, activité physique, contact avec les éléments vitaux, stress, sommeil... Les principaux signes sont : fatigue, manque d'énergie, problèmes de sommeil, poids excessif ou insuffisant, transpiration excessive, apathie ou surexcitation, troubles de l'humeur...

Il conviendra de :

- Adopter une alimentation naturelle et biologique, favorisant les fruits et les légumes, les légumes secs et les légumineuses, les céréales complètes, les poissons gras, les algues, les graines germées, les amandes, noix, noisettes, les huiles de première pression à froid, le germe de blé ;
- Supprimer l'alcool, le tabac et le café ;

- Pratiquer un exercice physique et s'oxygéner ;
- Harmoniser son espace de vie et travailler sur la gestion du stress ;
- S'exposer à la lumière.

Quelques pistes en biothérapies :

- Pollen, gelée royale, bourgeons ;
- En phytothérapie : passiflore, valériane, mélisse, cassis, romarin, lapacho, sureau.

Parmi les troubles neuro-glandulaires, on trouve le diabète. Cette maladie évolutive et métabolique se caractérise par une hyperglycémie chronique.

Attention

Il faut distinguer le diabète de type 1, qui concerne la destruction progressive des cellules bêta du pancréas sécrétant l'insuline, et le diabète de type 2, lié à un excès chronique de sucre dans le sang.

Il conviendra de :

- Mettre au repos la fonction digestive en évitant les mauvais mélanges, adopter une alimentation équilibrée et principalement crue, avec beaucoup de jus de légumes ;
- Supprimer les sucres raffinés et les inhibiteurs de digestion ;
- Réduire les acides gras saturés au profit des oméga-3 et 9 ;
- Pratiquer une activité physique régulière ;
- Se relaxer.

Le jeûne n'est envisageable que dans des conditions d'accompagnement dans un centre.

Quelques pistes en biothérapies :

- Chrome, magnésium, potassium, zinc, sélénium ;
- Huile essentielle de cannelle ;
- Géranium, eucalyptus, girofle, myrtille, bardane ;
- Élixirs floraux (fleurs de Bach).

L'hyperthyroïdie et l'hypothyroïdie

L'hyperthyroïdie se caractérise par une production excessive d'hormones thyroïdiennes. Les causes peuvent être multiples : maladie auto-immune (Basedow), nodules ou encore inflammation de la glande thyroïde.

Il conviendra de :

- Éliminer au maximum les causes de stress ;
- Se rendre à la campagne ou à la montagne (mais pas à la mer) ;
- Pratiquer des randonnées et des sports en plein air, en évitant les sports d'impact ;
- Se reposer ;
- Adopter une alimentation biologique et saine, en évitant les radis et les fruits de mer et en favorisant l'oignon, le chou et le navet, qui ralentissent l'assimilation de l'iode ;
- Soutenir le travail du foie.

À l'inverse, l'hypothyroïdie se caractérise par une production d'hormones insuffisante par la thyroïde. À l'origine de cette pathologie, la glande hypophyse, qui ne joue pas correctement son rôle en ne stimulant pas suffisamment la glande thyroïde.

Il conviendra de :

- Respecter une hygiène alimentaire stricte, à base de produits frais, sains et biologiques, crus ou préparés à la vapeur douce, en supprimant tous les produits laitiers, le gluten, les sucres, la viande rouge ;
- Consommer de la maca (superaliment stimulant de l'hypophyse et de l'hypothalamus) ;
- Se mettre au repos et désintoxiquer son organisme (exercice physique, sauna, massages) ;
- Adopter une alimentation saine et équilibrée, légère, et faire des jeûnes courts ;
- Pratiquer une gymnastique du cou pour stimuler la zone ;
- Chanter, car le chant fait vibrer les cordes vocales en libérant le larynx et permet ainsi de revitaliser la zone ;
- Consulter un ostéopathe crânien et faire des postures renversées ;
- Prendre des bains de lumière.

Les troubles infectieux et infantiles (1)

La pathologie infectieuse survient brutalement et affaiblit rapidement l'organisme chez l'enfant. Les parents doivent impérativement accompagner les processus naturels de guérison du corps sans chercher uniquement à réprimer les symptômes pour se rassurer.

À retenir

Les maladies aiguës bien gérées protègent des maladies chroniques, car elles permettent au corps de sortir ses toxines et de se renforcer. L'enfant en bonne santé a les capacités pour guérir très rapidement et les maladies infantiles lui permettent d'avoir une meilleure résistance future, des poussées de croissance, une plus grande vitalité. Sur le plan psychologique, il va gagner en confiance en lui, il pourra se sentir entouré par sa famille et se construire.

Les causes majeures sont liées à des bactéries, des virus, des parasites ou des mycoses. Les principaux signes sont : poussées de fièvre, forte fatigue, sueurs nocturnes, troubles du sommeil, agitation, peur, courbatures, nez qui coule, maux de gorge, douleurs, diarrhées, vomissements, constipations, douleurs abdominales, convulsions…

Il conviendra de :

- Accompagner le processus naturel nécessaire à l'élimination de l'agent pathogène et rétablir l'équilibre afin de faire de cette « épreuve » un atout pour la vitalité future de l'enfant ;

- Après la maladie, faire une cure de revitalisation.

En cas de fièvre :

- Chercher l'origine de la fièvre ;
- Observer les éliminations de l'enfant, la constipation pouvant empêcher d'évacuer la maladie ;
- Remplacer le lait et la nourriture par de l'eau (souvent et en petite quantité), du bouillon filtré ou du jus de carottes ;
- Surveiller les convulsions (90 % d'entre elles sont bénignes, mais si elles durent plusieurs minutes, les conséquences ne sont pas à exclure) ;
- Éviter de donner des antipyrétiques pour éradiquer la fièvre, car elle permet de combattre les agents responsables de l'infection, mais la surveiller et la temporiser, en refroidissant avec un gant froid sur le front ou en frictionnant le corps avec le gant passé dans une eau froide vinaigrée (éviter les bains trop froids) ;
- Donner une douche rectale à l'enfant ;
- Pratiquer la technique du bain dérivatif (refroidissement de la zone pelvienne) ;
- L'habiller légèrement s'il n'a pas de sensations de frilosité et aérer sa chambre.

Attention

Si les symptômes ne s'améliorent pas rapidement, rendez-vous aux urgences ou contactez votre médecin traitant.

Les troubles infectieux et infantiles (2)

Dans tous les cas suivants, laisser dormir l'enfant aussi longtemps qu'il le désire, le rassurer, surveiller la fièvre et ses éliminations. Nourrir peu et remplacer les nourritures par des boissons chaudes en cas de fièvre.

Angines :

- Faire des gargarismes avec une infusion refroidie de feuilles de sauge.
- Faire des cataplasmes.
- Chlorure de magnésium ; vitamine C à forte dose.
- Huile essentielle de thym ; propolis ; échinacée.

Diarrhées infectieuses :

- Donner de l'eau et des tisanes de plantes : myrtille, noyer, airelles...
- Masser doucement l'abdomen avec quelques gouttes d'huile essentielle dans une huile végétale : lavande, niaouli.
- Charbon, argile blanche.
- Reprendre progressivement l'alimentation en commençant par des légumes cuits, puis des fruits cuits.

Oreillons :

- Drainer le foie avec des tisanes ou 1/3 d'ampoule diluée dans de l'eau : radis noir, artichaut, romarin...
- Donner des bains de pieds chauds et salés.
- Faire des bains de bouche à la myrrhe.
- Faire des cataplasmes.

Otites :

- Drainer le foie.
- Favoriser l'écoulement centrifuge en faisant « mûrir » par l'humidité et la chaleur.
- Faire des cataplasmes.
- Appliquer un peu d'huile essentielle de lavande vraie (enfant) et ou de citron (ados-adulte) autour de l'oreille.

Rougeole :

- Pratiquer diète et purgation.
- Rester au chaud.
- Préparer des infusions de plantes (tilleul, millefeuille, racine de scabieuse, framboisier) ; une fois la fièvre retombée, préparer de petites quantités de jus de légumes et de fruits.
- Faire des bains de bouche à la myrrhe.
- Appliquer du vinaigre de toilette sur les boutons.
- Désinfecter les voies ORL par diffusion d'huiles essentielles de lavande, romarin, thym, géranium, eucalyptus, sarriette, pin.

Rubéole :

- Refroidir le corps par enveloppement général froid dès le premier jour pour faire « sortir » la rubéole à la peau avec purgation et lavement.
- Donner de petites infusions froides de menthe.
- Nourrir peu ou faire une monodiète (pomme cuite ou purée de carottes).
- Donner de la vitamine C et du chlorure de magnésium.
- Après éruption, donner des bains chauds.
- Oindre avec une huile végétale de sésame ou de tournesol, des huiles essentielles de lavande et d'yang-ylang.

Varicelle :

- Donner des bains chauds avec de l'huile végétale d'amande douce.
- Appliquer sur la peau calendula, camomille, lavande.

Attention

Il convient de bien laisser s'exprimer la varicelle pour éviter le risque de zona, car il s'agit du même virus.

Les troubles psychiques

Il est parfois possible d'améliorer l'état de certaines maladies psychiques par le repos physiologique total du corps ou la détoxication du corps. En effet, le sang véhicule des toxines telles que les métaux lourds (plomb, mercure...) capables de modifier le psychisme de façon négative. Inversement, les bons nutriments (zinc, manganèse, vitamines du groupe B) peuvent le modifier positivement.

Il conviendra de :

- Détoxiquer le corps à l'aide de jeûnes, cures de jus de légumes crus et frais, de monodiètes, exercices physiques, sauna, massages... ;
- Arrêter totalement le gluten et les produits laitiers ;
- Suivre des cures douces pour détoxifier les métaux lourds (chlorelle, spiruline...) ;
- Recourir à une approche somatopsychique (la médecine du sens).

Focus

Les troubles autistiques se déclarent avant 3 ans chez l'enfant. Les naturopathes peuvent faire équipe avec les médecins homéopathes et les psychiatres pour tenter de faire évoluer les enfants autistes. Les méthodes utilisées sont : l'amélioration de l'alimentation, l'homéopathie, le contact avec la nature et les animaux, les thérapies comportementales et cognitives (TCC), l'approche transgénérationnelle et la Gestalt-thérapie avec les parents.

Les troubles rénaux

Les principaux signes sont : fatigue, faiblesse, diminution du volume d'urine, mictions douloureuses ou plus fréquentes, urine trouble, foncée ou très claire, hypertension, perte de poids, d'appétit, maux de tête, contractions musculaires et crampes, troubles du sommeil...

Attention

L'approche naturopathique des problèmes rénaux est relativement douce dans ses effets, elle ne peut en aucun cas répondre à une situation d'urgence.

Il conviendra de :

- Adopter une réforme alimentaire pour améliorer la perméabilité du système digestif, en suivant un régime pauvre en sel, en protéines animales et en levures ;
- Limiter au maximum alcool, tabac, café, thé, chocolat et sucres industriels ;
- Mettre le système digestif au repos à l'aide de monodiètes et jeûnes ;
- Utiliser la chaleur (sauna, bains, enveloppements, cataplasmes) ;
- Soutenir le travail des reins avec des plantes diurétiques (bouleau, aubier de tilleul, reine-des-prés, pissenlit...) ;
- Boire de l'eau peu minéralisée ;

- Prendre des douches rectales pour désintoxiquer le terrain ;
- Se reposer et stimuler les zones réflexes par des massages.

En cas d'incontinence, il conviendra de :

- Neutraliser l'acidité intestinale grâce à une alimentation saine, équilibrée et riche en minéraux ;
- Tonifier le périnée avec des exercices et des bains dérivatifs ;
- Vérifier l'état de la colonne vertébrale en ostéopathie.

Les calculs rénaux sont dus à l'agglutination de minéraux, créant de vives douleurs. Ils peuvent être accompagnés d'une infection urinaire, de brûlures, de fièvre... Il est important de consulter votre médecin et votre naturopathe pour être accompagné durant quelques mois.

Il conviendra de :

- Uriner dans une bassine d'eau chaude (pour aider à la miction) ;
- Supprimer de l'alimentation les viandes rouges, les abats, le gibier, l'oseille, la rhubarbe, les épinards et les asperges ;
- Faire un jour de monodiète par semaine ;
- Favoriser l'élimination des déchets par la peau avec le sauna ;
- Faire une cure d'eau distillée ou de citron après la crise ;
- Consommer céleri, citron, géranium, estragon, aubier de tilleul, cassis, frêne (jus, extrait fluide, gemmothérapie), ortie (infusion ou jus).

En cas de rétention d'urine :

- Manger peu, limiter le sel et le gras, privilégier les protéines végétales, les aliments astringents et amers (baies, agrumes, sarrasin, oignons...) ;
- Boire suffisamment d'eau (pas de jus de fruits, sodas, café ou alcool) ;
- Faire du sport ;
- Pratiquer des massages drainants ;
- Pratiquer un lavement rectal, un bain dérivatif ;
- En phytothérapie : genévrier en extrait de plante fraîche ou bourgeons.

Les maux des bébés

Voici quelques maux qui peuvent toucher les jeunes enfants et les solutions pour y faire face.

Conseil

Il faut toujours suivre les besoins du nourrisson, le laisser dormir aussi longtemps qu'il en a besoin et s'assurer de sa sécurité émotionnelle.

En cas de coliques du nourrisson, vous pouvez préparer des tisanes légères en petite quantité de camomille, de mélisse ou de fenouil. Elles apaiseront les douleurs du bébé. Vous pouvez également utiliser le remède Rescue© en fleurs de Bach sous forme de granules (sans alcool), qui calmera la nervosité du bébé se demandant ce qu'il se passe dans son ventre.

En cas de troubles du sommeil ou anxiété du bébé :

- Assurez-vous qu'il bouge assez et qu'il a la possibilité de respirer un air frais non pollué en quantité suffisante.
- Observez les stress qui peuvent l'affecter dans la famille, et les stress dans sa vie de bébé (garderie, frères/sœurs...).
- Évitez la télévision.
- Dans l'eau du bain, ajoutez le contenu d'une infusion concentrée de camomille, rose, lavande ou mélisse.
- Massez le bébé avec de l'huile d'amande douce, ajoutez-y 1 goutte d'huile essentielle de lavande, de camomille ou de rose.

- Pensez aux fleurs de Bach ; dissoudre 2 granules dans un peu d'eau, 4 fois par jour :
  - bruyère, s'il ne veut pas rester seul ;
  - chicorée, s'il s'accroche à vous ;
  - aigremoine, s'il se montre calme dans la journée, agité la nuit ;
  - mimulus, en cas de peur identifiée ;
  - eau de roche, si la panique est liée à un cauchemar ;
  - Rescue©, si c'est une terreur nocturne.

En cas de poussées dentaires :

- Si l'enfant a plus de 6 mois, lui proposer de « se faire les gencives » sur une carotte bio, lavée et épluchée, ou sur un bâton de racine de guimauve ou de réglisse. Vous pouvez aussi utiliser les anneaux de dentition pour bébés, très utiles dans ces cas-là.
- Fleurs de Bach en granules ; dissoudre 2 granules dans un peu d'eau, 4 fois par jour :
  - prunus, si le bébé est colérique et pleure beaucoup ;
  - hêtre, pour l'aider à accepter la douleur ;
  - pommier sauvage, pour le soulager de cette gêne qui lui tape sur les nerfs.

Les troubles féminins

Voici les principaux troubles féminins et le comportement à adopter pour y faire face.

La cystite est une inflammation de la vessie. Il conviendra de :

- Adopter une alimentation saine, sans produits laitiers, sucres, alcools, etc. ;
- Boire beaucoup d'eau et d'infusions de reine-des-prés, aubier de tilleul, ortie, bruyère, busserole, et du jus de canneberge.
- Pratiquer un lavement rectal ;
- Pratiquer le bain de siège froid ou le bain dérivatif ;
- Prendre de la vitamine C ;
- Si nécessaire (cystite persistante), prendre des gouttes aux essences ou l'équivalent, ou des capsules d'huile essentielle d'origan.

Attention

L'infection peut remonter jusqu'au système rénal : surveillez la fièvre et les douleurs et contactez votre médecin traitant.

En pratique

Utiliser de l'hydrolat de lavande vraie ou fine (antiseptique à spectre large, antispasmodique, apaisante du système nerveux, antalgique, cicatrisante et régénérante), trois fois par jour dans un bain de siège tiède.

Les cystites et bon nombre d'infections vaginales peuvent être enrayées en 24 à 48 heures seulement.

Le fibrome est une tumeur bénigne développée à partir du muscle utérin, qui provoque des saignements prolongés au moment des règles, parfois entrecoupés de pertes blanches. Il conviendra de :

- Alterner les jeûnes hydriques et les jeûnes secs ;
- Stimuler l'ensemble des émonctoires par le sport, le sauna, etc. ;
- Recourir à l'aromathérapie (alchémille, gattilier, achillée, vigne rouge, grande ortie) ;
- Se supplémenter en vitamine E.

Les pertes vaginales, ou leucorrhées, correspondent souvent à la phase ovulatoire, entre le 14e et le 18e jour. Si elles deviennent anormales, il conviendra de :

- Réguler l'alimentation, supprimer les excès ;
- Assainir et restaurer la muqueuse intestinale et son microbiote grâce à des aliments riches en prébiotiques, en ferments lactiques, des jus de légumes frais et/ou lactofermentés, du pollen frais ou cru ;
- Prendre des bains chauds ;
- Faire des bains dérivatifs.

Le saviez-vous

L'organisme féminin bénéficie des menstruations pour éliminer ses toxines. À mesure que le corps se nettoie, au fil des cures naturopathiques et de l'amélioration de l'hygiène de vie, les menstruations se vivent plus en douceur, avec moins de spasmes, des règles plus courtes et un syndrome prémenstruel plus confortable, voire inexistant chez la plupart des femmes.

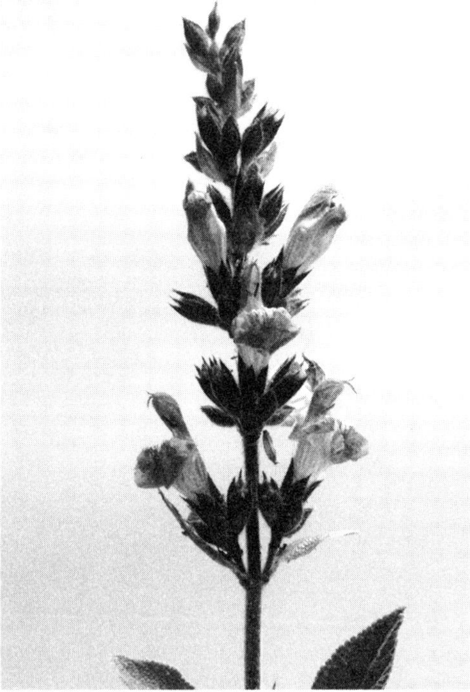

La sauge officinale en infusion est un remède naturel contre les troubles liés à la ménopause.

La ménopause

La ménopause est l'arrêt définitif de la fonction ovarienne chez la femme. Elle peut s'accompagner d'un certain nombre de troubles, comme des bouffées de chaleur, une sécheresse vaginale, une baisse de la libido, une baisse de l'humeur. La femme ménopausée peut aussi se sentir déprimée. Ces troubles sont dus à des surcharges de toxines qui ne sont plus évacuées par les règles. Il convient donc de :

- Pratiquer une activité physique, transpirer ;
- Adopter une alimentation saine et équilibrée en réduisant les quantités, car les besoins physiologiques diminuent à la ménopause, et en supprimant ou en réduisant très fortement laitages, viandes rouges, excitants (café, alcool, thé, chocolat, etc.) ;
- Consommer des infusions de sauge ;
- Prendre du curcuma et des élixirs floraux ;
- Utiliser l'actée à grappes noires pour réduire les bouffées de chaleur et du mélilot en teinture mère (maximum 15 jours par mois).

Conseil

Cette période charnière de la vie de la femme peut être l'occasion de se poser des questions, telles que : Quelle est ma relation à ma féminité ? Qu'est-ce que je n'accepte pas ? Il ne faut pas hésiter à explorer la culpabilité et la colère qui reviennent souvent lors de la ménopause.

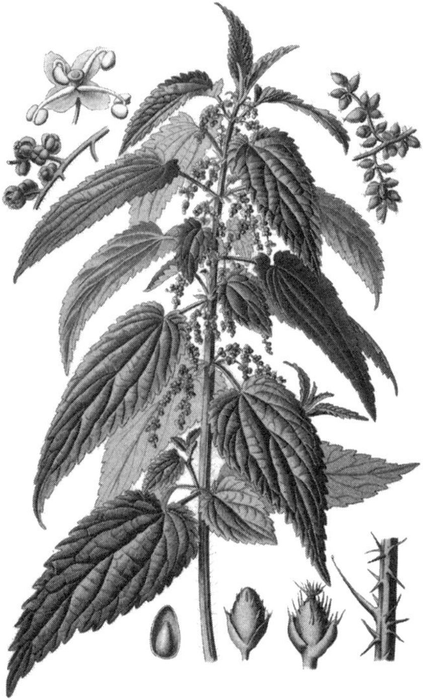

L'ortie est un remède naturel contre plusieurs troubles masculins.

Les troubles masculins

Les troubles masculins majeurs touchent la prostate, la glande de l'appareil génital masculin. Pour éviter l'apparition de ces troubles, de plus en plus courants à partir de l'âge de 50 ans, il conviendra de :

- Adopter une alimentation et un mode de vie sains, favoriser la désintoxication, l'élimination des toxines et le maintien d'un poids de forme ;
- Supprimer le tabac et diminuer l'alcool ;
- Faire de l'exercice physique, s'oxygéner ;
- Gérer l'émotionnel et se relaxer.

L'adénome prostatique ou hypertrophie bénigne de la prostate se caractérise par une augmentation du volume de la prostate, qui s'accompagne parfois de symptômes gênants : problèmes d'érection, baisse de la libido, fatigue excessive, palpitations, augmentation de la tension artérielle... Les meilleurs alliés pour combattre ce trouble sont les graines de courge, l'ortie, le pollen frais, les bourgeons de séquoia. Compléter avec : sélénium, vitamine E, vitamine B9, zinc.

La prostatite est une inflammation aiguë bactérienne provoquée par une infection, s'accompagnant de fièvres élevées. Les préconisations pour combattre ce trouble sont les mêmes que pour l'adénome prostatique. Vous pouvez en outre pratiquer un lavement rectal et appliquer des cataplasmes d'oignon à la hauteur du pubis.

Les causes des troubles de la sexualité

Les troubles de la sexualité peuvent avoir des origines très diverses. Identifier la ou les causes permet d'y remédier, sauf dans certaines situations particulières (par exemple, une incompatibilité de taille des organes génitaux des partenaires... dans ce cas, mieux vaut rester bons amis !). D'une manière générale, pour les deux sexes, on peut relever les causes majeures suivantes :

- **Causes vitales / énergétiques :** le surmenage de tout ordre (professionnel, sportif, intellectuel, sexuel) induit un épuisement vital qui entraîne une baisse, voire une disparition de la libido.
- **Causes psycho-affectives :** la gêne par rapport au plaisir, au plaisir sexuel en particulier (notamment chez la femme) et au ressenti (notamment chez l'homme), est souvent liée à l'éducation, voire aux traditions religieuses. Une démarche en psychothérapie, en sexothérapie ou encore un travail de développement personnel ou en couple sera bénéfique pour une sexualité épanouie.
- **Causes psycho-physiologiques :** les maladies et particulièrement les maladies affectant l'appareil génital (MST ou autres infections non transmissibles) et le bas-ventre (rhumatismes et lombalgies notamment) ont un effet délétère sur le désir sexuel.

- **Causes médicales (iatrogènes) :** certains médicaments inhibent la libido (tranquillisants, hypotenseurs, contraceptifs).

Conseil

Consultez un naturopathe pour restaurer le terrain et résoudre les facteurs ayant amené à la prise de ces médicaments avec une alternative naturelle n'affectant pas la libido.

Attention

Certaines opérations chirurgicales peuvent également induire une baisse, voire une disparition définitive de la libido (mastectomie, ovariectomie), avec une ménopause brutale, tout comme des traitements lourds tels que chimiothérapies ou radiothérapies.

- **Causes traumatiques :** les causes traumatiques telles que le décès d'un enfant (in utero ou non) ou d'un proche, une fausse couche, une interruption volontaire de grossesse (IVG), les abus sexuels... provoquent bien souvent une baisse, voire une inhibition complète de la libido. Un accompagnement pour « digérer » le traumatisme est indispensable pour pouvoir aller de l'avant et continuer à vivre.

Soigner les troubles de la sexualité

Les principaux signes de perturbations sont :

- Libido faible ou totalement absente ;
- Excès de libido, phénomène d'addiction sexuelle, avec une dépendance à la sexualité qui peut être très invalidante, allant jusqu'au harcèlement sexuel du partenaire et à l'impossibilité d'avoir une vie sociale normale ;
- Impuissance, frigidité, vaginisme, MST récidivantes, etc.

Conseil

Le travail du périnée est particulièrement efficace et essentiel pour une sexualité épanouie. À choisir notamment après un accouchement par les voies naturelles.

Il conviendra de :

- Rééquilibrer les énergies physique, vitale, mentale, émotionnelle et spirituelle, en visant à l'alternance des phases d'activité et de repos des différentes polarités de l'être (lire ou faire des mots croisés pour le pôle intellectuel, pratiquer un art ou enseigner pour le pôle émotionnel, méditer ou prier pour le pôle spirituel, faire du bricolage, du jardinage ou de l'exercice pour le pôle physique) ;
- Supprimer au quotidien la consommation d'excitants (alcool, tabac, drogues) ;

- Adopter une alimentation vivante, avec le moins de toxiques possible ;
- Se supplémenter en bêta-carotène, vitamines A, B, E, magnésium si nécessaire.

En cas d'excès de libido, pratiquer monodiète et jeûne thérapeutique si la vitalité et le tempérament le permettent. Pour apaiser le système nerveux, les huiles essentielles d'angélique, de lavande ou de marjolaine à coquilles sont de bons alliés.

Conseil

Une thérapie peut être salutaire, en couple ou en individuel. La consultation d'autres professionnels de la santé (psychothérapeute et/ou sexologue) s'avère parfois nécessaire en complément d'une réforme de l'hygiène de vie.

Focus

L'infertilité, à distinguer de la stérilité, est souvent sans cause connue en médecine conventionnelle. Elle s'explique en naturopathie par une toxémie accumulée dans la zone génitale, perturbant la fertilité féminine. Le bilan iridologique permet d'évaluer la nature, la localisation et la source de ces surcharges. Des programmes d'hygiène de vie individualisés, alternant cures de détoxication et cures de revitalisation, permettent de restaurer la fertilité chez l'homme et la femme, en quelques semaines bien souvent ! Les naturopathes conseillent d'être patient, au minimum six mois à deux ans, pour restaurer le terrain et résorber les points faibles.

Les troubles de la sexualité chez l'homme (1)

Ces troubles peuvent survenir à n'importe quelle période de la vie en procurant une sensation désagréable, à savoir le sentiment de ne plus pouvoir profiter totalement de sa vie sexuelle. Cela n'inclut pas seulement la baisse de l'envie de passer à l'acte, mais aussi la manifestation de quelques difficultés à l'accomplir. Les causes, multiples, sont soit d'ordre psychologique, soit d'ordre physique.

Les facteurs psychologiques sont nombreux : si l'on ne se sent pas désiré, il n'est pas étonnant que l'on voie apparaître un certain nombre de blocages engendrant, par la suite, un état de stress qui s'installe et devient permanent. À l'inverse, la relation fusionnelle serait responsable de l'asthénie sexuelle. Le fait de « ne pas se sentir à la hauteur » peut également provoquer un blocage naturel. Physiquement, les individus qui pratiquent moins d'activités sont plus exposés à ces troubles que d'autres. Il faut aussi savoir que l'excès de tabac et d'alcool est peu favorable à la stimulation de la libido.

Les troubles de la libido peuvent se manifester soit par l'absence de libido, soit au contraire par l'excès de libido. Il conviendra de :

- Faire des cures de détoxication avec éventuellement des monodiètes ou un jeûne thérapeutique en alternance avec des cures de revitalisation ;

- Adopter une bonne hygiène de vie générale et une alimentation saine et vivante ;
- Utiliser la phyto-aromathérapie, notamment une cure de plantes adaptogènes (ginseng, etc.) et l'aromathérapie (huile essentielle de sarriette des montagnes).

En cas d'excès de libido, pour apaiser le système nerveux : huiles essentielles d'angélique, de lavande, de marjolaine à coquilles.

Le saviez-vous

Une vie sexuelle trop active peut également un jour ou l'autre mener à une fatigue sexuelle... Certains cas d'impuissance sont liés à un surmenage sexuel durant l'adolescence ou dans la jeunesse épuisant les fonctions génitales.

Conseil

Le bain de siège froid a été préconisé par l'abbé Kneipp pour drainer toute la zone du bas-ventre, en décongestionnant le petit bassin et en stimulant la régénération des glandes surrénales et génitales. Un soin fortifiant et euphorisant qui peut remplacer le café du matin et qui est bon pour le moral !

Les troubles de la sexualité chez l'homme (2)

Voici quelques troubles de la sexualité chez l'homme et quel comportement adopter pour y faire face.

L'**infertilité** chez l'homme n'est pas du tout liée à une impuissance ou à une baisse de la libido. On distingue quatre types d'infertilité masculine :

- Azoospermie : absence complète de spermatozoïdes dans l'éjaculat.
- Oligospermie : nombre de spermatozoïdes inférieur à 20 millions/ml ; on considère qu'un nombre inférieur à 10 millions/ml peut être responsable d'une infertilité masculine.
- Asthénospermie : mobilité des spermatozoïdes insuffisante ; il y a normalement 40 % de spermatozoïdes mobiles dans le sperme.
- Tératospermie : nombre de spermatozoïdes anormaux trop important.

Conseil

En cas d'infertilité, il est bon de travailler sur la confiance en soi. Un accompagnement psychothérapeutique ou en développement personnel peut être nécessaire. Il s'agira de prendre conscience de l'importance et de l'origine de ses difficultés et de pouvoir exprimer ses émotions.

On utilisera des méthodes de relaxation pour relâcher les tensions psychiques et corporelles.

L'éjaculation précoce se caractérise par une éjaculation qui intervient trop tôt et sans contrôle possible. Il conviendra de :

- Apaiser l'émotionnel exacerbé en supprimant la consommation de lait et de tous les excitants (café, thés riches en théine, chocolat, alcool notamment) ;
- Apaiser le système nerveux, le mental par l'aromathérapie, les techniques de relaxation (sophrologie, le hatha yoga, le tai-chi), les techniques respiratoires (pranayama, respiration diaphragmatique, arts martiaux), et une pratique physique si possible de plein air.

Conseil

Un accompagnement en psychothérapie et/ou en sexothérapie peut être efficace pour redonner confiance en soi à un homme affecté par l'éjaculation précoce, souvent d'une (trop ?) grande sensibilité et d'une grande attention pour sa partenaire.

Le **phimosis** affecte le nouveau-né : le prépuce (peau qui recouvre le gland) est très serré, adhère au gland et est très étroit. On appelle phimosis l'étroitesse de l'orifice du prépuce empêchant de découvrir le gland. Peuvent en résulter des inflammations répétées, des infections et des cicatrisations. Pour prévenir le phimosis à l'âge adulte, il convient de surveiller l'évolution chez le petit garçon, s'il y a des infections ou des douleurs à la miction. Si nécessaire, il faudra effectuer à partir de 3-4 ans le décalottage du gland, très en douceur, avec de l'huile d'amande douce ou d'huile végétale à l'arnica.

La contraception en naturopathie

Il n'existe pas à ce jour de méthode idéale qui soit sûre à 100 %. L'important pour choisir sa contraception est d'être en harmonie avec sa décision et d'en connaître les éventuelles répercussions.

Attention

Les méthodes allopathiques (pilule, implant, anneau contraceptif, dispositifs intra-utérin...) ne sont pas recommandées par la grande majorité des naturopathes. Si vous souhaitez poursuivre avec ces techniques, laissez votre corps se reposer lorsque votre sexualité est entre parenthèses.

La méthode des indices combinés est la méthode conseillée aux femmes qui désirent maîtriser la connaissance de leurs cycles et ainsi éviter (ou optimiser) la conception. Très efficace lorsqu'elle est bien suivie, cette méthode nécessite une formation de plusieurs heures auprès d'un professionnel certifié afin d'être en mesure d'identifier tous les indicateurs (modification de la température, de la glaire cervicale, du col utérin, etc.) et de les reporter sur un calendrier de fertilité. Comptez plusieurs mois pour être suffisamment expérimentée, puis 5 minutes par jour suffiront pour mettre à jour votre précieux calendrier.

En pratique

Renseignez-vous auprès de la Fédération francophone pour le planning familial naturel (PFN) : www.pfn.be.

Les troubles de la sexualité chez la femme (1)

Voici quelques troubles de la sexualité chez la femme et quel comportement adopter pour y faire face.

En cas d'infertilité, prendre soin de soi et de son hygiène de vie est indispensable pendant plusieurs mois, voire plusieurs années, avant d'envisager d'avoir recours aux techniques de procréation médicalement assistée. Il conviendra de :

- Supprimer le tabac et réduire la consommation d'alcool ;
- Adopter une alimentation saine et équilibrée ;
- Combler les carences éventuelles ;
- Faire de l'exercice physique, s'oxygéner ;
- Essayer l'acupuncture, la réflexologie ou d'autres techniques pour rétablir l'équilibre énergétique dans le corps ;
- Prendre le temps d'être en phase avec son désir d'enfant, ses motivations et son histoire personnelle.

Le saviez-vous

Pour les hommes comme pour les femmes, avant un projet de conception, détoxifier son corps permet de transmettre un patrimoine de santé harmonieux. Cela prépare en outre le corps de la maman à la grossesse.

La sécheresse vaginale se manifeste par des inflammations et des démangeaisons, notamment durant la miction. Elle entraîne irritations et brûlures lors des rapports sexuels, pouvant aller jusqu'à léser la paroi vaginale. La femme qui en souffre est facilement atteinte par des infections vaginales et urinaires avec des pertes malodorantes. Chez certaines femmes ménopausées, la sécheresse vaginale se traduit par le manque de lubrification, d'où l'importance à accorder aux préliminaires. Les parois du vagin deviennent minces et délicates, car il ne produit plus assez d'œstrogènes. Il émet des sécrétions alcalines et aqueuses.

La sécheresse vaginale peut provenir de différents facteurs. D'un point de vue hormonal, elle apparaît à la suite de :

- L'allaitement ;
- Troubles ovariens au premier trimestre de la grossesse ;
- Infections vaginales, la sécheresse vaginale pouvant alors s'accompagner de pertes blanches consistantes ;
- La ménopause, si la femme est sujette à des troubles hormonaux (ce n'est pas une fatalité !) ;
- Le manque d'œstrogènes, qui favorise la sécheresse des muqueuses ;
- La prise de certains médicaments, comme les anti-acnéiques, les antidépresseurs, les vasoconstricteurs, les antihistaminiques ou encore les pilules contraceptives ;
- L'absence de rapports sexuels, le manque de préliminaires, la méconnaissance de son corps et l'inhibition sexuelle ;
- L'hygiène intime, le stress, la consommation d'alcool et de tabac.

Les troubles de la sexualité chez la femme (2)

Un certain nombre de plantes sont reconnues pour leurs vertus médicinales et leur richesse en phytœstrogènes stimulant la lubrification du vagin. C'est pourquoi la phytothérapie est particulièrement recommandée pour soulager la sécheresse vaginale :

- Cimicifuga, kudzu et lin, notamment ses graines ;
- Houblon, fève de soja et sauge, cette dernière favorisant la production d'œstrogènes dans le vagin ;
- Yam ou igname sauvage riche en diosgénine, huile de bourrache, huile d'onagre.

On peut également préconiser des suppléments nutritionnels :

- Les huiles de poissons riches en oméga-3 à longue chaîne (EPA, DHA), que vous choisirez de haute qualité (huiles de poissons issus de pêche éthique et certifiant l'absence de polluants environnementaux) ;
- Des antioxydants d'origine naturelle (notamment les vitamines A, C, E), les polyphénols végétaux issus du raisin et du thé vert ;
- Des lubrifiants intimes naturels certifiés bio, ça existe ! À base d'eau ou d'huile végétale et de plantes (lin, aloès, etc.).

Conseil

Pour vivre une ménopause épanouie, il convient de l'anticiper bien des années avant. En effet, si les glandes surrénales fonctionnent bien, elles prennent le relais des ovaires pour fabriquer les œstrogènes ! Pour entretenir et régénérer les glandes surrénales, la recette est simple : pratiquer un exercice physique modéré et régulier, se confronter à l'alternance du chaud et du froid, comme dans une pratique traditionnelle du sauna.

Le vaginisme n'est pas une maladie mais l'expression d'une souffrance psychique qui se traduit par des manifestations corporelles. Ce processus psychophysiologique complexe interdit toute pénétration vaginale, sans être lié à un trouble organique. L'acte sexuel est rendu impossible, le pénis du partenaire ne pouvant entrer dans le vagin. Les causes d'un vaginisme primaire sont multiples :

- Abus, attouchements sexuels ou climats incestueux dans l'enfance ;
- Éducation très rigide où la sexualité est vécue comme sale, ou malsaine ;
- Éducation religieuse stricte où le plaisir a peu de place dans la sexualité et où la virginité est primordiale ;
- Relation très fusionnelle à la mère empêchant la femme de s'accomplir et de s'épanouir sexuellement.

Conseil

Il convient de rechercher la ou les causes propres à l'histoire personnelle de chaque femme concernée afin de favoriser une détente propice au rapport sexuel harmonieux.

Les troubles de la libido chez la femme (1)

Les hormones influencent l'intensité du désir sexuel. L'œstradiol, de la famille des œstrogènes, et la progestérone ont deux effets opposés sur le désir : le premier l'augmente, le second le diminue. La libido atteint donc son maximum aux alentours du pic d'œstrogènes, c'est-à-dire près de l'ovulation. La femme produit aussi de la testostérone, en moindre quantité que l'homme, mais primordiale dans le processus du désir sexuel.

La perte du désir au moment de la ménopause ou de l'andropause est due, entre autres, à la chute du niveau de testostérone sécrétée chez la femme par les ovaires. Parmi les autres causes d'une libido faible ou absente : épuisement, soucis, stress, conflits avec le partenaire, insuffisance ou absence de sentiments à l'égard du partenaire. Il existe aussi des causes médicales, en particulier l'ablation des ovaires qui fait chuter le taux de testostérone chez la femme. L'excès de libido est quant à lui le signe possible d'une schizophrénie ou d'un trouble bipolaire avec un comportement sexuel compulsif, d'onanisme, de nymphomanie.

Conseil

L'accompagnement par un naturopathe ou d'autres professionnels de santé (sexothérapeute, médecin généraliste ou spécialiste…) est nécessaire si les conseils de base ne suffisent pas à résorber le trouble sexuel en quelques mois.

Une baisse ou une absence de libido est souvent liée à un épuisement physique et/ou psychique, une perte de vitalité telle que l'organisme s'économise en réservant le peu d'énergie vitale disponible aux fonctions vitales de survie (cœur, cerveau en priorité) et en négligeant la fonction sexuelle non essentielle pour la survie de l'individu. Il conviendra de :

- (Re)découvrir le plaisir d'au moins une pratique physique régulière dans la nature (marche, vélo, golf, etc.), ou d'une pratique traditionnelle en salle (hatha yoga, tai-chi, qi gong, etc.) ;
- S'exposer nue au soleil dans la simplicité, l'authenticité, le respect de soi et des autres, la recharge en énergie vitale étant alors maximale par le chakra racine au niveau du sexe ;
- S'intéresser au développement personnel et à l'harmonie du couple, ce qui passe aussi par une communication d'être à être (oser dire ce qui ne va pas, ce qui blesse et ce qui irrite) ;
- Consacrer du temps et être attentif à son partenaire, malgré les contraintes et obligations familiales et professionnelles, en trouvant des astuces pour éviter la routine, la monotonie.

Les troubles de la libido chez la femme (2)

L'hydrothérapie est recommandée :

- Faire des cures d'eau, des bains de siège froids, qui ont un effet drainant sur les intestins et la circulation, décongestionnent le bas-ventre, régénèrent la zone génitale et les glandes surrénales, des bains dérivatifs, drainants et revitalisants et des bains chauds, décongestionnants, détoxifiants, relaxants ;
- Profiter du sauna traditionnel finlandais, détoxifiant, relaxant et régénérant, et du hammam, soin du corps relaxant qui permet de nettoyer la peau en profondeur.

Conseil

Pour vous inspirer, lisez des ouvrages sur la sexualité, l'éveil du couple sur tous les plans (physique et sexuel, émotionnel et relationnel, spirituel). Si besoin, recourez à un professionnel en relation d'aide : psychologue, psychothérapeute, sexologue, sexothérapeute, gynécologue, urologue...

Voici quelques aliments stimulants pour la libido :

- Céleri, poivron, asperge, roquette, ail, oignon riches en soufre ;
- Herbes aromatiques : basilic, lavande, menthe, romarin, sarriette, thym ;
- Épices : anis, cardamome, cannelle, clou de girofle, cumin, gingembre, piment, poivre, safran, vanille ;

- Avocat, noisettes, amandes, fruits de mer, huîtres, œufs, truffes, chocolat, champagne, vin (modérément) ;
- Jus d'herbes d'orge, de blé, jus de légumes crus, graines germées.

Quelques pistes en biothérapies :

- Plantes revitalisantes et reminéralisantes : ortie blanche, prêle, cassis, avoine, sarriette des montagnes, éleuthérocoque, sauge, rhodiola ;
- Huiles essentielles de rose, de géranium rosat, d'ylang-ylang, de santal, bois de Siam ;
- Eau de Quinton (isotonique, hypertonique) ;
- Algues marines (laminaires, fucus), sauf allergie à l'iode ;
- Spiruline, chlorelle, klamath, sauf en cas d'hémochromatose (pour la spiruline et la chlorelle qui sont riches en fer) ;
- Antioxydants d'origine naturelle pour protéger les cellules du stress oxydatif (vitamines A, C, E, polyphénols de raisin ou de thé vert, papaye fermentée naturelle) ;
- Pour nourrir la libido par les produits de la ruche (apithérapie) : pollen frais, en particulier celui de saule, gelée royale, miel toutes fleurs, miel de lavande, de thym, de romarin, propolis.
- La médecine ayurvédique recommande l'utilisation du mucuna, une plante naturellement riche en L-dopamine, afin de traiter la baisse de libido.

Conseil

N'oubliez pas d'explorer les pistes émotionnelles : Suis-je avec le/la partenaire sexuel(le) qui me convient ? Est-ce que je l'aime ? Est-ce que je le désire ? De quoi ai-je peur ? D'une grossesse non désirée ?

La recrudescence des maladies graves

Insuffisances métaboliques du foie, du cœur ou encore du système digestif, maladie de Parkinson, cancers... La liste des maladies invalidantes qui atteignent les organes à un niveau lésionnel est longue. Et si l'on en croit les chiffres de l'OMS, le nombre de personnes atteintes de maladies graves ne cesse d'augmenter d'année en année. Comment en est-on arrivé là ?

Le monde évolue à une vitesse vertigineuse. La société de consommation et le rythme de la vie nous ont fait rater une marche : celle de la santé optimale grâce aux connaissances mutualisées de la médecine traditionnelle et de la médecine conventionnelle. D'où une hygiène de vie sur le déclin :

- L'hygiène alimentaire : notre alimentation est dénaturée, toujours plus rapide, moins chère. Lorsque l'on devient malade, le corps a besoin prioritairement de repos digestif pour consacrer toute son énergie vitale à s'autoguérir, et parfois, de bons nutriments uniquement, sans le superflu ! La mauvaise digestion contribue à faire le reste : l'érosion accélérée du système digestif, garant de notre immunité, est au cœur des problèmes de mutations potentiellement cancérigènes.
- La suractivité métabolique (trop de déchets, des éliminations trop lourdes à gérer pour le corps) et la sédentarité accélèrent

le renouvellement cellulaire et le vieillissement de l'organisme, engendrant également des mutations.

- L'exposition aux toxiques et aux produits irritants, l'usage immodéré des médicaments, et particulièrement des antibiotiques, font perdre son efficacité au système immunitaire.
- Le manque de sommeil, d'air et de nature : « on tire sur la corde », on dort trop peu ou trop mal, on manque de grand air et de contacts avec les éléments naturels. Pas étonnant que le corps perde petit à petit ses repères et fasse des maladies de plus en plus graves pour être entendu.
- L'hygiène somato-psychique : le repos mental et l'équilibre émotionnel sont essentiels. Ce sont des piliers qu'il convient de remettre au centre de nos préoccupations, pour accompagner les processus de guérison dès les premiers signes d'affaiblissement.

À retenir

Ces facteurs d'hygiène ont un impact sur le système immunitaire, qui n'est plus en mesure de remplir ses fonctions.

Attention

Aujourd'hui, on manque d'écoute du corps : la chute de la vitalité générale, les maladies chroniques à répétition, l'atteinte des organes par des maladies opportunistes qui fragilisent le corps sont autant de signes qu'il convient d'observer en prévention des maladies dégénératives.

Les traitements lourds

Que penser des traitements lourds contre le cancer ?

Si la chirurgie permet de débarrasser le corps d'une grande partie des cellules malades et que les conditions sont réunies pour que l'intervention soit un succès, pourquoi s'en priver ? Il conviendra ensuite d'aider le corps à se remettre en marche pour récupérer toute l'énergie nécessaire à sa reconstruction grâce à la meilleure hygiène de vie possible : alimentation, hygiène émonctorielle, repos en quantité et qualité suffisantes, exercices physiques lorsque c'est possible, grand air et équilibre mental. Éviter si possible toutes les pollutions susceptibles d'être cancérigènes, suivant le principe de précaution.

La chimiothérapie, quant à elle, fait débat, car le risque est grand d'affaiblir le corps entier durablement, sans pour autant de garantie de guérison, car les taux sont extrêmement faibles (entre 3 % et 5 % des cas selon certaines études). Parlez-en avec votre médecin et choisissez votre traitement en connaissant ses répercussions possibles.

Enfin, la radiothérapie ciblée obtient de relativement bons résultats, mais ses conséquences ne sont pas à traiter à la légère. Consultez un naturopathe pour une approche individualisée post-traitement.

La naturopathie en accompagnement des traitements lourds

Pour améliorer la qualité de vie des personnes souffrant de maladies chroniques et dégénératives, la naturopathie en soin de support est chaleureusement recommandée. Elle permet par exemple d'atténuer les effets indésirables des médicaments anticancéreux, de stimuler le système immunitaire et de renforcer l'organisme pour mieux supporter les traitements, et d'augmenter la qualité de vie pendant et après les traitements. Une alimentation la plus naturelle possible est toujours recommandée, avec des produits frais de saison, d'origine biologique ou raisonnée.

Quelques pistes en biothérapies :

- Les alkylglycérols (acides gras de requin), qui stimulent la réponse immunitaire et favorisent la formation d'anticorps, améliorent l'activité antifongique et antibiotique dans l'organisme ;
- Les produits de la ruche propolis et pollen, pour leurs propriétés antiseptiques, antibactériennes et cicatrisantes ;
- Le desmodium et l'aubier de tilleul, en soutien des fonctions de digestion et d'élimination ;
- L'aloe vera, pour apaiser une peau après la radiothérapie, ainsi que l'huile essentielle de niaouli ;

- Les antioxydants, qui, en compléments, peuvent optimiser un regain rapide de la vitalité.

Attention

Le choix des remèdes naturels ne s'improvise pas ; il convient de s'adresser à un naturopathe qui adaptera la cure en fonction des traitements médicaux en cours. Certains compléments alimentaires et certains régimes alimentaires peuvent améliorer les résultats des traitements… ou en réduire l'efficacité !

Pour aller plus loin

Dans la vie et face à la maladie, vous avez la possibilité d'adopter plusieurs attitudes, vous êtes peut-être un « combattant » ou bien vous laissez faire la vie. Ces deux philosophies sont fondamentalement différentes, mais elles ont chacune leurs avantages et leurs succès ! D'après le langage des oiseaux, on peut entendre « gai-rire » dans guérir. Le rire et la joie, encore très absents dans les approches de la médecine, sont pourtant essentiels à la vie ! Ils sont gratuits, sans prescription, et ils possèdent des vertus exceptionnelles… Et vous, quand avez-vous ri pour la dernière fois ?

Les troubles des seniors

L'avancée en âge s'accompagne souvent d'un certain nombre de troubles. On peut les éviter ou en limiter les effets en adoptant les bonnes habitudes suivantes :

- Adopter une alimentation saine et variée en évitant tous les aliments gras, les sucres, les produits raffinés ;
- Supprimer les produits toxiques (alcool, tabac, café) ;
- Dormir suffisamment ;
- Rester actif avec un minimum de 20 minutes d'exercice physique quotidien (marche, vélo...) ;
- Pratiquer les respirations conscientes ;
- Encourager les pensées positives.

Attention Une carence en magnésium accélère ce processus de vieillissement. Faites des cures 2 à 3 fois par an.

La perte de mémoire peut être d'origine vasculaire, neurologique, mais aussi liée à la dépression, la démotivation ou la fatigue. Pour la prévenir :

- Ne jamais cesser d'apprendre, d'entraîner sa mémoire, de suivre des cours et de s'ouvrir à l'évolution du temps.

- Sous forme de cures de 2 mois, deux fois par an, prendre du gingko biloba en gélules à raison de 2 à 3 gélules par jour.
- Une supplémentation en oligoéléments est intéressante sous forme d'Oligosol® de cuivre-or-argent, 1 dose 3 fois par semaine pendant 3 mois. S'il y a de l'irritabilité et de l'anxiété, ajouter du magnésium et du phosphore en alternance, une ampoule de chaque un jour sur deux.

Pour l'acuité visuelle, consommer préventivement des myrtilles, du bêta-carotène, de la lutéine, de la vitamine A et des oméga3.

Pour la qualité de la peau, il faut savoir doser ses expositions au soleil : trop de soleil nuit (cancers), trop peu de soleil engendre un manque (vitamine D et bénéfice des rayons). Il convient de s'exposer graduellement au soleil plutôt le matin et de prendre des caroténoïdes en capsules ou en cure de jus de carotte pour éviter l'attaque des radicaux libres. Il faut également s'hydrater abondamment avec des huiles végétales biologiques.

Pour le système musculo-squelettique, il faut faire du sport, transpirer et surveiller l'équilibre acido-basique (pour les rhumatismes). Si besoin, se supplémenter en silice organique, oligoéléments de cuivre, manganèse, soufre, phosphore et potassium.

Dix huiles essentielles indispensables (1)

Voici dix huiles essentielles qu'il faudrait toujours avoir chez soi.

Attention

Les propriétés et indications ci-dessous sont extraites d'ouvrages scientifiques de référence et d'auteurs reconnus, mais elles ne constituent pas une information médicale. Veillez à respecter les précautions suivantes :

- Ne pas utiliser chez la femme enceinte ou qui allaite ;
- Ne pas utiliser chez les enfants de moins de 7 ans ;
- Ne pas utiliser chez les personnes allergiques aux huiles essentielles ou présentant des antécédents de convulsion.

Les posologies et l'utilisation (mode d'administration, durée du traitement…) sont à voir avec votre naturopathe ou en boutique spécialisée.

La menthe poivrée

Indications : nausées, maux de tête, diarrhée infectieuse, insuffisance biliaire et pancréatique, parasites intestinaux, mal des transports, sinusite, céphalée, névralgie, urticaire, zona, asthénie, arthrite…

Attention

Éviter une utilisation trop régulière ou trop longue, ainsi que pour les personnes très âgées et fragiles.

L'arbre à thé

Indications : acné, infections bactériennes et virales, buccales (aphtes, gingivite...), respiratoires (sinusite, rhinite...) et urinaires, maux de gorge, varices, jambes lourdes, hémorroïdes, abcès cutanés, mycose, parasitose cutanée, piqûres...

Le ravintsara

Indications : états grippaux, infections virales de tous types, hépatite virale, bronchite, sinusite, rhume, toux grasse, otite, psoriasis, zona, douleur, fatigue profonde nerveuse et physique...

Le thym à linalol

Indications : infections respiratoires (bronchite, angine...), infections bactériennes « difficiles » (cystite, candidose...), parasites intestinaux, mycose et dermatose infectieuses, fatigue nerveuse et psychique...

La lavande aspic

Indications : piqûres d'insecte, morsures de serpent, douleurs, névrite, maladies ORL (otite, sinusite, perte de la voix, trachéite...), toux sèche, entérocolite virale, champignons, acné, dépression...

Le saviez-vous

La lavande est exceptionnelle pour faire fuir les poux : mettre quelques gouttes dans les bonnets, les shampoings et en vaporisation, mélangée avec un peu d'eau, sur la literie.

Dix huiles essentielles indispensables (2)

▸ Le pin sylvestre

Indications : fatigue, bronchite, sinusite, toux, laryngite, sciatique, arthrite, rhumatisme, crampe, psoriasis, eczéma, dépression…

▸ L'hélichryse italienne (immortelle)

Indications : troubles de la circulation sanguine, œdèmes cutanés, couperose, cicatrices, bourdonnement d'oreilles, cholestérol, hépatite, cirrhose, fractures, torticolis, arthrite, extraction dentaire, chirurgie esthétique…

▸ La gaulthérie couchée

Indications : douleurs articulaires, arthrite, crampe, élongation musculaire, rhumatismes, tendinite, lumbago, blessures et plaies, fièvre, asthme allergique et nerveux, fatigue hépatique…

▸ L'eucalyptus radié

Indications : infections virales et bactériennes de tous types, bronchite, grippe, sinusite, otite, cystite, déficience immunitaire, frilosité, fatigue physique et psychique…

▸ Le giroflier

Indications : abcès dentaires, infections buccales, bronchite aiguë ou chronique, infections urinaires (cystite...) et intestinales, arthrite, rhumatismes, parasitose et mycose cutanée, maladies bactériennes, névralgie, hypotension, déficience immunitaire...

Dix aliments à consommer bio (1)

Vous l'aurez compris en lisant cet ouvrage, il est préférable d'acheter des produits d'origine biologique. C'est particulièrement recommandé avec les dix produits suivants.

- **Les œufs :** le risque avec les œufs est prioritairement la contamination par la salmonelle, bactérie présente dans les déjections animales et risquant de provoquer la salmonellose, une intoxication alimentaire sévère. Les poules élevées en plein air ont moins de risques d'être porteuses de la bactérie que celles élevées en cage dans des conditions sanitaires fâcheuses.

Conseil

Conservez vos œufs hors du réfrigérateur, car s'il arrive qu'ils contiennent une bactérie, elle pourrait contaminer d'autres aliments.

- **Le lait :** des résidus d'hormones et d'antibiotiques se retrouvent inéluctablement dans le lait et les produits laitiers (yaourts, fromages blancs, préparations à base de lait)... Mais également des pesticides, contenus dans les végétaux non bio consommés par les vaches laitières.
- **La viande rouge :** 1 000 tonnes d'antibiotiques sont administrées chaque année aux animaux d'élevage pour prévenir une longue liste de maladies. Des antibiotiques qui se retrouvent

dans le steak (67,7 mg par kilogramme de viande), puis dans nos organismes. Quelles conséquences sur notre santé ? Une résistance inquiétante aux antibiotiques lorsque nous en avons vraiment besoin.

Le saviez-vous

La viande contient environ quatorze fois plus de résidus de pesticides que les végétaux.

- **Le poulet :** contrairement au poulet biologique, celui d'origine industrielle est soigné à grand renfort d'antibiotiques, de vaccins et d'hormones de croissance. Le poulet bio reçoit quant à lui des traitements naturels, par l'homéopathie, la phytothérapie et même par l'aromathérapie (les huiles essentielles) ! Ce dernier est aussi plus intéressant d'un point de vue nutritionnel : il est plus riche en oméga3 (surtout s'il a consommé des graines de lin), il apporte plus de polyphénols, qui sont de puissants antioxydants, plus de vitamines et du magnésium.
- **Les épinards :** fragiles, ils sont souvent pulvérisés avec plus d'une vingtaine de pesticides avant d'atterrir dans nos assiettes. Une étude américaine conduite par le département de l'agriculture des États-Unis a montré que les épinards contiennent 58 résidus de pesticides… Et là, impossible d'enlever la peau !

Dix aliments à consommer bio (2)

- **La salade :** elle fait partie des légumes les plus pollués par les pesticides ! En 2013, la Direction générale de la concurrence, de la consommation et de la répression des fraudes (DGCCRF) publiait une étude montrant la présence de résidus de pesticides dans près de 58 % des échantillons de salades testés. D'après un rapport publié en 2015 par l'Agence européenne de la sécurité des aliments (EFSA), plus d'1 laitue sur 3 contient entre 2 et 13 résidus de pesticides, dont certains, comme le propamocarb ou l'iprodione, sont reconnus comme des perturbateurs endocriniens (PE). Choisissez vos salades bio, et jamais sous vide en sachet plastique.
- **Les pommes de terre :** elles ont l'un des taux de pesticides les plus élevés parmi les fruits et les légumes. Et pour cause, la pomme de terre reçoit en moyenne cinq traitements de pesticides durant sa culture… Des résidus se retrouvent ensuite dans la chair même après l'épluchage.
- **Les pommes :** leur peau est excellente pour la santé, elle contient des phytocomposants susceptibles de réduire le risque de cancer et de maladies cardiaques. Dans les pommes non bio, c'est l'endroit où les pesticides s'accumulent, plaçant ces fruits dans la liste d'aliments biologiques prioritaires…

Attention

La pomme est le fruit le plus traité en non-bio (plus de 30 traitements par récolte) et sa peau est si fine que les pesticides passent dans sa chair si elle n'est pas bio !

- **Le raisin :** cible privilégiée des insectes, il est régulièrement traité par différents pesticides ! Ses grains, comme les produits dérivés (vinaigre, vin), doivent être issus de l'agriculture biologique.
- **Les fraises :** trop rouges et trop jolies, elles sont souvent empoisonnées, méfiez-vous ! Elles reçoivent la plupart du temps un traitement à base de captane, un fongicide polluant. Soyez aussi vigilant sur leur provenance : les fraises importées sont souvent celles qui ont le plus de pesticides, parce que les restrictions en matière de pesticides ne sont pas les mêmes dans tous les pays.

Focus

Les dix aliments cancérigènes à éviter dans votre alimentation quotidienne, selon l'étude de l'American Institute for Cancer, sont les boîtes et canettes métalliques, le poisson d'élevage, les OGM, la viande grillée, les fruits et légumes non bio, les aliments transformés, les sucres raffinés, les sodas et boissons énergétiques, le lait, les farines blanches.

Le label Agriculture biologique

L'agriculture biologique exclut l'usage d'engrais et de pesticides de synthèse et d'organismes génétiquement modifiés. Ce système de production est fondé sur la gestion rationnelle de la fraction du sol, dans le respect des cycles biologiques et de l'environnement, pour une production de qualité, équilibrée, plus autonome, plus économe et non polluante.

Propriété exclusive du ministère de l'Alimentation, de l'Agriculture et de la Pêche, qui en définit les règles d'usage, la marque AB (Agriculture biologique) concerne les produits agricoles et denrées alimentaires. La certification est placée sous le contrôle d'un organisme agréé par les pouvoirs publics, répondant à des critères d'indépendance, d'impartialité, de compétence et d'efficacité tels que définis par la norme européenne EN 45011.

Les garanties :

- 95 % au minimum des ingrédients sont issus de l'agriculture biologique ;
- Les pratiques agronomiques et d'élevage sont respectueuses des équilibres naturels, de l'environnement et du bien-être animal ;
- La réglementation en vigueur en France est respectée ;
- Les OGM sont interdits, seules des traces sont tolérées en dessous de 0,9 % en cas de contamination fortuite ;
- Les produits sont sans ingrédient chimique de synthèse.

D'autres labels bio

Il n'existe pas de législation européenne unique, ce qui explique que plusieurs labels biologiques cohabitent avec leur propre cahier des charges, donnant lieu à des certifications réalisées par des organismes indépendants et reconnus. Les trois labels bio ci-dessous sont une garantie sérieuse de la qualité des produits et de leur conformité aux différents cahiers des charges.

- **Ecocert** est un organisme de contrôle et de certification agréé par le ministère de l'Alimentation, de l'Agriculture et de la Pêche et par le ministère de l'Économie, de l'Industrie et de l'Emploi. En termes de structure et de procédures, Ecocert est accrédité par le COFRAC (Comité français d'accréditation) selon la norme ISO 65, qui exige indépendance, compétence et impartialité. Les fabricants écocertifiés sont ainsi contrôlés deux fois par an par un auditeur Ecocert indépendant.
- **Cosmebio** est né en 2002 de la collaboration d'une dizaine de laboratoires cosmétiques engagés dans l'élaboration d'un cahier des charges d'une cosmétique éthique. La charte Cosmebio a donné naissance à un cahier des charges très exigeant déposé auprès du ministère de l'Économie, de l'Industrie et de l'Emploi et paru au *Journal officiel* le 9 avril 2003. Ce référentiel définit de façon stricte, transparente et sans ambiguïté la « cosmétique écologique et biologique ». Le contrôle est effectué par des organismes certificateurs indépendants et agréés comme Ecocert

ou Qualité France, qui labellisent les produits cosmétiques, et non les marques.

Le saviez-vous

Il existe deux niveaux de certification : le label Bio, pour les cosmétiques écologiques et biologiques, et le label Eco, pour les cosmétiques écologiques.

- **Nature & Progrès** est une association de consommateurs, de producteurs agricoles et de professionnels de la cosmétique biologique unis dans un même mouvement en faveur d'une agriculture biologique respectueuse de la biodiversité, du tissu rural et du savoir-faire agricole sans le refus du progrès. L'objectif est donc de développer des produits respectueux des hommes, des animaux, des plantes et de la planète. Le cahier des charges du label Nature & Progrès est très strict : pour qu'un produit soit labellisé, il exige que 100 % des ingrédients soient issus de l'agriculture biologique et qu'un minimum de 70 % des gammes de la marque soit labellisées Nature & Progrès. De plus, l'entreprise doit adhérer à la charte générale de Nature & Progrès concernant les enjeux environnementaux, sociaux, économiques et humains.

Se former en naturopathie

Selon que vous souhaitez simplement en savoir plus sur les techniques de santé naturelle pour vous et pour vos proches ou que vous voulez en faire votre métier, vos choix en matière de formation seront probablement différents. Au regard de votre disponibilité géographique, temporelle et financière, vous pourrez opter pour une formation à distance ou sur les bancs d'une école. Ces formations durent entre deux ans et quatre ans, selon l'école et la formule choisies : cours à temps plein en semaine ou à mi-temps le week-end, ce qui vous permet de continuer à travailler durant la semaine. Renseignez-vous pour trouver la formation qui vous ressemble afin d'avoir envie de vous engager sur toute la durée !

Attention

Les formations à distance ne permettent pas de devenir professionnel en naturopathie et ne sont de ce fait pas reconnues par les organisations nationales professionnelles (OMNES en France, UNB en Belgique, APTN en Suisse, etc.).

Le PSN (praticien de santé naturopathe) est formé à l'anatomie, à la physiologie et à la pathologie (niveau cursus d'infirmier). Il apprend également à reconnaître les troubles qu'il ne sera pas à même d'aborder en consultation, lui permettant de renvoyer au médecin. Il est également formé :

- À la philosophie naturopathique ;
- Aux bilans de vitalité (morpho-physio-psychologie, anamnèse, iridologie, recommandations et déontologie) ;
- À la bionutrition, cuisine saine et alimentation naturelle ;
- Aux exercices physiques de base ;
- À la relaxation et à la gestion du stress ;
- Aux applications de l'hydrothérapie ;
- À la phyto-aromathérapie, aux fleurs de Bach, à la gemmothérapie... ;
- À la bonne utilisation des compléments alimentaires...

En pratique

On dénombre une trentaine d'écoles de naturopathie en France, affiliées ou non à une fédération. Elles ne reçoivent pas de subvention de l'État et sont par conséquent privées. Le programme de ces écoles présente 1 200 heures minimum de formation et chacune exige la rédaction d'un mémoire ainsi qu'un stage clinique. À l'issue du programme, les étudiants diplômés d'une école membre sont admissibles pour passer des examens auprès de leur fédération. S'ils les réussissent, ils deviennent membres de leur association professionnelle qui encadrera leur pratique.

Où manger sain ? Les guides et les sites

- **The Place to bio :** http://placetobio.fr
- **Le Marché citoyen :** http://www.lemarchecitoyen.net
- **Guide-restaurant-bio :** http://www.guide-restaurant-bio.com
- **Paris so biotiful :** http://www.parisobiotiful.com
- **Wild & the moon :** http://www.wildandthemoon.fr/
- **Gentle Gourmet :** https://gentlegourmet.fr/

À lire : *France bio 2016*, Petit Futé (2015)

Végétarien

- **VegOresto :** http://vegoresto.fr
- **VG-zone :** http://vg-zone.net
- **Happy Cow :** http://www.happycow.net
- **Les restaurants végétariens en France :** http://www.l214.com/vegetarisme/restos-vegetariens

À lire : *Guide 2014-2015 Restos Veggie*, La plage

Sans gluten

- **Sortir sans gluten :** http://www.sortirsansgluten.com
- **C sans gluten :** www.c-sansgluten.com/category/bonnes-adresses
- **Let' go out :** http://bacididamaglutenfree.com/lets-go-out

À lire : *Le guide Vivre sans gluten*, Petit Futé (2016)

Quelques lieux pour prendre soin de soi en France et dans le monde

Avec hébergement

- **Lucheux, France :** http://www.pranahvital.com
- **Plusieurs lieux en France :** http://www.jeune-et-randonnee.com/FFJR.htm
- **Allemagne, Espagne :** https://www.buchinger-wilhelmi.com
- **Espagne :** http://shawellnessclinic.com/fr
- **Puerto Rico :** http://annwigmore.org
- **Costa Rica :** http://www.asclepioscr.com
- **États-Unis :** http://treeoflifecenterus.com/gabriel-cousens-m-d – www.hippocratesinst.org – http://www.oceanjaderetreat.com
- **Québec :** http://www.spa-eastman.com/fr
- **Thaïlande :** http://www.kamalaya.com/index.htm
- **Inde :** http://www.anandaspa.com

Sans hébergement

- **À Paris, Le centre tout naturellement :** http://www.lecentre-naturo.com
- **À Paris, centre Sophrène :** http://www.centre-sophrene.fr/naturopathie.htm
- **À Bordeaux, Naturôme :** http://naturome.fr
- **À Nice, Villasana :** http://www.villasana.fr
- **À Belmontet, centre Dargère :** http://www.centrenaturodargere.com

CRÉDITS ICONOGRAPHIQUES

p. 14, p. 26, p. 62, p. 75, p. 88, p. 92, p. 110, p. 118, p. 127, p. 168, p. 170, p. 179, p. 190, p. 196, p. 204, p. 257, p. 261, p. 262, p. 290, p. 301, p. 306, p. 310, p. 314, p. 334, p. 372 : Wikimedia commons.

p. 24 : Free Clip Art / Wikimedia commons.

p. 32 : Wellcome Collection.

p. 42 : Hans Hillewaert / Wikimedia commons.

p. 44 : User:Riessdo / Wikimedia commons.

p. 73 : Yair Haklai / Wikimedia commons.

p. 132 : Injurymap / Wikimedia commons.

p. 160 : Hiroki Ogawa / Wikimedia commons.

p. 185 : Neuchâtel Herbarium / Wikimedia commons.

p. 236 : Own work, GFDL / Wikimedia commons.

p. 281 : Varaine / Wikimedia commons.

p. 288 : fir0002flagstaffotos@gmail.com Canon 20D + Tamron 28-75mm f/2.8 / Wikimedia commons.

p. 325 : WIKISKYMAN / Wikimedia commons.

p. 326 : Jámbor Márton user:Marci1994 / Wikimedia commons.

p. 370 : Enbodenumer / Wikimedia commons.

Liebe Leserin,
lieber Leser!

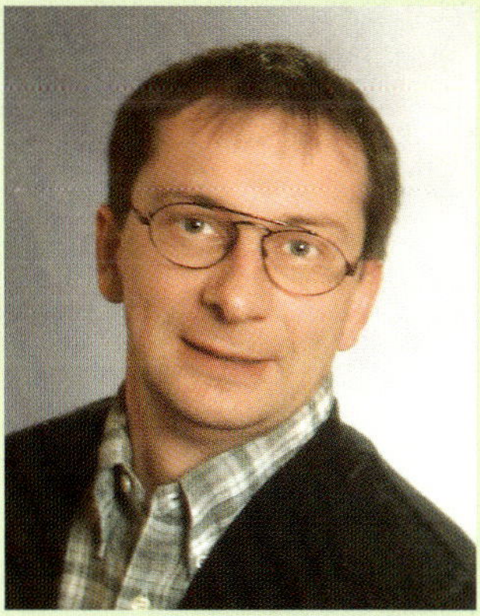

Gehört es nicht zu den schönsten Augenblicken im Garten, wenn wir unseren gefiederten Freunden beim tagtäglichen Treiben am Futterplatz zusehen? Doch warum sich nur im Winter an pickenden, balgenden und flatternden Spatzen, Meisen und Amseln erfreuen? Vögel sind das ganze Jahr im Garten. Wir sehen sie nur oft im Blattwerk der Bäume nicht. Machen Sie sich und Ihren Gartenbewohnern doch eine Freude und bauen Sie den geflügelten Gesellen ein paar Plätze zum Herumtollen und Spaß haben.
Lassen Sie sich diese Momente der Freude nicht entgehen. Und wenn Sie glauben, dass der ein oder andere Gartenvogel etwas lauter als sonst zwitschert, dann will er wahrscheinlich einfach nur mal Danke sagen.

Ihr

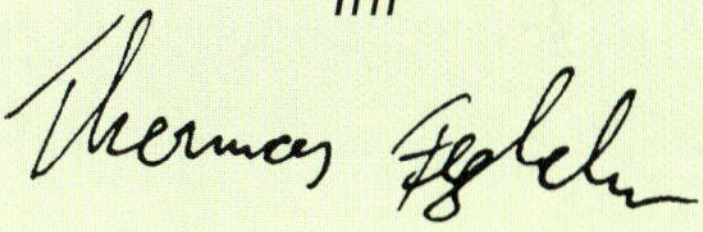

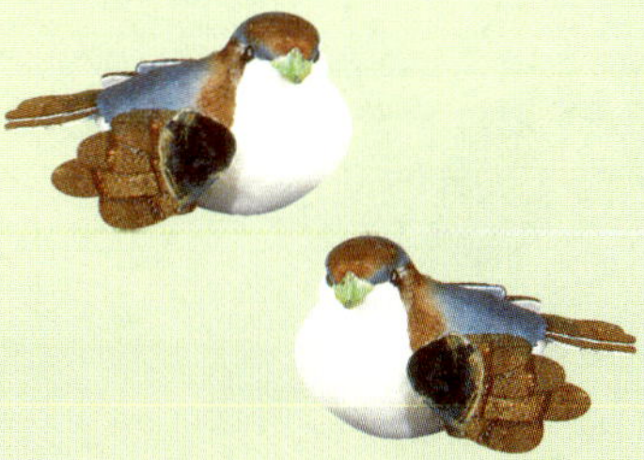

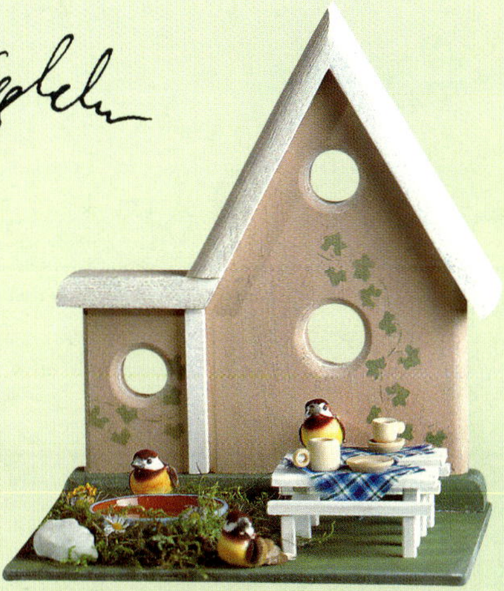

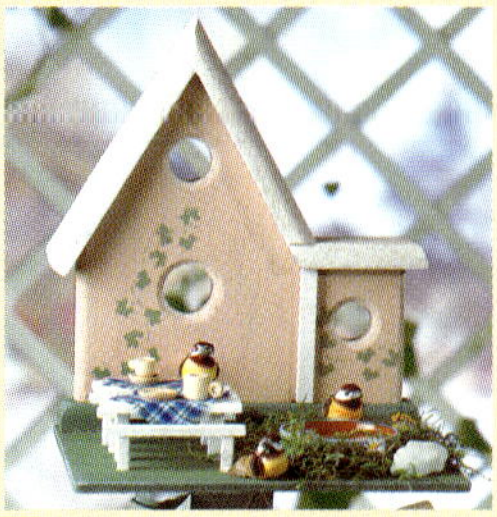

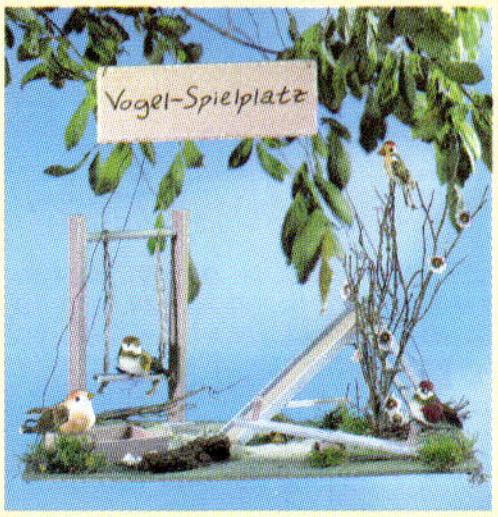

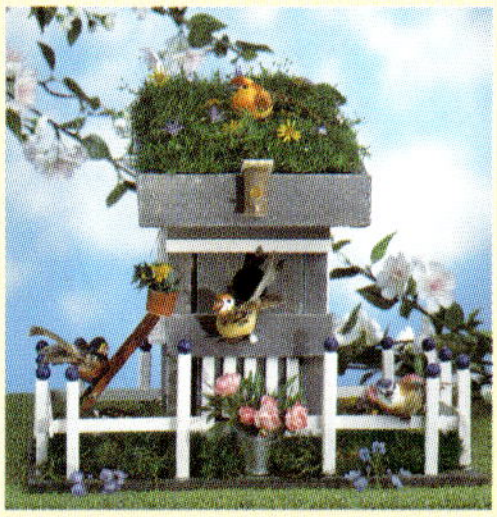

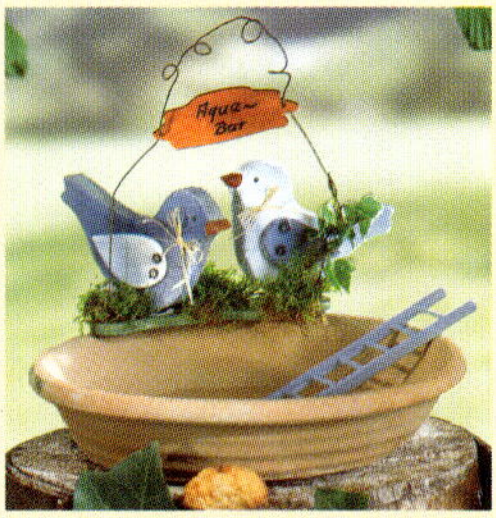

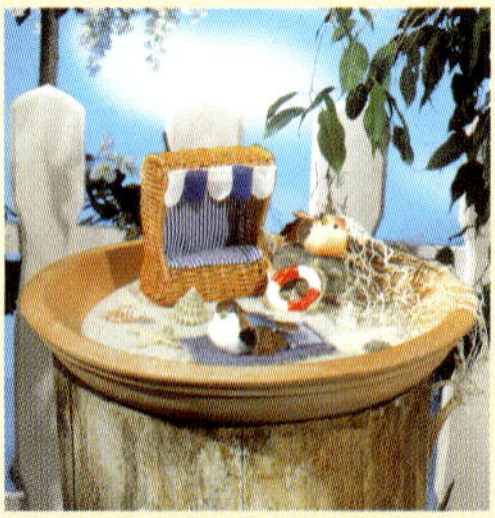

Inhaltsverzeichnis

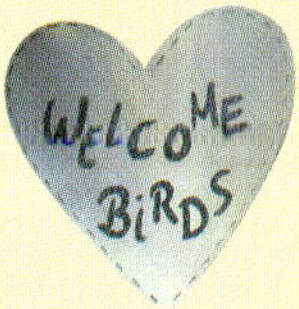

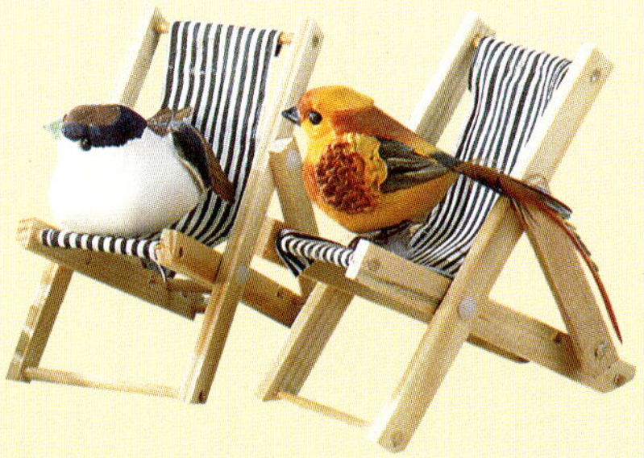

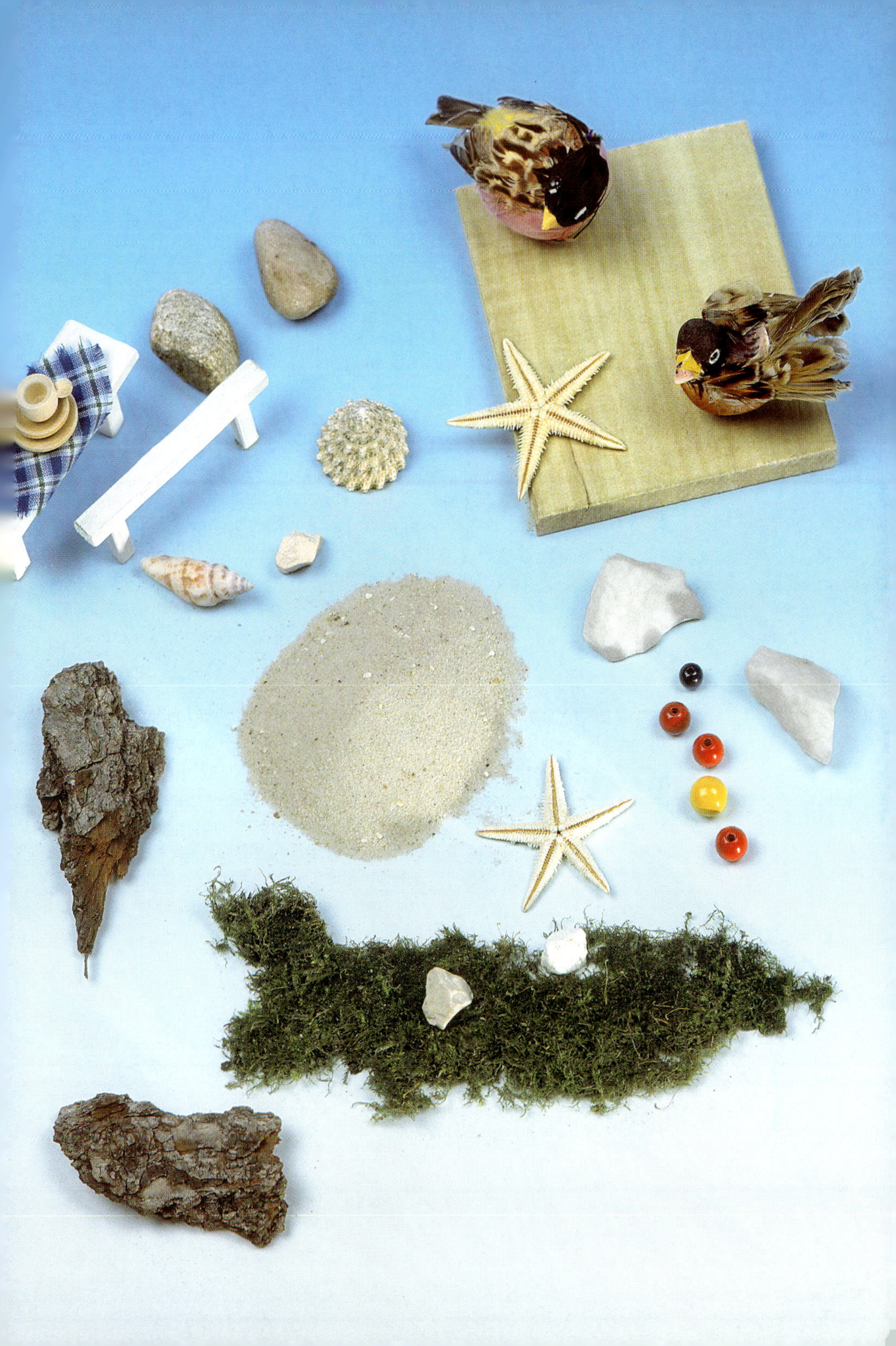

Holzverarbeitung

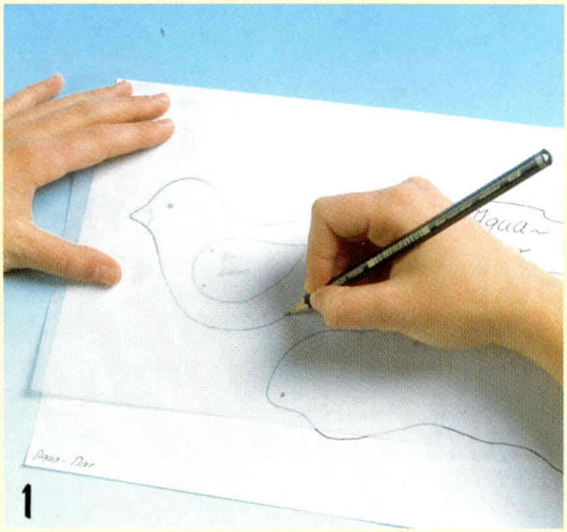

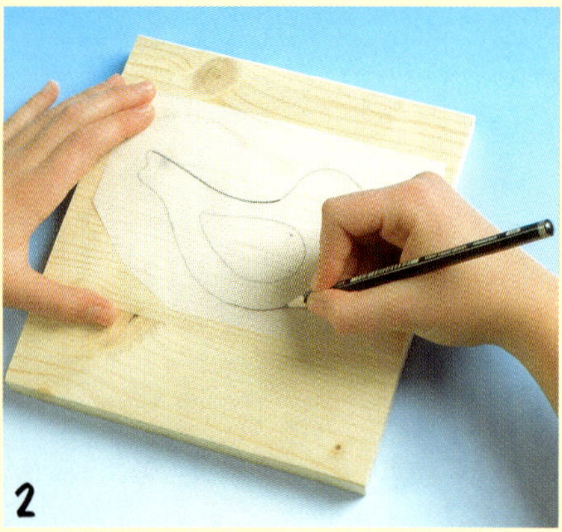

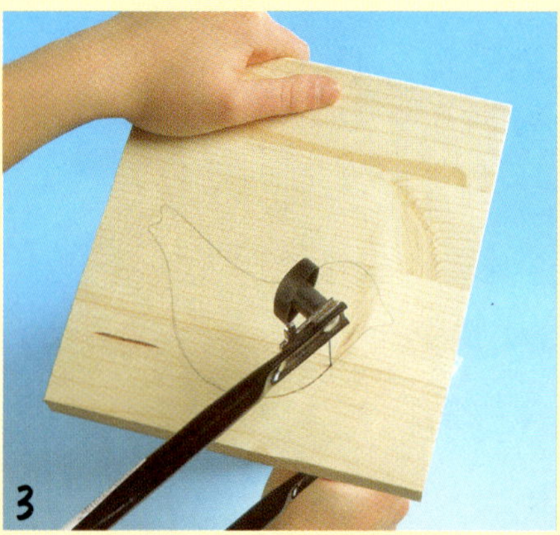

Grundmaterial:

- *Transparentpapier*
- *Bleistift*
- *Holz*
- *Laubsäge, elektrische Dekupiersäge*
- *Schleifpapier*
- *Cutter*
- *Akkuschrauber*

1. **Motivübertragung auf Transparentpapier:** Um ein Motiv vom Vorlagenbogen auf das Holz zu übertragen, legen Sie einen Bogen festes Transparentpapier (Architektenpapier) über die Vorlage und zeichnen Sie das gewünschte Motiv mit einem weichen Bleistift nach.

2. **Motive auf das Holz übertragen:** Legen Sie nun das Architektenpapier mit der Bleistiftseite auf das Holz und fahren Sie die Außenlinien des Motivs auf der Rückseite des Architektenpapiers mit einem harten Bleistift nochmals nach. Hierdurch werden die Linien auf das Holz übertragen. Alle Innenlinien werden erst nach dem Sägen übertragen, da diese leicht auf dem Holz verwischen.

3. **Motive aussägen:** Sägen Sie das übertragene Motiv nun entlang der Konturen mit der Laubsäge aus. Natürlich können Sie auch eine elektrische Dekupiersäge verwenden.

4. Schleifen: Verwenden Sie zum Schleifen der Seiten Schleifpapier mittlerer Körnung. Bei der Bearbeitung von kleinen Teilen oder dünnen Leistenstücken wird auf das Brechen der Kanten verzichtet. Diese Teile werden lediglich mit Schleifpapier feiner Körnung rund geschliffen. Entfernen Sie mit einem dicken weichen Pinsel sämtlichen Schleifstaub.

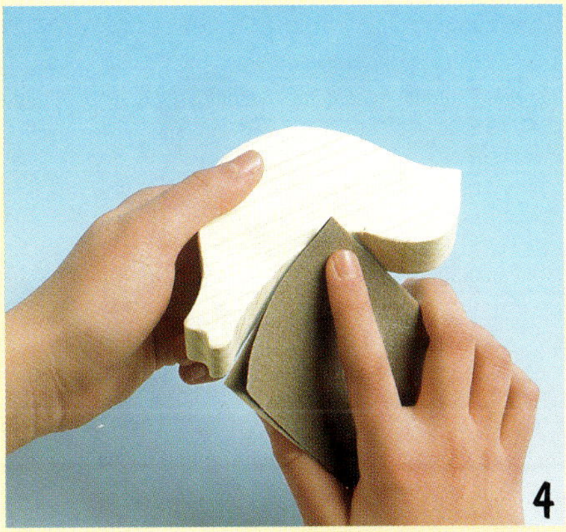
4

5. Kanten brechen: Mit einem Cutter werden die Kanten des Motivs gebrochen. Hobeln Sie dazu mit dem Cutter über die Kante (immer vom Körper weg) in Faserrichtung des Holzes. Diese gebrochenen Kanten sind ein typisches Merkmal des Country-Styles.

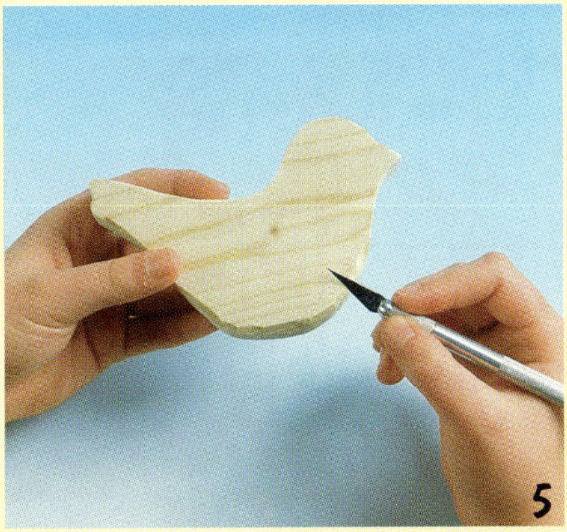
5

6. Bohrlöcher übertragen: Die Bohrlöcher werden, wie in Schritt 2 beschrieben, auf das ausgesägte Motiv übertragen. Bohren Sie die Löcher in der entsprechenden Größe aus. Am besten eignet sich dafür ein Akkuschrauber. Bohren Sie immer vor dem Farbauftrag, getrocknete Farbe würde beim Bohren leicht absplittern. Nur Löcher, die weniger als 1 mm Durchmesser haben, sollten nach dem Farbauftrag gebohrt werden, da diese durch die Farbe sonst wieder verdeckt würden. Um Aussplitterungen des Holzes zu vermeiden, sollten Sie immer ein Stück Restholz unter die Bohrstelle legen.

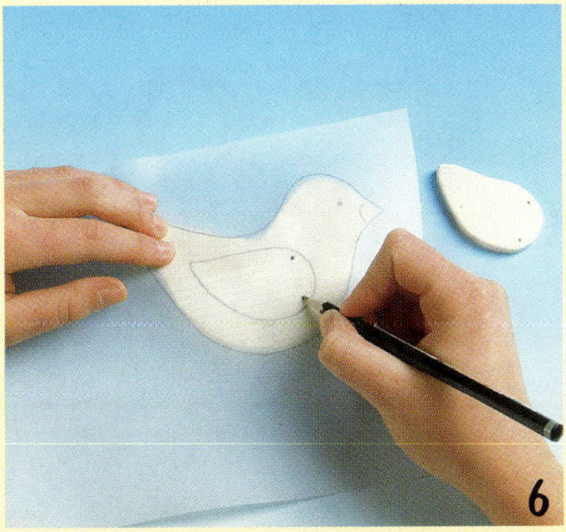
6

Bemalen und Lackieren

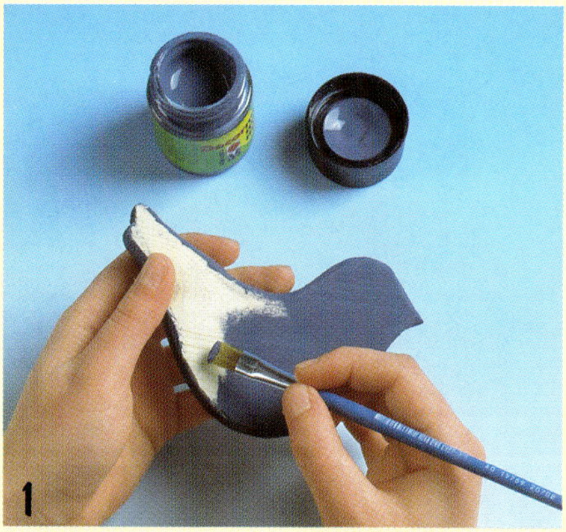
1

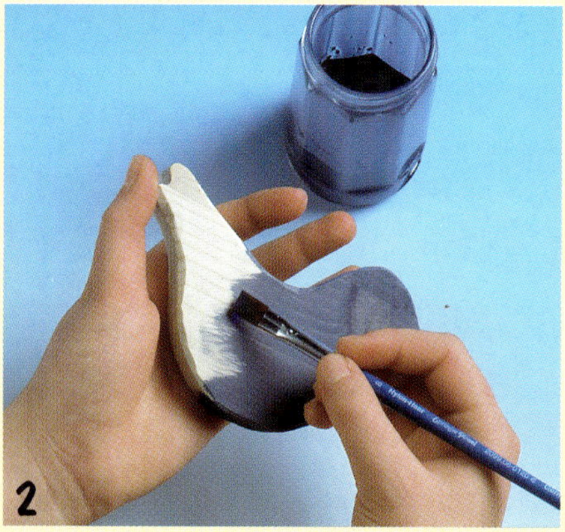
2

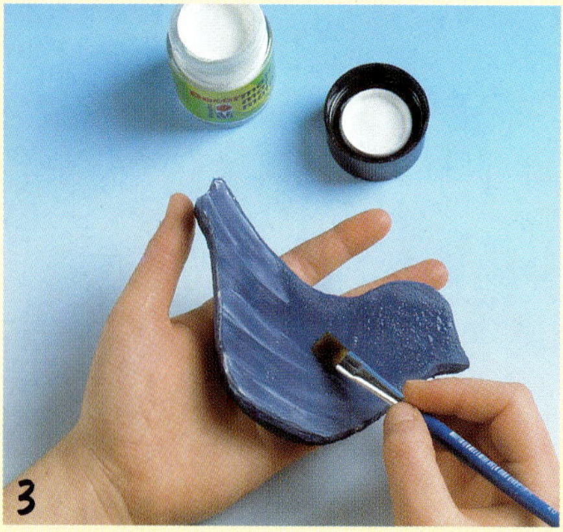
3

Grundmaterial:

- *Pinsel*
- *Marabu-Decormatt Bastelfarbe*
- *Wasser*
- *Drybrushpinsel*
- *Papiertuch*
- *Architektenpapier*
- *Bleistift*
- *Marabu-Mattlack*

1. **Grundieren von Flächen:** Bemalen Sie das Teil gleichmäßig in einer Farbe und lassen Sie den Farbauftrag anschließend gut durchtrocknen. Danach können Sie das Motiv weiter gestalten.

2. **Lasuren herstellen:** Mischen Sie die Farbe 1:1 mit Wasser. Dadurch wird der Farbton transparent und lässt die Holzmaserung durchscheinen. Ist Ihnen der Farbton noch zu intensiv, können Sie beliebig mehr Wasser hinzufügen. Auch Lasuren müssen nach dem Auftrag gut durchtrocknen, bevor Sie weiterarbeiten können.

3. **Maltechnik Nass-in-Nass:** Diese Technik bedeutet, dass zwei oder mehr Farben mit einem flach gebundenen weichen Pinsel nass ineinander gewischt werden. Das heißt, die Farbe darf während des Vorgangs nicht trocknen. Tragen Sie dazu die Farben nebeneinander oder übereinander auf und ziehen Sie sie mit dem Pinsel ineinander.

4. Drybrushing: Hierbei wird „trockene" Farbe regelrecht auf ein Motiv gebürstet. Am besten eignet sich hierfür ein Drybrushpinsel mit runder Spitze. Pinsel und Untergrund müssen vor Gebrauch immer trocken sein, da die Farbe sonst zu sehr verdünnt würde. Tauchen Sie nur die Pinselspitze in die gewünschte Farbe. Streichen Sie nun den Pinsel auf einem Papiertuch so lange hin und her, bis Sie das Gefühl haben, dass sich keine Farbe mehr im Pinsel befindet. Bürsten Sie anschließend mit dem Pinsel über die Kanten und Flächen.

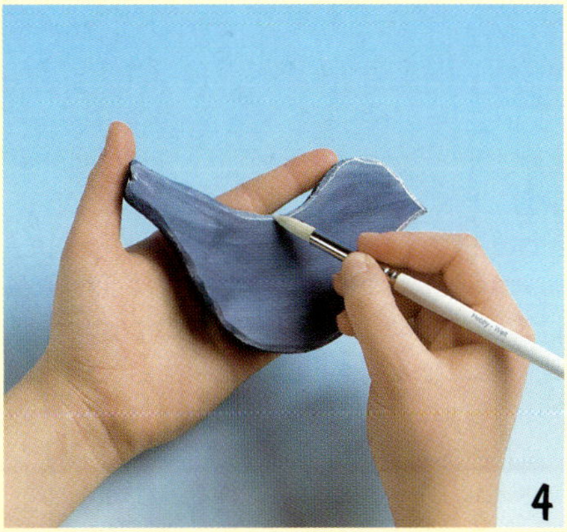

5. Schriftzüge übertragen: Legen Sie ein Stück Architektenpapier auf die Vorlage und ziehen Sie den Schriftzug mit einem weichen Bleistift nach. Drehen Sie das Papier nun um und ziehen Sie den Schriftzug nochmals nach. Nun legen Sie das Architektenpapier mit der soeben bearbeiteten Seite auf das Holz und zeichnen den Schriftzug erneut nach. Die Bleistiftlinie überträgt sich dadurch auf das bemalte Motiv.

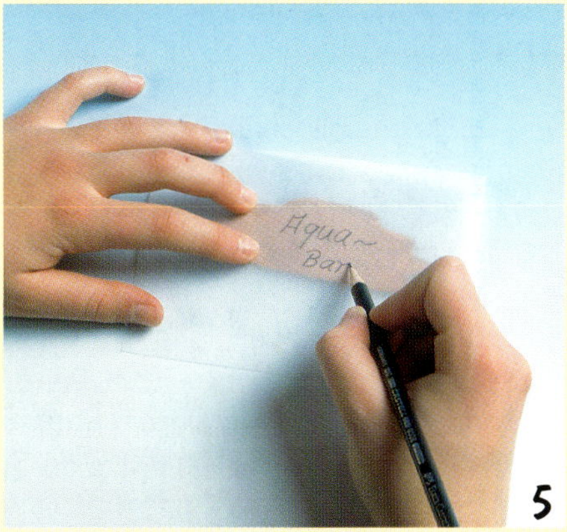

6. Versiegeln der Farben: Bevor Sie ein Modell ausdekorieren, müssen die Farben versiegelt werden. Besprühen Sie die trockenen Farben ein bis zweimal mit transparentem Sprühlack in Matt. Der Lack trocknet schnell und Sie können sofort weiterarbeiten.

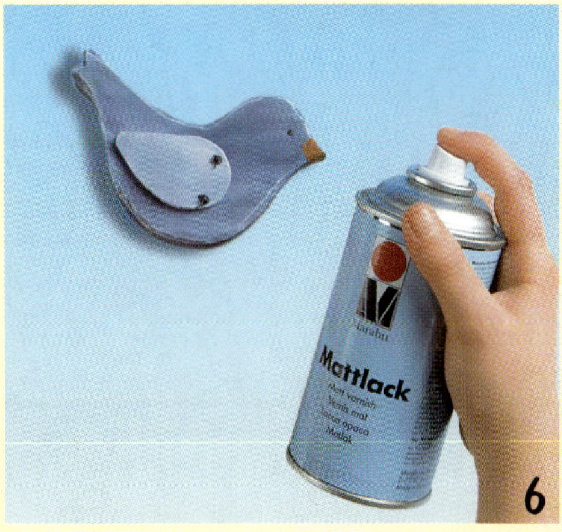

Reihenhäuschen

1. Leisten für zwei Stühle vorbereiten. In die oben abgerundeten Leisten (Rückenlehne) fünf Löcher bohren und zu kleiner Blüte aufsägen. Rückenlehne und Seitenteile zusammenkleben, danach die Vorderleiste zwischen den Seiten fixieren. Zum Schluss die Leisten für die Sitzfläche aufkleben. Rundhölzer als Füße unter der Tischplatte befestigen.

2. Zur Reinigung der Vogelhäuser Bodenausschnitte (5 mm größer als das Innenmaß der Häuser) in die Grundplatte sägen.

3. Terrakotta-Farbton aus Mittelbraun und Gelbocker mischen und Tisch, Kinderwagen und Stühle grundieren. Danach mit Weiß über die Ränder brushen. Grundplatte mit Olivgrün lasieren und in der Nass-in-Nass-Technik etwas Mittelgelb hineinwischen.

4. Zaunelemente auf die Länge der Grundplatte und auf 10 cm Höhe kürzen. Danach die Kanten brechen. Zaunteile mit Dunkelbraun grundieren, die Ränder mit Weiß brushen. Alle farbigen Teile mit Sprühlack versiegeln.

5. Vogelhäuser mit Montagekleber auf der Platte fixieren, den Garten dekorieren. Den Zaun mit Montagekleber an die Grundplatte kleben und mit Nägeln sichern. Hinter dem Zaun die Rosenblattgirlande befestigen und gelbe Blüten hineinkleben.

6. In die Blechdächer des ersten und dritten Hauses 5 cm von vorn ein Loch bohren und doppelt verdrehten Draht durch die Löcher schieben. Die Enden mit einer Perle innen verdrehen.

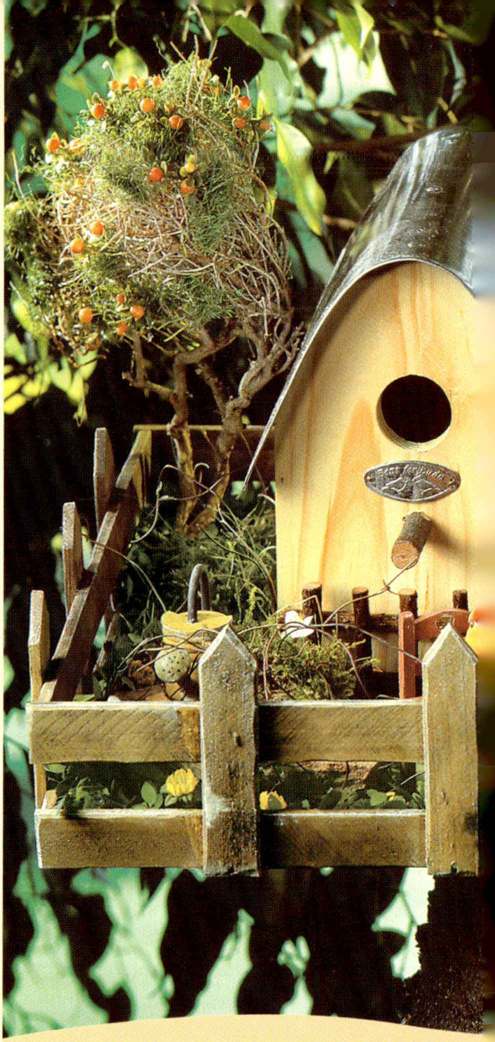

Material

- *3 Vogelhäuser mit Blechdach*
- *Sperrholz, 30 x 60 cm, 8 mm stark (Grundplatte)*

Stühle:

- *4 Vierkanthölzer, 8 cm lang, 5 x 5 mm*
- *4 Leisten, 3 x 0,5 cm, 2 mm stark*
  2 Leisten, 3 x 1 cm, 2 mm stark, oben abgerundet
- *2 Vierkanthölzer, 3 cm lang, 5 x 5 mm*
- *4 Vierkanthölzer, 4 cm lang, 5 x 5 mm*

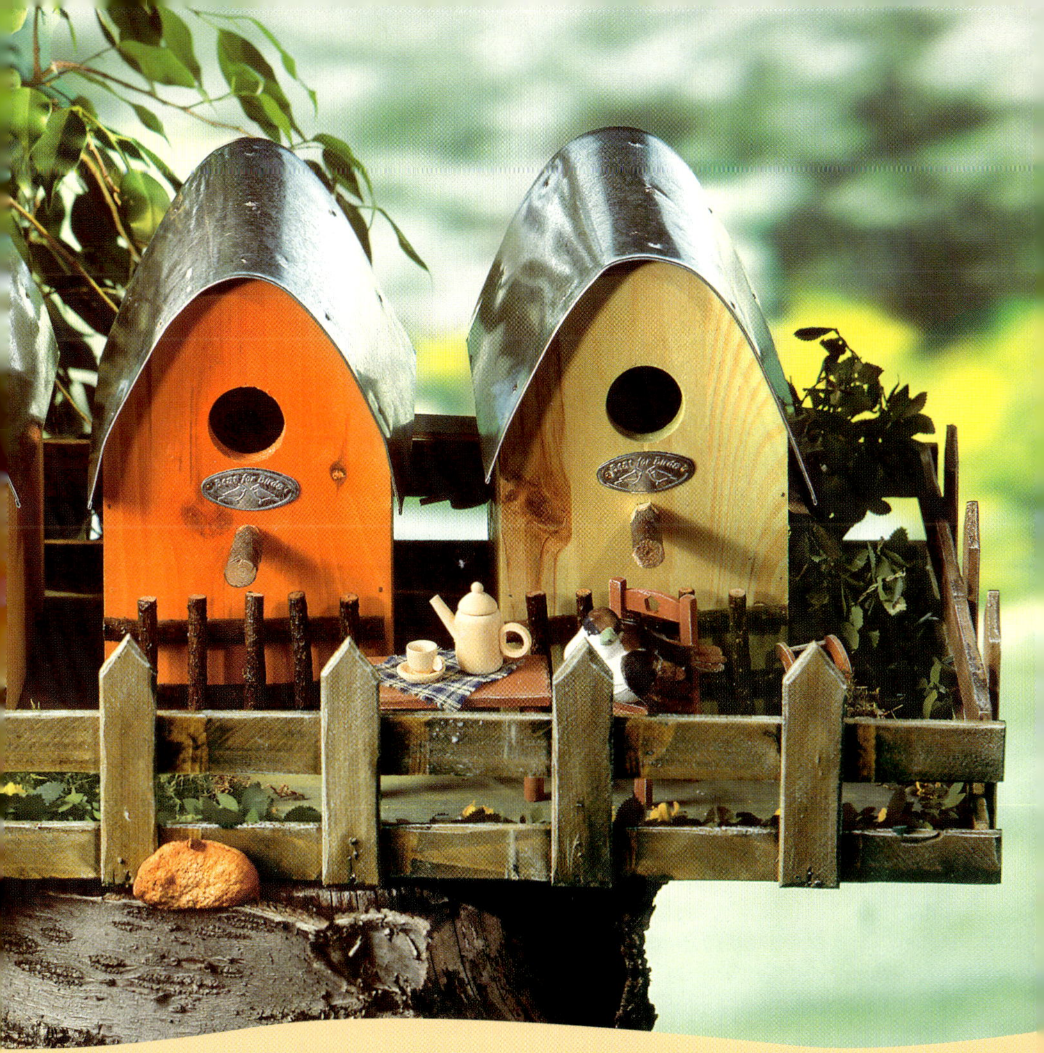

- 4 Vierkanthölzer, 3 cm lang, 5 x 5 mm
- 6 Leisten, 4 cm lang, 2 x 10 mm

Tisch:

- Sperrholz, 4,5 x 6 cm, 6 mm stark
- 4 Rundhölzer, 4 cm lang, Ø 8 mm

Allgemein:

- Marabu-Decormatt Bastelfarbe in Weiß, Mittelgelb, Olivgrün, Gelbocker, Mittelbraun, Dunkelbraun
- Zweige, Reisig, Plattenmoos, Gestrüpp
- 2 Holzzaunelemente, 1 m lang
- Karostoff, 13 x 13 cm
- Blumendraht, platinfarben
- Mini-Kinderwagen, Mini-Vogelhaus, Kaffeegeschirr, Gießkanne aus Holz, Tonscherbe
- Rosenblattranke, Mini-Blüten in Gelb, künstliche Beerensträucher in Gelb
- Montagekleber, Heißkleber, 2 Perlen, Ø 10 mm
- Bohrer, Ø 2 mm, Sprühlack zum Versiegeln

Vorlagen 1 a-d (Stühle), 1e (Tisch), Bogen A

Wippen, Rutschen, Spaß haben!

1. Sägen Sie Leisten und Vierkanthölzer zu. Kleben Sie die Einzelteile zusammen und bemalen Sie die Flächen. Brushen Sie die Flächen leicht und die Kanten etwas stärker mit Weiß. Versiegeln Sie anschließend die Farben (siehe Grundkurs Seite 6).

2. Kleben Sie für den Sandkasten die vier Bretter nach Vorlage 2a zusammen. Die Bank besteht aus drei Teilen für Sitzfläche und Füße, die ebenfalls verklebt werden.

3. Kleben Sie das Rundholz der Wippe unter das Brett und sichern Sie es mit dem Holzdübel, für den Sie zuvor in Brett und Rundholz ein 5-mm-Loch gebohrt haben. Kleben Sie die Leisten für den Kasten wie auf der Vorlage 2g zusammen. In den Kasten wird die Wippe hineingestellt.

4. Legen Sie für die Schaukel die Juteschnur über das Rundholz und führen Sie die Enden durch die zuvor gebohrten 4-mm-Löcher des Sitzbretts. Sichern Sie das Brett mit Knoten. Binden Sie ein Stück Draht unterhalb des Rundholzes um die Schnüre, damit sie nicht verrutschen.

5. Sägen Sie für die Rutsche gemäß Vorlage 2h die Ecken der Rutschfläche aus und befestigen Sie die Leiter und die Seitenteile.

6. Übertragen Sie den Schriftzug für das Schild auf das grundierte Holz und ziehen Sie ihn mit dem Lackmalstift nach.

7. Bohren Sie in die Ecken der Grundplatte 2 mm große Löcher und lasieren Sie die Platte anschließend in Grün. Fixieren Sie die Spielgeräte und dekorieren Sie die Platte. Die Blütenköpfe werden mit Kraftkleber befestigt.

8. Führen Sie zwei Drähte von etwa 2 m Länge diagonal durch die Löcher der Grundplatte und verdrillen Sie die jeweiligen Drahtenden. Binden Sie das Schild zum Abschluss mit in die Spitze ein.

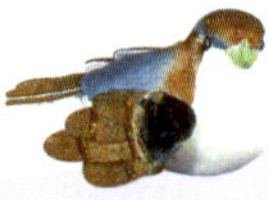

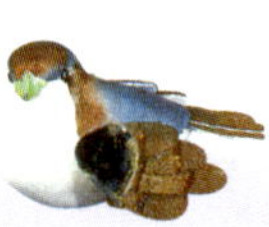

Material

- *Sperrholz, 30 x 40 cm, 4 mm (Grundplatte)*

Sandkasten:

- *2 Leisten, 7 x 1,5 cm, 5 mm stark*
- *2 Leisten, 8 x 1,5 cm, 5 mm stark*

Schaukel:

- *2 Leisten, 19 x 2 cm, 10 mm stark*
- *Rundholz, 12 cm, Ø 8 mm*
- *Leiste, 8 x 1,5 cm, 5 mm stark*
- *2 Leisten, 3 x 3 cm, 5 mm stark*

Wippe:

- *Leiste, 18 x 4 cm, 5 mm stark*
- *Rundholz, 4 cm, Ø 16 mm*
- *1 Holzdübel, 10 mm lang, Ø 5 mm*
- *2 Vierkanthölzer, 3 cm lang, 6 x 6 mm*
- *2 Vierkanthölzer, 2 cm lang, 6 x 6 mm*
- *2 Leisten, 1 x 3 cm, 2 mm stark*
- *2 Leisten, 1 x 4 cm, 2 mm stark*

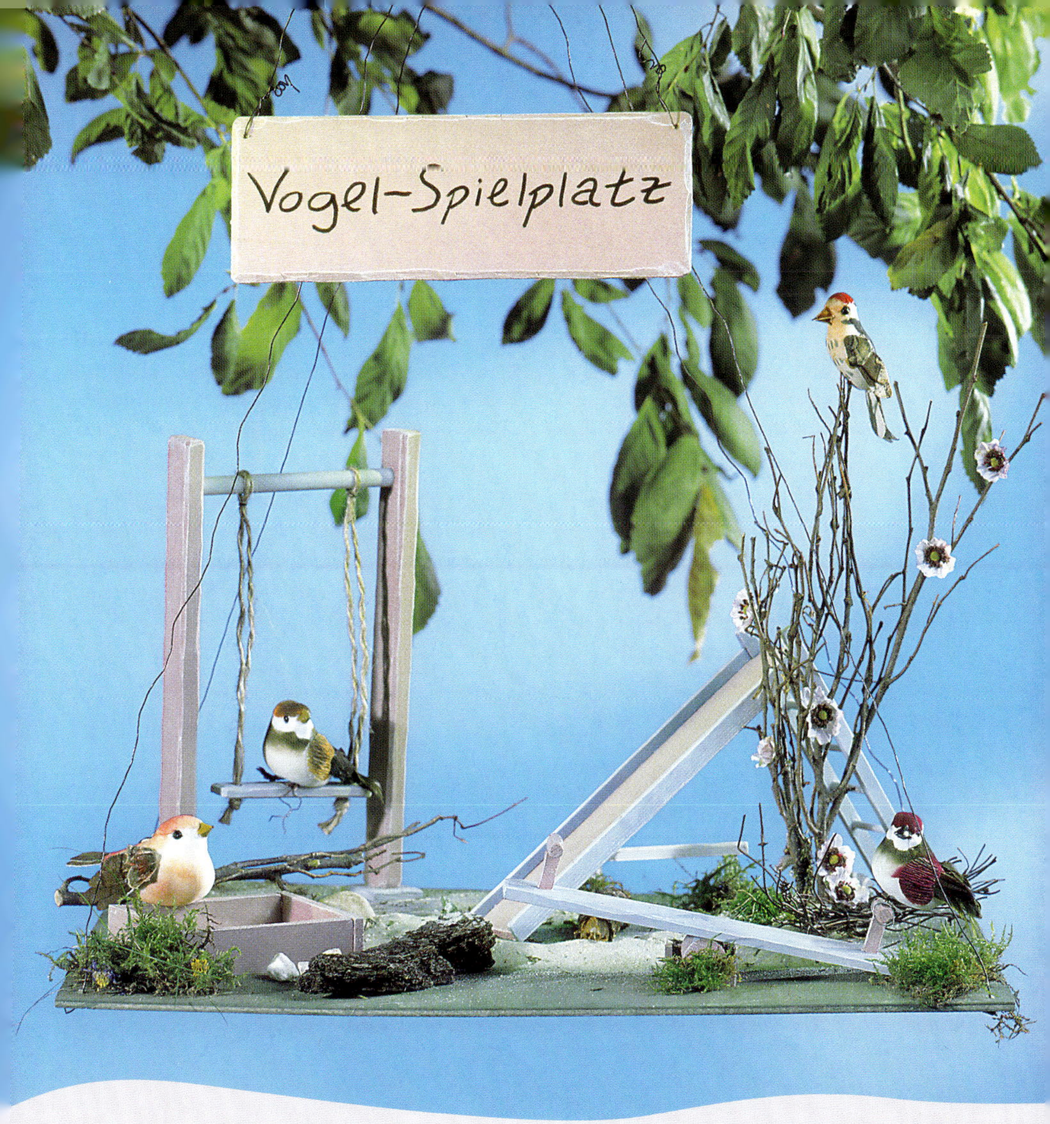

Rutsche:
- *Leiste, 19 x 4 cm, 5 mm stark*
- *2 Leisten, 18 x 1 cm, 2 mm stark*
- *1 Holzleiter, 15 cm lang, 4,5 cm breit*

Bank:
- *2 Vierkanthölzer, 3 cm lang, 6 x 6 mm*
- *Leiste, 8 x 1 cm, 5 mm stark*

Allgemein:
- *Marabu-Decormatt Bastelfarbe in Weiß, Altrosa, Taubenblau, Olivgrün*
- *Lackmalstift, schwarz*
- *Montagekleber, Kraftkleber*
- *fester Draht, dünner Draht*
- *Plattenmoos, Zweige, Blüten in Rosa, Rinde*
- *Bohrer, Ø 2 mm, Ø 4 mm, Ø 8 mm*
- *Vogelsand, Sisalschnur, 80 cm*
- *Sprühlack zum Versiegeln*

Vorlagen 2 a-c (Sandkasten), 2 d-f (Schaukel), 2 g-l (Wippe), 2 m, n (Rutsche), 2 o, p (Bank), 2 q (Schild), Bogen A

Schlemmen wie Gott in Frankreich

1. Sägen Sie alle Leisten auf die entsprechenden Längen zu und schleifen Sie die Ränder der Grundplatte rund.

2. Grundieren Sie das Haus mit Altrosa, das Dach und alle Leistenstücke in Weiß. Das Hinweisschild wird ebenfalls mit Altrosa bemalt und in der Nass-in-Nass-Technik mit Weiß verwischt.

3. Bemalen Sie den Sockel des Hauses, die Grundplatte und den Bodenstab mit Olivgrün. Wischen Sie bei der Grundplatte noch etwas Mittelgelb in Nass-in-Nass-Technik hinein. Nach dem Trocknen der Farben werden sämtliche Kanten leicht mit Weiß gebrusht.

4. Übertragen Sie den Schriftzug auf das Schild und ziehen Sie diesen mit dem Lackmalstift nach. Legen Sie dann die Efeuschablone auf das Haus und tupfen Sie die Blätter mit Olivgrün aus.

5. Befestigen Sie nun die vorher zusammengeklebten Bänke und Tische mit dem Montagekleber auf der Grundplatte und diese nach dem Aushärten des Klebers unter dem Sockel am Haus. Leichten Moosbefall deuten Sie an, wenn Sie mit Olivgrün über die weißen Flächen brushen.

6. Versiegeln Sie die Farben mit dem Sprühlack und decken Sie anschließend die Tische ein. Die Tischdecken und das Geschirr werden mit etwas Kraftkleber fixiert.

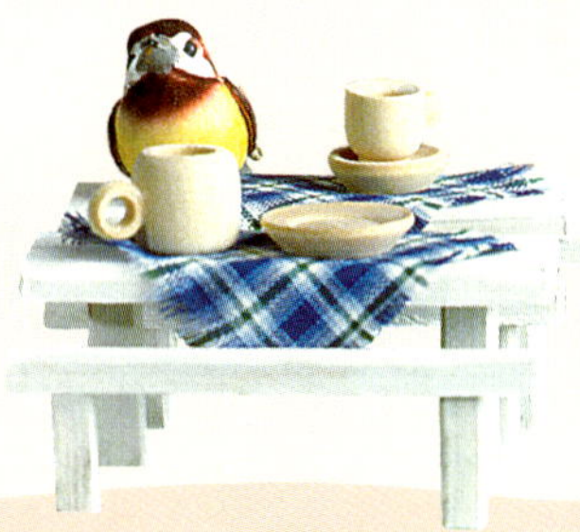

Material

- *Gartenstecker „Vogelhaus"*
- *Sperrholz, 18 x 22 cm, 4 mm stark (Grundplatte)*
- *Leiste, 8,5 x 1 cm, 5 mm stark (Abtrennung Anbau)*
- *Marabu-Decormatt Bastelfarbe in Weiß, Altrosa, Olivgrün*
- *Lackmalstift, schwarz*
- *Efeu-Schablone*
- *Montagekleber und Kraftkleber*
- *Sprühlack zum Versiegeln*

Bänke:
- *4 Leisten, 8 x 1 cm, 5 mm stark*
- *8 Vierkanthölzer, 2 cm lang, 5 x 5 mm*

Tische:
- *4 Vierkanthölzer, 3 cm lang, 8 x 8 mm*
- *2 Leisten, 8 x 3 cm, 5 mm stark*
- *Karostoff, Holzgeschirr*

Vorlage 3 a (Schriftzug), b (Abtrenn.), c–d (Bänke), e–f (Tische), Bogen A

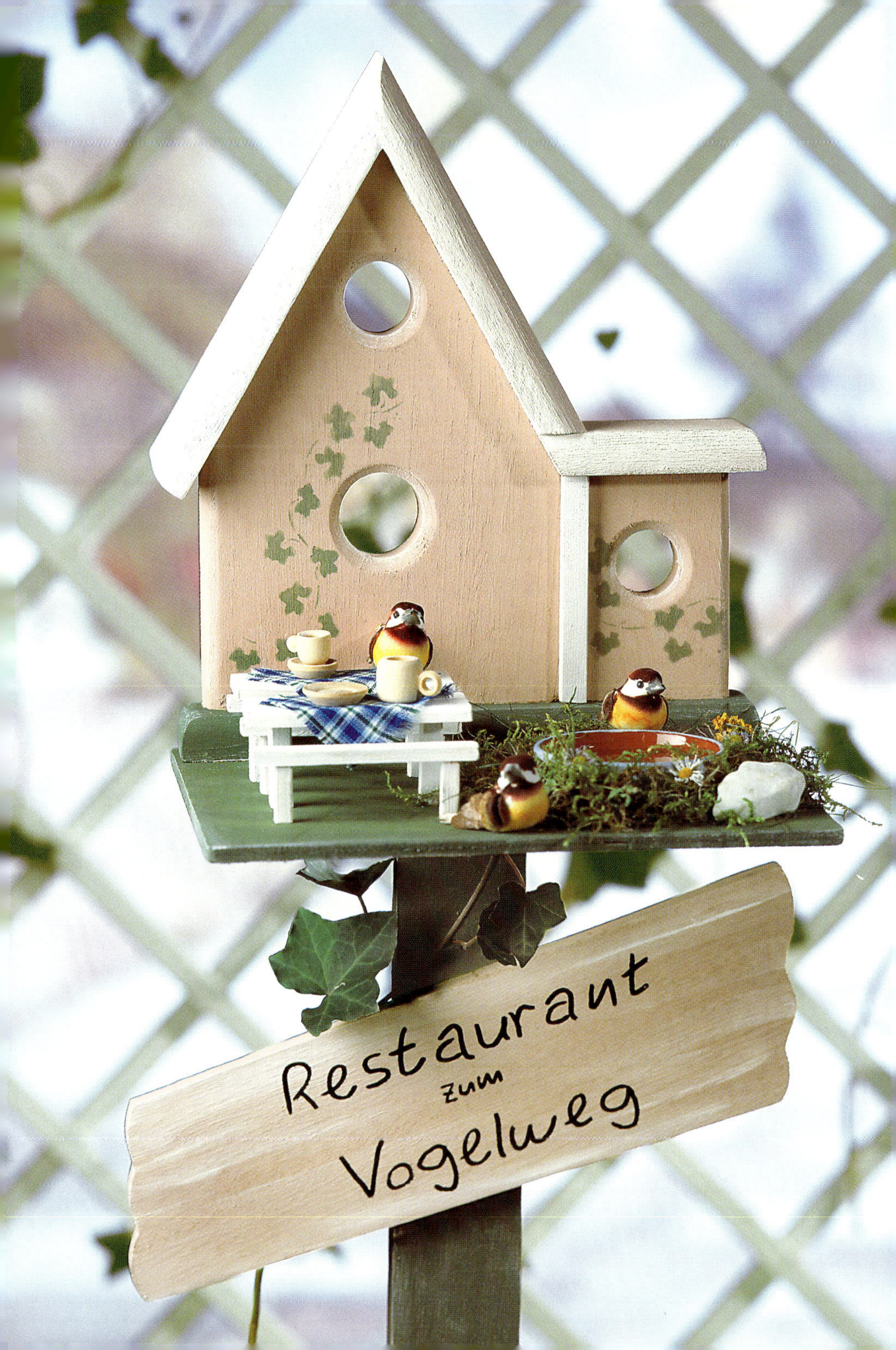
Restaurant
zum
Vogelweg

Draußen ist's am schönsten!

1. Sägen Sie zuerst aus dem Leimholz das Häuschen laut Vorlage aus. Schrägen Sie dann die Zaunpfosten am oberen Ende mit dem Cutter etwas an. Bohren Sie danach die 2 mm-Löcher für die Zaunelemente in die Pfosten.

2. Lasieren Sie die Grundplatte mit Olivgrün und wischen Sie in der Nass-in-Nass-Technik etwas Mittelgelb hinzu. Das Haus wird mit Taubenblau hell und das Dach sowie die Grundplatte des Hauses und die Sitzstange werden mit Schwarz lasiert. Lasieren Sie die Pfosten und die Zaunelemente mit Dunkelbraun und brushen Sie leicht mit Weiß über die Ränder.

3. Legen Sie die Efeuschablone auf das Haus und stupfen Sie rund um das Einflugloch das Efeumotiv mit Olivgrün ab.

4. Übertragen Sie den Schriftzug und ziehen Sie ihn mit dem Lackmalstift nach.

5. Schneiden Sie den Stoff vom Liegestuhl ab und brechen Sie mit dem Cutter die Kanten. Grundieren Sie den Stuhl mit der Farbe Milchkaffee und wischen Sie in der Nass-in-Nass-Technik etwas Mittelbraun hinzu. Versiegeln Sie die Farben und bringen Sie den Karostoff an.

6. Befestigen Sie das Haus und den Gartenzaun mit Montagekleber auf der Grundplatte und versiegeln Sie die Farben.

7. Gestalten Sie nun den Garten und den Hauseingang. Die Büsche werden auf einen Hang aus Steckschaum gesteckt und mit Heißkleber befestigt. Decken Sie den Steckschaum mit Moos ab.

8. Binden Sie ein wenig Reisig zusammen und befestigen Sie es unter dem Dach.

Material

- *Sperrholzplatte, 30 x 40 cm, 4 mm (Grundplatte)*

Haus:
- *Leimholz, 27 x 15 cm, 18 mm stark*
- *Leiste, 20 x 7 cm, 10 mm stark*

Dach:
- *Leiste, 14 x 4 cm, 20 mm stark*
- *Leiste, 16 x 4 cm, 20 mm stark*

Allgemein:
- *7 Vierkanthölzer, 6,5 cm lang, 8 x 8 mm (Zaunpfosten)*
- *Rundholz, 4 cm lang, Ø 5mm*
- *6 Zaunelemente, 6 x 15 cm*
- *Holzliegestuhl*
- *Marabu-Decormatt Bastelfarbe in Weiß, Taubenblau hell, Olivgrün, Milchkaffee, Dunkelbraun, Schwarz*
- *Karostoff*
- *3 Tontöpfe, 3,5 cm hoch*
- *Dekobesen*
- *Untersetzer aus Kunststoff*
- *künstliche Grünpflanzen, Beeren, Steckschaum, Blumen in Gelb, Rinde, Reisig*
- *Efeuschablone, 2 mm Bohrer*

Vorlage 4 a-b (Haus), c-d (Dach), e (Zaun), Bogen B

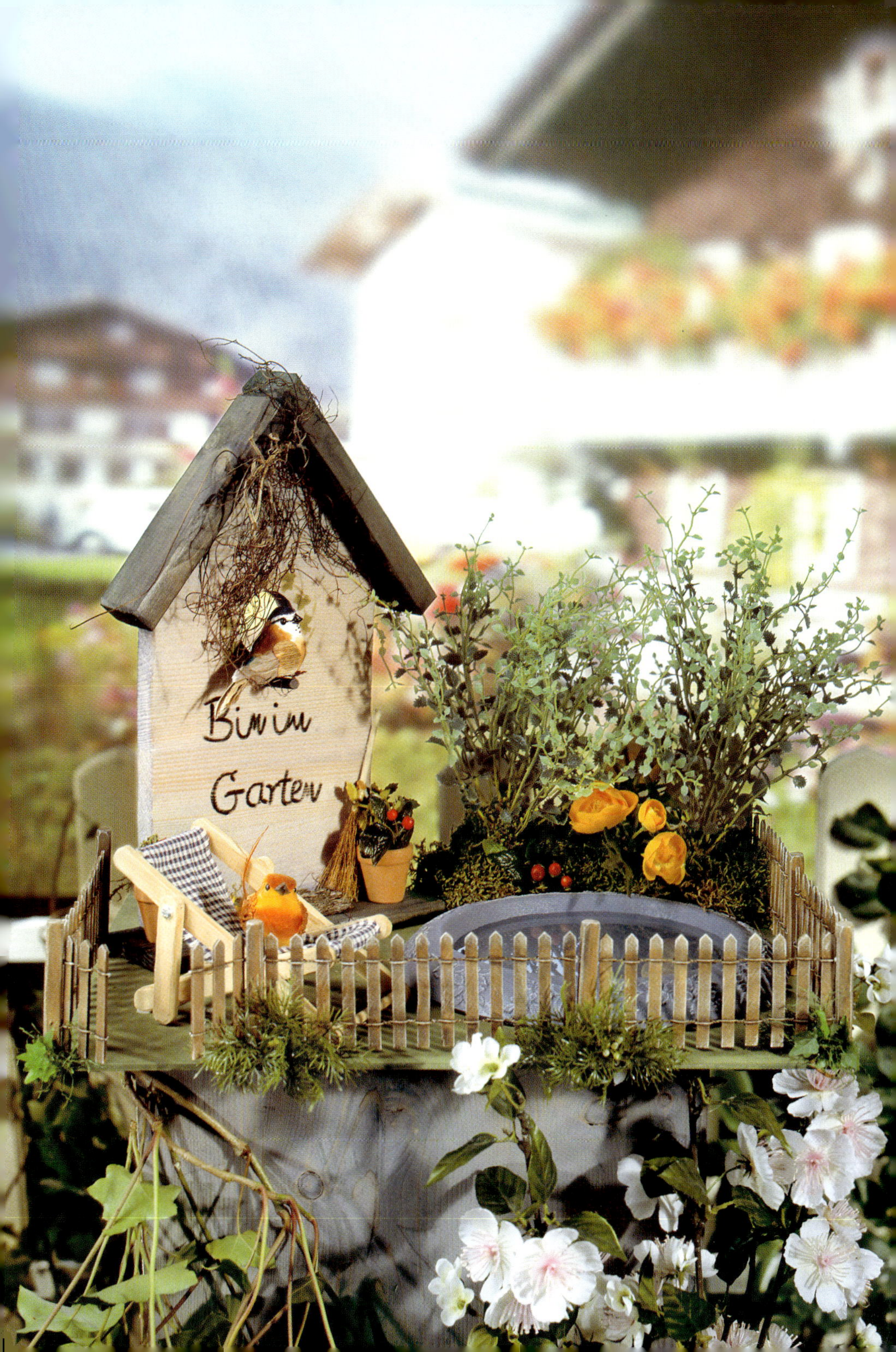
Bin im
Garten

Unser Häuschen am Stadtpark

1. Lasieren Sie den Nistkasten mit Antikblau und die Grundplatte mit Schwarz.

2. Brechen Sie bei Frontleisten und Zaunpfosten die Kanten und schleifen Sie die Kanten von Zaunbrettern und Fensterrahmen ein wenig rund.

3. Bemalen Sie alle Leistenstücke mit Weiß und bohren Sie mit dem 1-mm-Bohrer in jeden Zaunpfosten oben ein Loch für die Befestigung der Perlen.

4. Kleben Sie die 2 Fensterrahmen zusammen und legen Sie die fertigen Rahmen in 10 cm Höhe auf die Seitenteile des Hauses. Zeichnen Sie die Innenfläche an. Malen Sie diese anschließend mit Schwarz aus und brushen Sie ganz leicht mit Weiß darüber. Nun können Sie die Fensterrahmen mit dem Montagekleber befestigen und anschließend die Fensterbänke anbringen.

5. Befestigen Sie die Frontleisten und die weiß bemalte Sitzstange, für die Sie vorher ein Loch mit einem Durchmesser von 6 mm gebohrt haben. Versiegeln Sie anschließend das Haus mit Sprühlack.

6. Schleifen Sie die Perlen ein wenig an, um einen Alterungseffekt zu erzielen. Befestigen Sie sie mit den Nägeln auf den Pfosten und diese in gleichmäßigem Abstand auf den Zaunbrettern. Kleben Sie anschließend den Zaun auf die Grundplatte.

7. Mischen Sie die Farben Mittelbraun und Karminrot zu Rotbraun und bemalen Sie damit die Holzleiter und den hängenden Waschbottich. Versiegeln Sie die Farben wieder mit dem Sprühlack.

8. Befestigen Sie die Mini-Efeuranke im Bottich und bohren Sie unter dem Dachvorsprung ein 1 mm großes Loch. Befestigen Sie darin eine Drahtschlinge und fädeln Sie den Aufhängedraht durch.

9. Zum Abschluss fixieren Sie noch das Mini-Vogelhaus mit Montagekleber am Dach und platzieren dort nach Belieben Plattenmoos (siehe Bild).

Material

- *Nistkasten für Meisen mit Dacheinfassung*
- *Sperrholzplatte, 36 x 22 cm, 8 mm stark (Grundplatte)*
- *Rundholz, 4 cm lang, Ø 6 mm (Sitzstange)*

Frontleisten (quer und senkrecht):

- *2 Leisten, 13,5 x 1 cm, 5 mm stark*
- *5 Leisten, 5 x 1 cm, 5 mm stark*

Zaun:

- *12 Vierkanthölzer, 5,5 cm lang, 10 x 10 mm (Zaunpfosten)*
- *2 Vierkanthölzer, 7,5 cm lang, 10 x 10 mm (Zaunpfosten lang)*
- *2 Leisten, 13 x 1 cm, 2 mm stark (Zaunbretter vorne)*
- *2 Leisten, 12 x 1 cm, 2 mm stark (Zaunbretter hinten)*

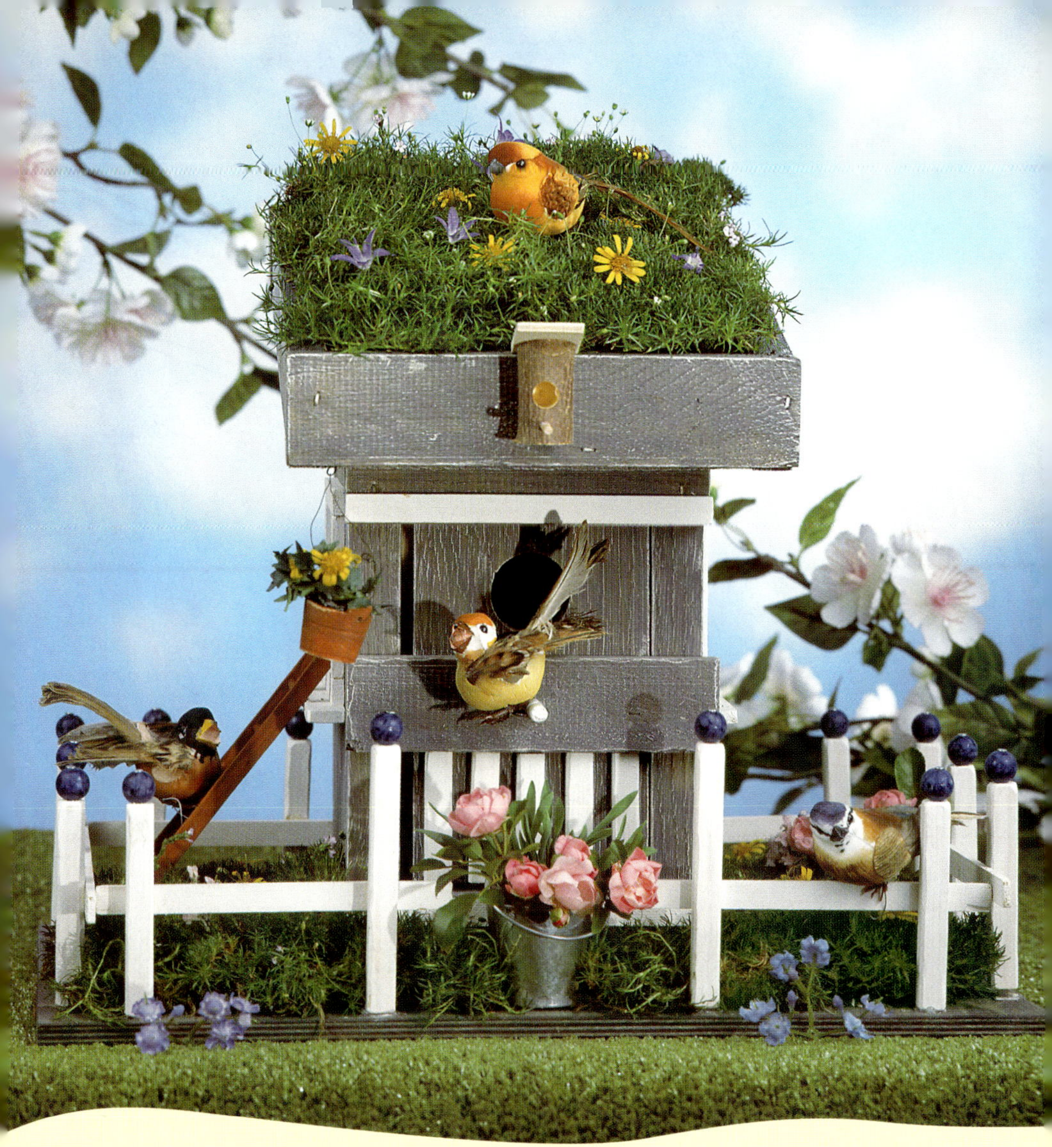

- *2 Leisten, 22,5 x 1 cm, 2 mm stark (Zaunbretter seitlich)*

Fenster:

- *4 Leisten, 8 x 1 cm, 5 mm stark*
- *4 Leisten, 6 x 1 cm, 5 mm stark*
- *2 Vierkanthölzer, 6 cm lang, 4 x 4 mm*
- *2 Leisten, 10,5 x 2 cm, 5 mm stark*
- *Marabu-Decormatt Bastelfarbe in Weiß, Karminrot, Antikblau, Mittelbraun, Schwarz*
- *14 Holzperlen in Blau, Ø 12 mm*
- *14 Nägel, 20 mm lang*
- *Metalleimer, 4 cm hoch*
- *Mini-Tontopf, -Holzbottich, -Efeuranke*
- *Holzleiter, 14 cm*
- *Mini-Vogelhaus, 4 cm hoch*
- *Montagekleber und Klebstoff*
- *Bohrer, Ø 1 mm, Ø 6 mm*
- *Sprühlack zum Versiegeln*

Vorlagen 5 a–b (Frontleiste), c–d (Fenster), e–i (Zaun), Bogen B

Ein Ort zum Ausspannen

1. Übertragen Sie den Umriss der Bodenplatte auf das Holz und sägen Sie es der Linie entlang aus. Bohren Sie das Loch für den Zweig.

2. Lasieren Sie die Platte mit Olivgrün und lassen Sie den Farbauftrag gut trocknen.

3. Versiegeln Sie die Farbe. Falls die Schale nicht wasserdicht ist, tragen Sie zwei Schichten Tondicht von innen auf.

4. Befestigen Sie die Baumwurzel mit Montagekleber auf der Bodenplatte und sichern Sie diese zusätzlich noch von unten mit zwei Schrauben.

5. Arrangieren Sie danach alle Accessoires auf der Bodenplatte und befestigen Sie die festen Einzelteile mit Montagekleber, Ranken und Liegestühle mit Kraftkleber. Das Mini-Vogelhaus wird im Einflugloch mit einer Schraube befestigt.

6. Befüllen Sie die Schale mit Wasser und streuen Sie auf die Oberfläche die Gänsekresse sowie die Deko-Perlen. Zum Abschluss wird noch etwas Vogel- oder Dekosand unter den Liegestühlen verteilt.

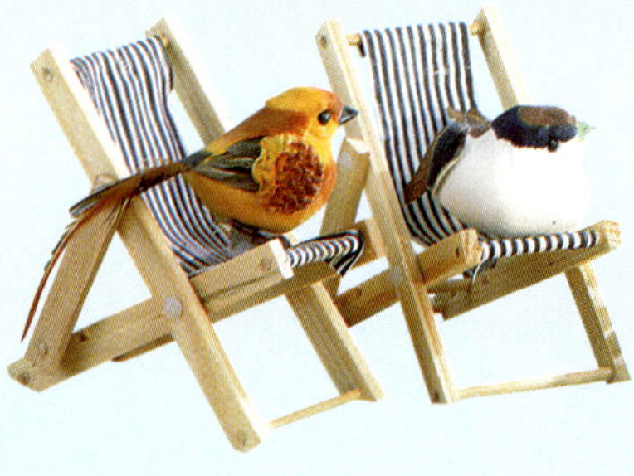

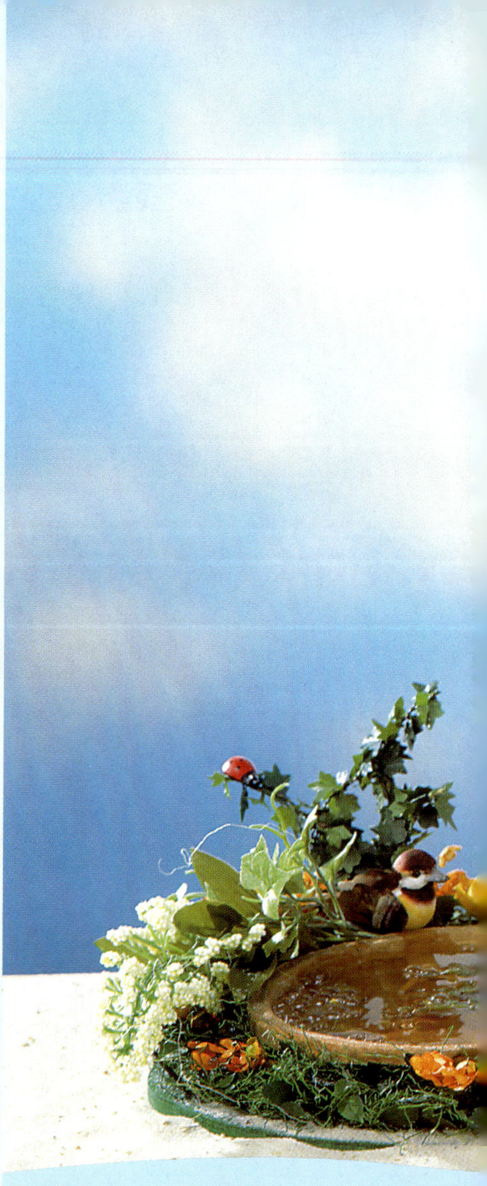

Material

- *Sperrholzplatte, 45 x 30 cm, 8 mm stark (Grundplatte)*
- *Marabu-Decormatt Bastelfarbe in Olivgrün*
- *1 Terrakottaschale, Ø 13 cm*
- *2 Tontöpfe, 3 cm hoch*
- *2 Holz-Liegestühle*

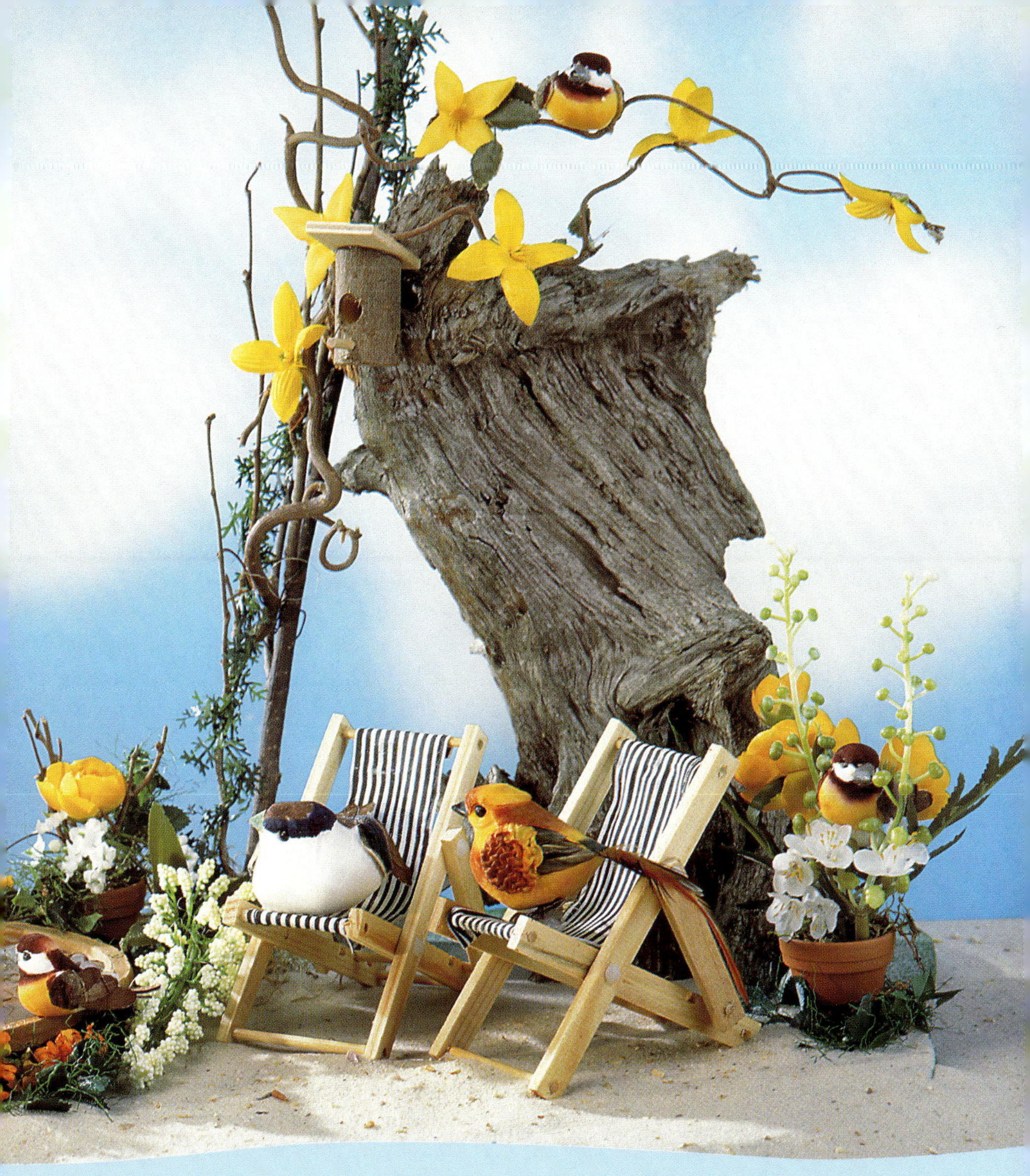

- 1 Metallgießkanne, 4 cm hoch
- Steckschaum, Dekosand
- Dschungelmoos, hell, Plattenmoos
- Rosenblatt-Grasranke, Blütenranke in Orange
- Gelbe Sommerblumen
- Mini-Efeuranke, Zedernranke
- Tondicht
- dünne Zweige
- 1 Knorre/Baumwurzel
- 1 Mini-Vogelhaus
- 1 Zweig, etwas höher als die Knorre
- 2 Schrauben, 30 mm lang
- Bohrer im Durchmesser des Zweiges
- Sprühlack zum Versiegeln

Vorlage 6, Bogen C

Träumen in der Hollywood-Schaukel

1. Sägen Sie das Herz aus und bohren Sie sämtliche Löcher für die Drahtverbindungen wie in den Vorlagen zu sehen. Bohren Sie zusätzlich 5 mm große Löcher zum Einstecken in die beiden Dachholme (Vorlage 6c). Diese Löcher dürfen nur 5 mm tief sein und nicht durch das Holz hindurch gehen.

2. Grundieren Sie alle Leisten, Vierkanthölzer und Rundhölzer mit Olivgrün und brushen Sie anschließend ganz leicht mit Weiß über die Ränder. Grundieren Sie das Herz mit Weiß und wischen Sie in der Nass-in-Nass-Technik etwas Antikblau hinein.

3. Grundieren Sie die zusammengeklebte Bank mit der Farbe Milchkaffee und wischen Sie in der Nass-in-Nass-Technik etwas Mittelbraun hinzu.

4. Übertragen Sie den Schriftzug auf das Herz und ziehen Sie ihn mit dem Lackmalstift nach. Mit Gelstift den Rand stricheln.

5. Kleben Sie die Seitenteile des Gestells wie auf dem Vorlagenbogen (6d) zu sehen zusammen. Befestigen Sie die beiden Rundhölzer zwischen den beiden Dachholmen und hängen Sie die Bank über das hintere Rundholz ein. Die untere Querleiste (Boden) wird zwischen die Seitenteile geklebt. Richten Sie die Höhe der Bank aus und verknoten Sie die Enden.

6. Versiegeln Sie alle Farbflächen mit Sprühlack.

7. Fixieren Sie den Karostoff mit dem Kraftkleber an den Rundhölzern. Bündeln Sie die Zweige und drahten Sie diese an. Das Herz wird mit festem Draht in der Mittelschlaufe der Drahtaufhängung, die aus dickem Draht besteht, befestigt.

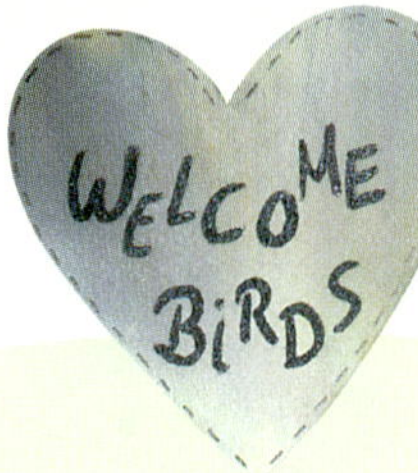

Material

- *Sperrholz, 8 mm stark (Grundplatte)*

Bank:

- *Leiste, 10 x 3,5 cm, 5 mm stark (Sitzbank)*
- *Leiste, 10 x 3 cm, 5 mm stark (Rückenlehne)*

Gestell:

- *Leiste, 13 x 1 cm, 5 mm stark (Boden)*
- *2 Rundhölzer, 14 cm lang, Ø 5 mm*
- *2 Vierkanthölzer, 12 cm lang, 10 x 10 mm (Seiten)*
- *2 Vierkanthölzer, 7 cm lang, 10 x 10 mm (Dachholm)*
- *2 Leisten, 6 x 1 cm, 5 mm stark (Fuß Seitenteil)*

Allgemein:

- *Marabu-Decormatt Bastelfarbe in Weiß, Milchkaffee, Antikblau, Olivgrün und Mittelbraun*
- *Lackmalstift und Gelstift in Schwarz*
- *Zweige*
- *Karostoff, 13 x 13 cm*
- *dicker Draht, dünner, fester Draht*
- *Juteschnur*
- *Montagekleber und Kraftkleber*
- *Bohrer, Ø 2 mm, Ø 5 mm*
- *Sprühlack zum Versiegeln*

Vorlagen 7 a-b (Sitzbank), c-f (Gestell), g (Schild), Bogen B

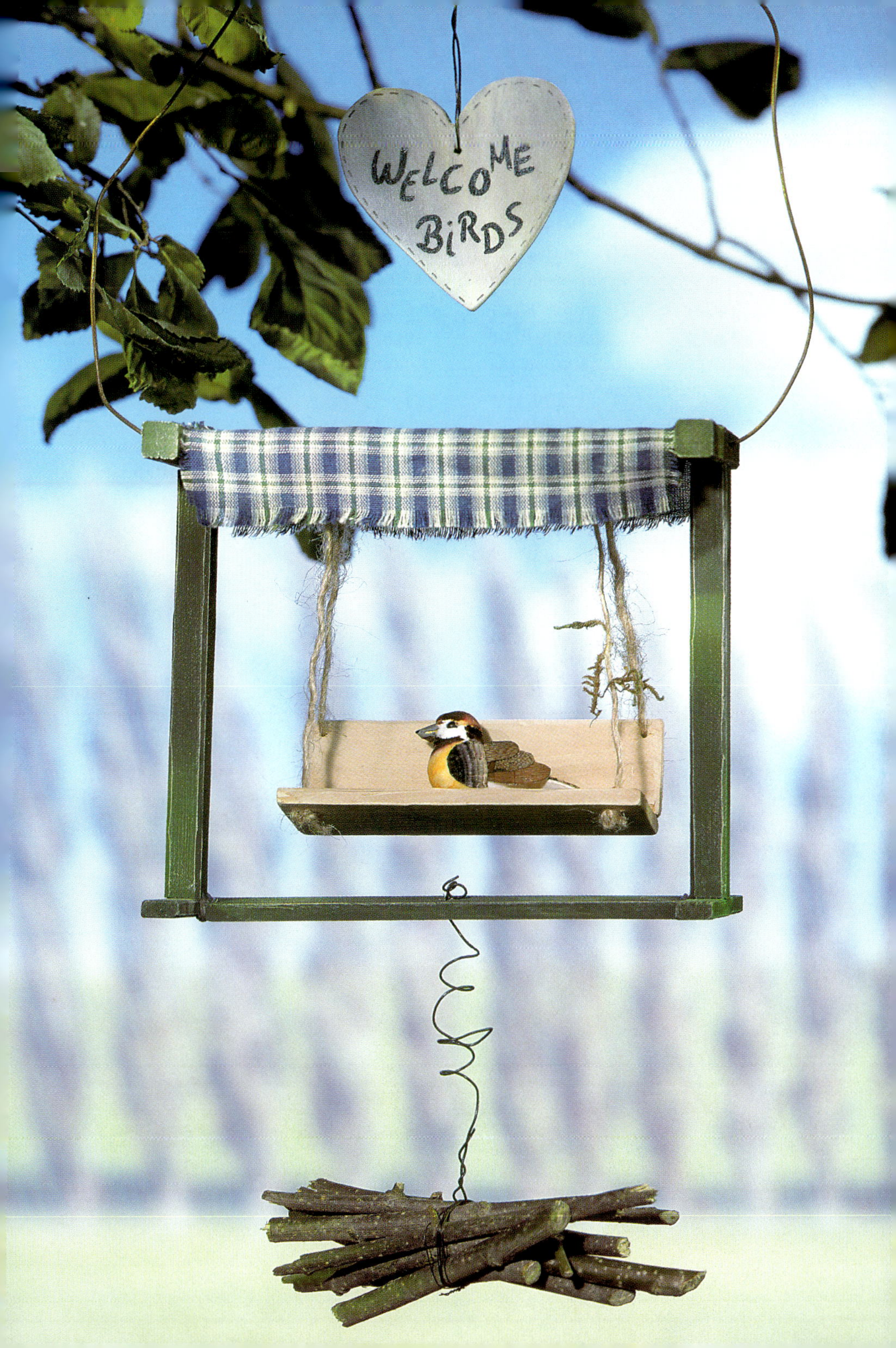
WELCOME
BIRDS

Fitness-Parcours für sportliche Spatzen

1. Grundieren Sie die Pfosten mit Rot und brushen Sie mit Weiß über die Ränder. Die Querholme, die Leiter und das aus Sperrholz ausgesägte Schild werden mit Mittelgelb grundiert und in der Nass-in-Nass-Technik (siehe Grundkurs S. 6) mit Mittelbraun verwischt. Lasieren Sie die Grundplatte mit Olivgrün.

2. Versiegeln Sie anschließend die Farben mit Sprühlack.

3. Übertragen Sie den Schriftzug vom Vorlagenbogen auf das Schild und ziehen Sie ihn mit dem Lackmalstift nach.

4. Drehen Sie die Schraubösen ein und biegen Sie die Ösen der Querholme etwas auf, damit diese später in die Ösen der Pfosten eingehängt werden können.

5. Übertragen Sie die Markierungspunkte für die Pfosten auf die Grundplatte und bohren Sie mit dem 2-mm-Bohrer hindurch.

6. Achten Sie beim Befestigen des Klettergerüsts darauf, dass Sie immer zuerst den Querholm einhaken und anschließend den Pfosten mit etwas Montagekleber und einer Schraube auf der Grundplatte anbringen. Beim Reck wird der Querholm nicht eingehakt, sondern zwischen die Pfosten geklebt.

7. Binden Sie zwei Knoten in das Kletterseil und befestigen Sie es mittels einer Schrauböse unten an der Leiste.

8. Fixieren Sie nun das Plattenmoos mit Heißkleber und arrangieren Sie die Deko auf der Grundplatte.

9. Bereiten Sie vier Drähte von je 60 cm Länge vor. Führen Sie die Enden durch die Löcher in den Ecken der Grundplatte und befestigen Sie die Drähte dort. Anschließend werden die oberen Enden der Drähte miteinander verdreht. Das Schild unterhalb der verdrehten Drahtenden mit einbinden.

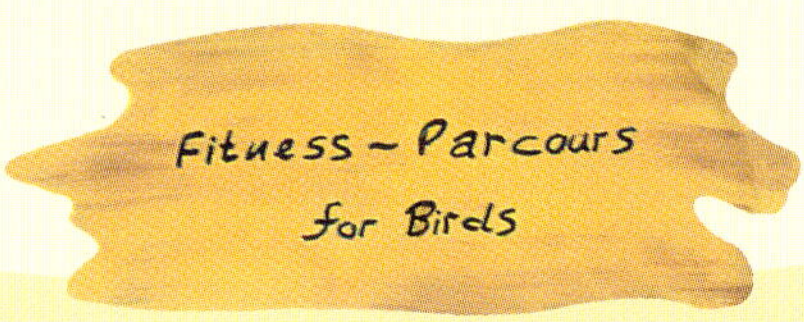

Material

- *Sperrholzplatte, 30 x 30 cm, 4 mm stark*
- *Sperrholz, 25 x 10 cm, 6 mm stark (Schild)*

Fitnessleiter:

- *3 Vierkanthölzer, 10 cm lang, 10 x 10 mm*
- *Vierkantholz, 11 cm lang, 10 x 10 mm*
- *3 Vierkanthölzer, 7 cm lang, 8 x 8 mm*
- *Holzleiter, 25 x 6,5 cm*

Reck:

- *2 Vierkanthölzer, 11 cm lang, 10 x 10 mm*
- *Vierkantholz, 7 cm lang, 10 x 10 mm*

Kletterseil:

- *2 Vierkanthölzer, 15 cm lang, 8 x 8 mm*
- *Vierkantholz, 8 cm lang, 10 x 10 mm*

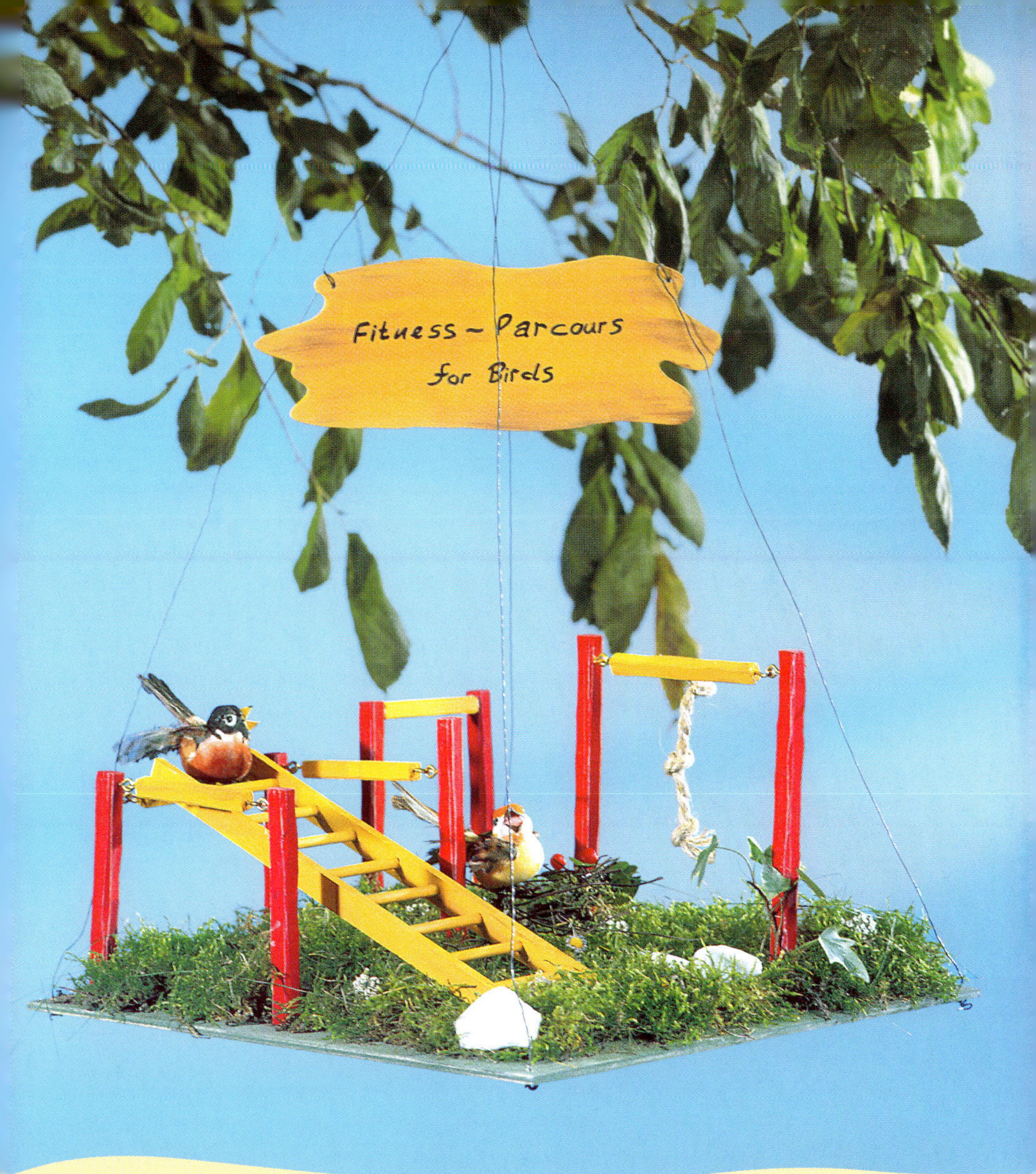

Allgemein:

- *17 Schraubösen*
- *Lackmalstift in Schwarz*
- *Marabu-Decormatt Bastelfarbe in Weiß, Mittelgelb, Karminrot, Olivgrün, Mittelbraun*
- *Montagekleber, Heißkleber und Kraftkleber*
- *fester Draht*
- *Sisalschnur*
- *Plattenmoos, Zweige, künstl. Grün mit Beeren, Blüten in Orange*
- *8 kurze Schrauben, Bohrer, Ø 2 mm*
- *Sprühlack zum Versiegeln*

Vorlage 8 a (Schild), b (Leiter), c (Reck/Leiter), d (Kletterseil), e–f (Querholme), Bogen B

Wohlfühlanlage mit Sauna

1. Sägen Sie die Leisten für Bänke, Tisch und Badesteg auf die entsprechenden Längen zu.

2. Übertragen Sie die Konturen des Schildes auf das Sperrholz und sägen Sie es aus. Runden Sie die Ecken der Grundplatte ab.

3. Bemalen Sie mit grüner Lasur die Leistenstücke und kleben Sie diese nach dem Trocknen der Farbe zusammen. Lasieren Sie die Grundplatte mit Mittelbraun.

4. Deuten Sie auf der Grundplatte einen Weg und Bodenunebenheiten an, indem Sie diese mit der dunkelbraunen Farbe aufmalen und anschließend mit der noch nassen Lasur verwischen. Brushen Sie die Kanten mit Weiß.

5. Versiegeln Sie die Farben mit Sprühlack.

6. Zerschneiden Sie den Frotteestoff in 7 x 5 cm große Stücke und befestigen Sie diese mit kleinen Nägeln am Haus und auf der Bank. Mit etwas Kraftkleber werden die kleinen Handtücher in Form gebracht.

7. Kleben Sie etwas Steckschaum in die Tontöpfe und dekorieren Sie diese mit dem Blattgrün aus. Der Steckschaum wird mit der Efeuranke abgedeckt. Nun können Sie die Einzelstücke auf der Grundfläche ausrichten und mit Montagekleber befestigen. Das Plattenmoos wird mit Heißkleber fixiert.

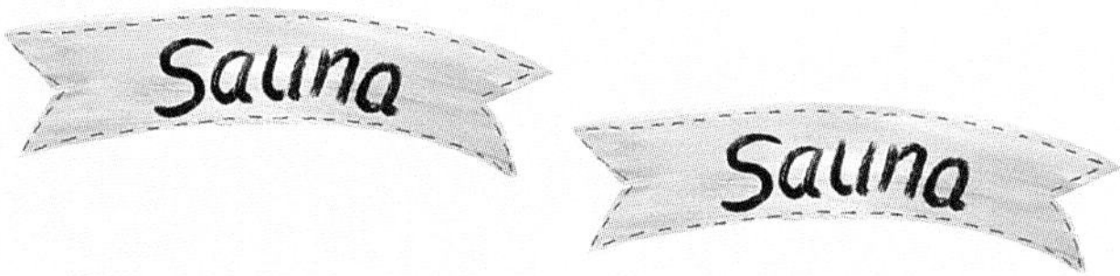

Material

- *Nistkasten für Meisen (Blockhaus)*
- *Sperrholz, 30 x 40 cm, 4 mm stark (Grundplatte)*
- *Sperrholz, 8 mm stark (Schild)*
- *Marabu-Decormatt Bastelfarbe in Weiß, Elfenbein, Olivgrün, Mittelbraun, Dunkelbraun, Schwarz*
- *Gelstift und Lackmalstift in Schwarz*
- *Frotteestoff, Mini-Efeuranke, künstliches Blattgrün, Steckschaum, Plattenmoos*
- *2 Tontöpfe, Ø 3 cm*
- *Keramikschale oval, 16 x 13 cm*
- *Mini-Kieselsteine in Anthrazit*
- *Montagekleber, Kraftkleber, Heißkleber*
- *Sprühlack zum Versiegeln*

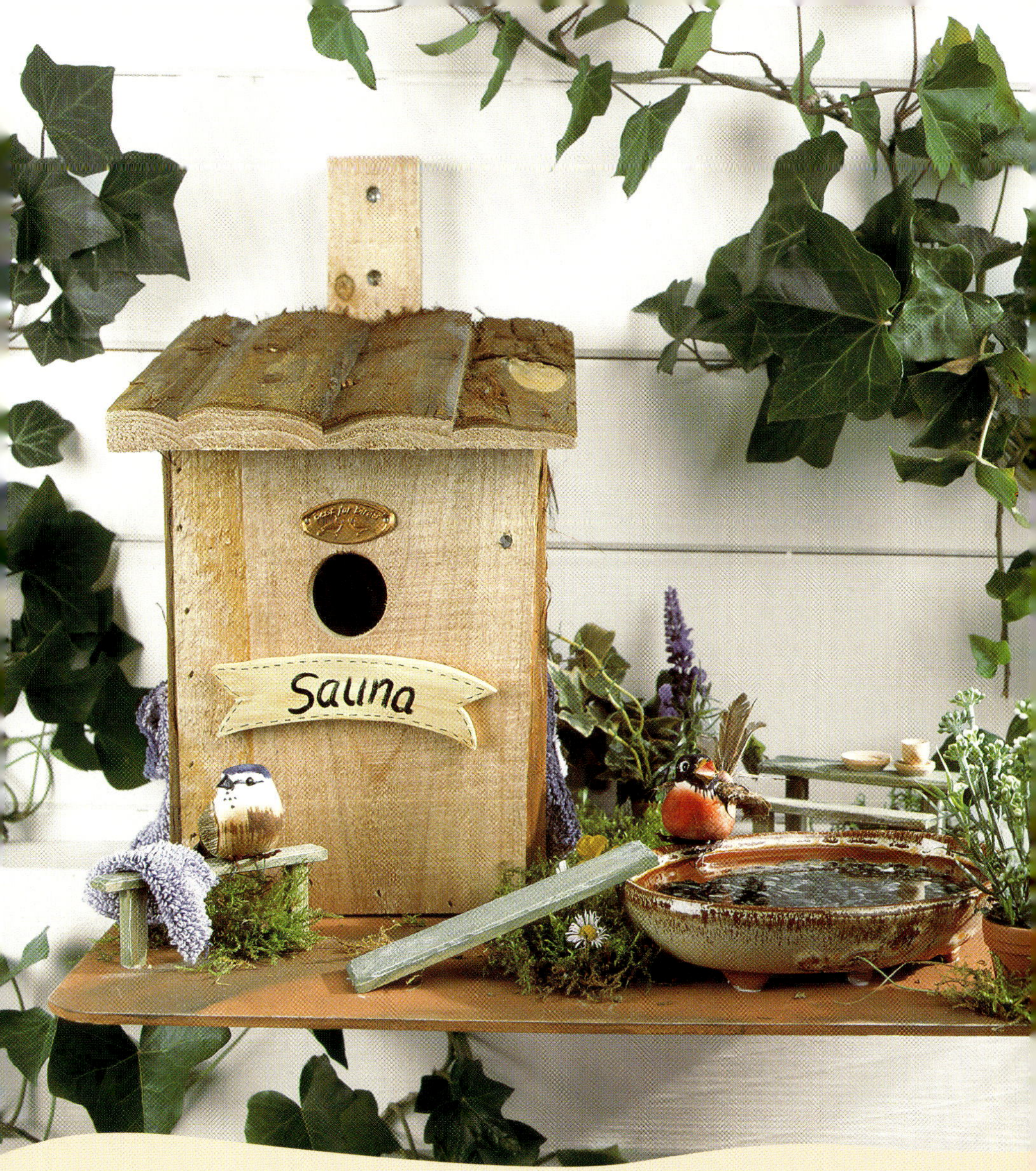

Bänke:

- *2 Leisten, 10 x 1,5 cm, 5 mm stark*
- *4 Vierkanthölzer, 3 cm lang, 8 x 8 mm*

Tisch:

- *Leiste, 10 x 2,7 cm, 5 mm stark*
- *2 Vierkanthölzer, 4 cm lang, 10 x 10 mm*

Badesteg:

- *Leiste, 13 x 2,7 cm, 5 mm stark*

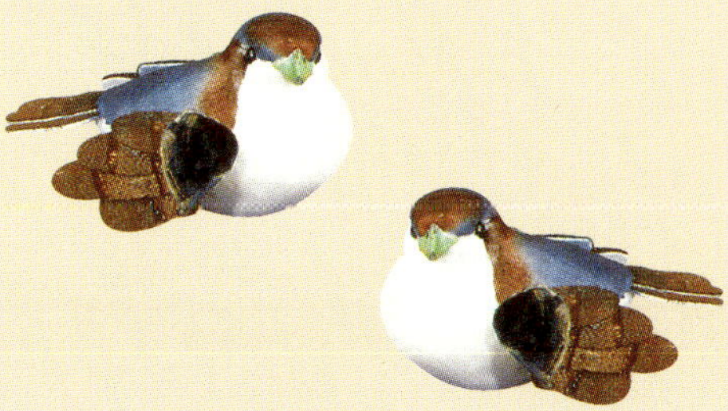

Vorlage 9 a (Schild), b-c (Bänke), d-e (Tisch), f (Badesteg), Bogen C

Das top-moderne Wellness-Hotel

1. Sägen Sie zunächst alle benötigten Leisten zu und bohren Sie die Löcher für die Sitzstangen mit einem 6-mm-Bohrer. Übertragen Sie die Konturen der Schilder auf das 3 mm starke Sperrholz und sägen Sie diese aus.

2. Bemalen Sie mit der blauen Lasur das Haus und das Vordach, mit der schwarzen Lasur die Grundplatte. Grundieren Sie nun alle Leisten mit Weiß und lassen Sie die Farben gut trocknen.

3. Übertragen Sie die Schriftzüge auf die Schilder und ziehen Sie diese mit dem Gelstift nach. Das Karomuster wird mit Weiß gebrusht.

4. Befestigen Sie die seitlichen Leisten: Zunächst werden die seitlichen Leisten auf die Vorderfront geklebt. Befestigen Sie danach den Türrahmen (Platz für die Türschwelle, 0,5 cm, aussparen!).

5. Kleben Sie die Rahmen zusammen. Zeichnen Sie das Innenmaß der Fenster auf der Hausfront an und malen Sie die Flächen mit Schwarz aus. Brushen Sie nach dem Trocknen der Farbe leicht mit Weiß darüber. Dann die Rahmen ankleben.

6. Legen Sie das Haus auf die Rückseite und befestigen Sie das Vordach. Der Winkel ergibt sich aus der Länge der Stützen. Obwohl der Montagekleber schnell bindet, müssen Sie das Vordach zusätzlich bis zur Aushärtung abstützen. Dann die Schilder und Sitzstangen festkleben.

7. Nun wird der Spalt am Vordach mit den Abdeckleisten geschlossen. Befestigen Sie zunächst die Leiste und anschließend das Vierkantholz. Nun wird das Hotel zusammen mit der Türschwelle auf die Grundplatte geklebt. Versiegeln Sie die Farben und dekorieren Sie den Eingang mit dem Efeu.

Material

- *Nistkasten für Meisen, 3 Etagen*
- *Sperrholz, 20 x 15 cm, 3 mm stark (Schilder)*
- *Sperrholz, 20 x 23 cm, 4 mm stark (Platte)*
- *2 Sitzstangen, 6 cm lang, Ø 6 mm*
- *Marabu-Decormatt Bastelfarbe in Weiß, Antikblau, Schwarz*
- *Gelstift in Schwarz, Mini-Efeuranke*
- *Montagekleber, Kraftkleber*
- *Bohrer, Ø 6 mm*
- *Sprühlack zum Versiegeln*

Vordach:

- *Sperrholz, 10 x 14,8 cm, 6 mm stark*
- *Leiste 15 x 1 cm, 5 mm stark (Abdeckung)*
- *Vierkantholz, 13 cm lang, 3 x 3 mm (Abdeckung)*
- *2 Vierkanthölzer, 13 cm lang, 6 x 6 mm (Stützen)*

Fenster:

- *6 Leisten, 6 x 1 cm, 5 mm stark*

Tür:

- *Leiste 10 x 3 cm, 5 mm stark*
- *2 Leisten, 14 x 1 cm, 5 mm stark*
- *Leiste, 8 x 1 cm, 5 mm stark*
- *6 Leisten, 8 x 1 cm, 5 mm stark*

Hauseinfassung:

- *2 Leisten, 44 x 1 cm, 5 mm stark*

Vorlagen 10 a–d (Schilder), e (Hauseinfassung), f–g (Tür), h–i (Vordach), j (Fenster), Bogen D

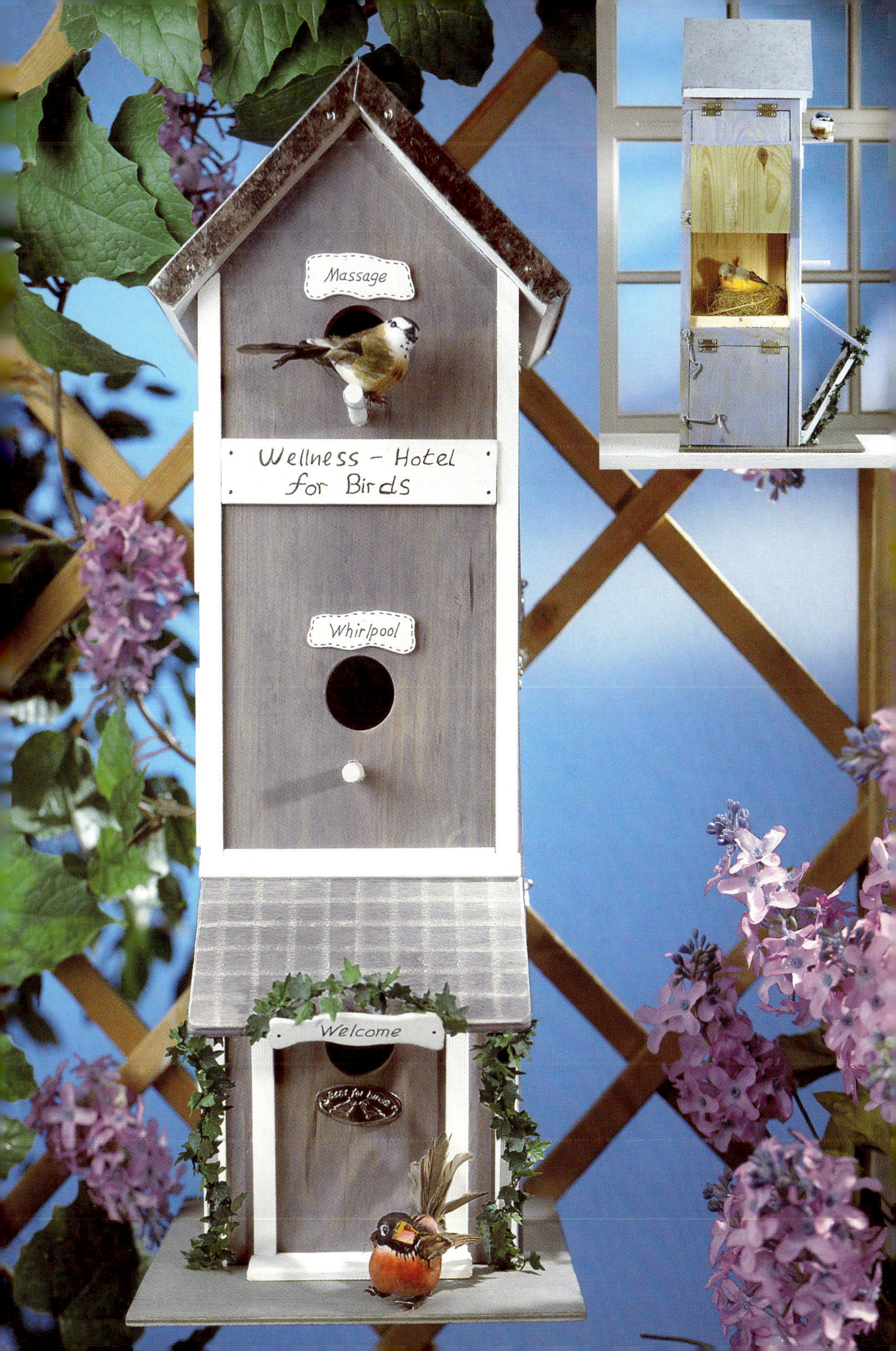
Massage
Wellness - Hotel for Birds
Whirlpool
Welcome

Erfrischungen in der Aqua-Bar

1. Damit die Schale das Wasser hält, wird sie zwei Mal mit Tondicht grundiert.

2. Sägen Sie die Motive aus und bohren Sie die Löcher wie auf dem Vorlagenbogen angegeben.

3. Grundieren Sie den hellen Vogel mit Weiß und wischen Sie in der Nass-in-Nass-Technik etwas Antikblau hinzu. Der dunklere Vogel und die Leiter werden mit Antikblau grundiert und mit Weiß verwischt.

4. Grundieren Sie die Schnäbel und das Schild mit Terrakotta. Mischen Sie für diesen Farbton etwas Mittelbraun mit Gelbocker. Wischen Sie in der Nass-in-Nass-Technik beim Schild etwas Mittelgelb hinein.

5. Grundieren Sie die Grundplatte in Grün und brushen Sie die Kanten mit Weiß darüber.

6. Setzen Sie je Auge einen schwarzen Punkt (Iris) und darauf einen kleinen Lichtpunkt in Weiß und versiegeln Sie anschließend alle farbigen Teile mit Sprühlack.

7. Wickeln Sie jeweils ein Drahtende des dünnen, festen Drahtes zu einer kleinen Spirale auf und schieben Sie den Draht durch die Flügel und den Vogelkörper, um die Flügel zu befestigen. Das zweite Drahtende wird ebenfalls wieder aufgedreht.

8. Biegen Sie mittig in den dicken Draht einige Schlaufen. Führen Sie die Enden des dicken Drahtes durch die Löcher des Schildes und weiter durch die Bohrungen in der Grundplatte. Befestigen Sie die Drahtenden, indem Sie sie auf der Unterseite der Grundplatte umbiegen.

9. Fixieren Sie die Vögel mit Montagekleber auf der Grundplatte.

10. Dekorieren Sie die Grundplatte mit dem Moos und kleben Sie das Arrangement mit Montagekleber auf den Rand der Terrakottaschale. Befestigen Sie abschließend auch die Leiter mit Montagekleber am Rand der Schale.

Material

- *Leimholz, 20 x 15 cm, 18 mm stark (Vogelkörper)*
- *Sperrholz, 20 x 15 cm, 6 mm stark (Flügel, Schild)*
- *Sperrholz, 20 x 10 cm, 8 mm stark (Grundplatte)*
- *Holzleiter, 15 x 4,5 cm*
- *Lackmalstift in Schwarz*
- *Marabu-Decormatt Bastelfarbe in Weiß, Mittelgelb, Antikblau, Gelbocker, Olivgrün, Mittelbraun, Schwarz*
- *Tondicht*
- *Terrakottaschale, Ø 28 cm*
- *dicker Draht, dünner, fester Draht*
- *Naturbast, Plattenmoos*
- *Montagekleber, Bohrer, Ø 2 mm*
- *Marabu-Seidenmattlack (zum Versiegeln)*

Vorlagen 11 a–c, Bogen C

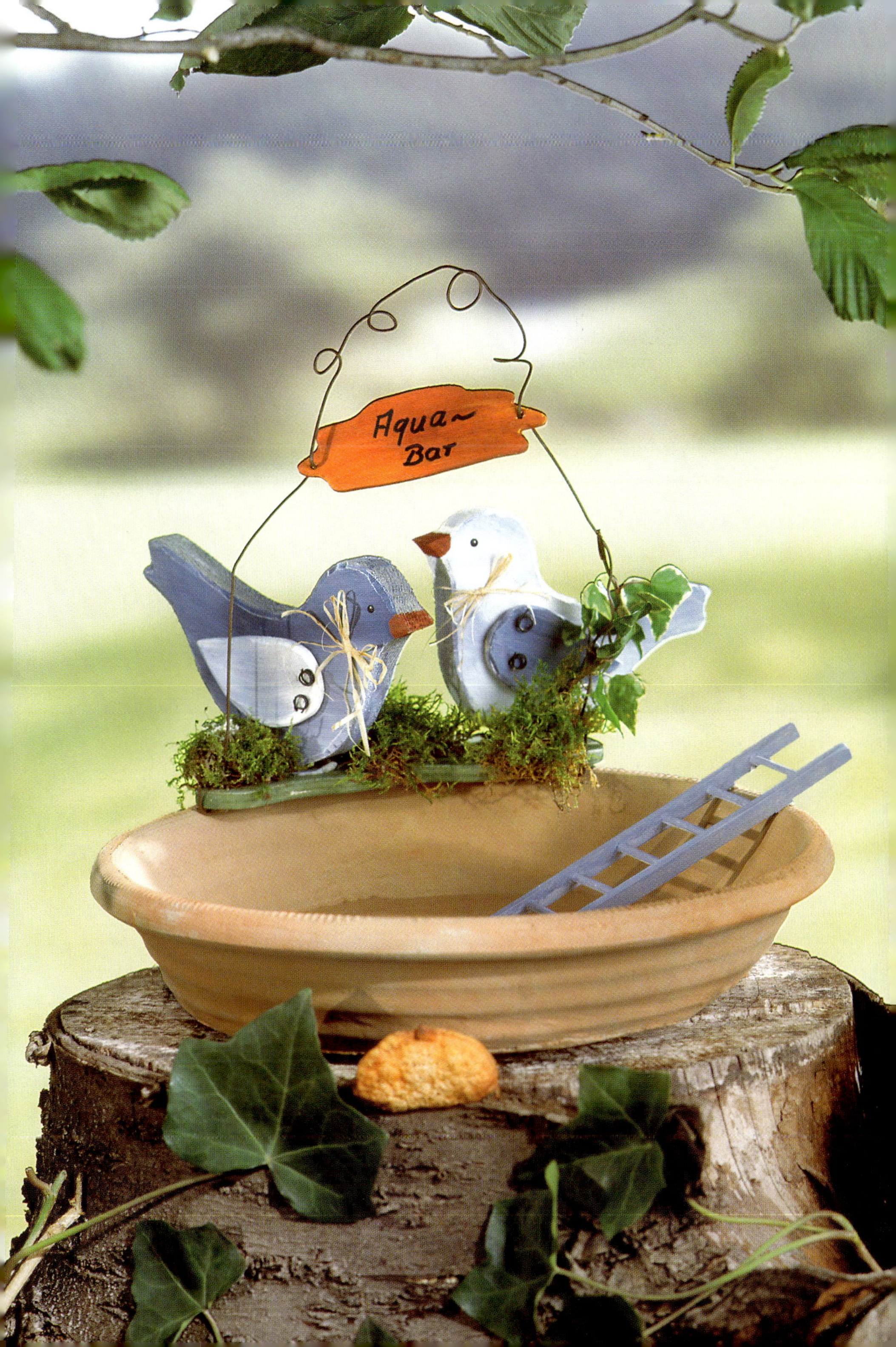
Aqua~
Bar

Meeresstimmung für den Garten

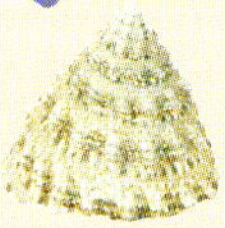

1. Grundieren Sie den Holzring mit Weiß und lassen Sie die Farbe gut trocknen.

2. Zeichnen Sie auf dem Holzring die roten Felder an und malen Sie diese mit Rot aus.

3. Versiegeln Sie die Farben anschließend mit Sprühlack.

4. Drehen Sie die Schraubösen in gleichen Abständen seitlich ein und fädeln Sie die Sisalschnur hindurch. Verknoten Sie dann die Enden der Schnur.

5. Befüllen Sie die Schale mit dem Vogelsand und arrangieren Sie die Dekorationsmaterialien: den kleinen Strandkorb, den Netzstoff, die Mini-Handtücher und die Muscheln und Seesterne.

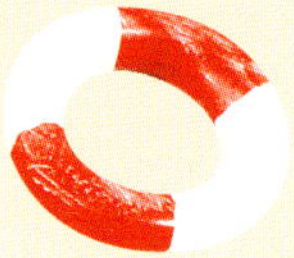

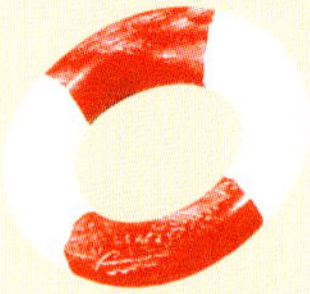

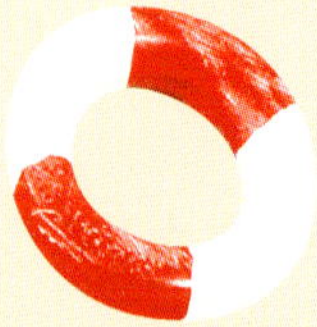

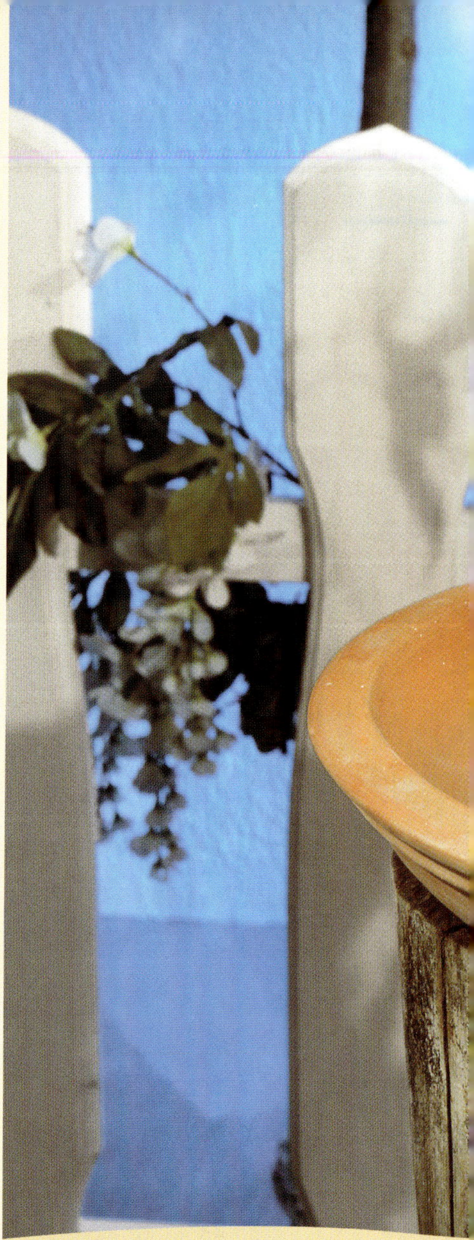

Material

- *Terrakottaschale, Ø 35 cm*
- *Strandkorb, 12 cm hoch*
- *Holzring, Ø 5 cm*
- *4 Schraubösen*
- *Sisalschnur*
- *Netzstoff*

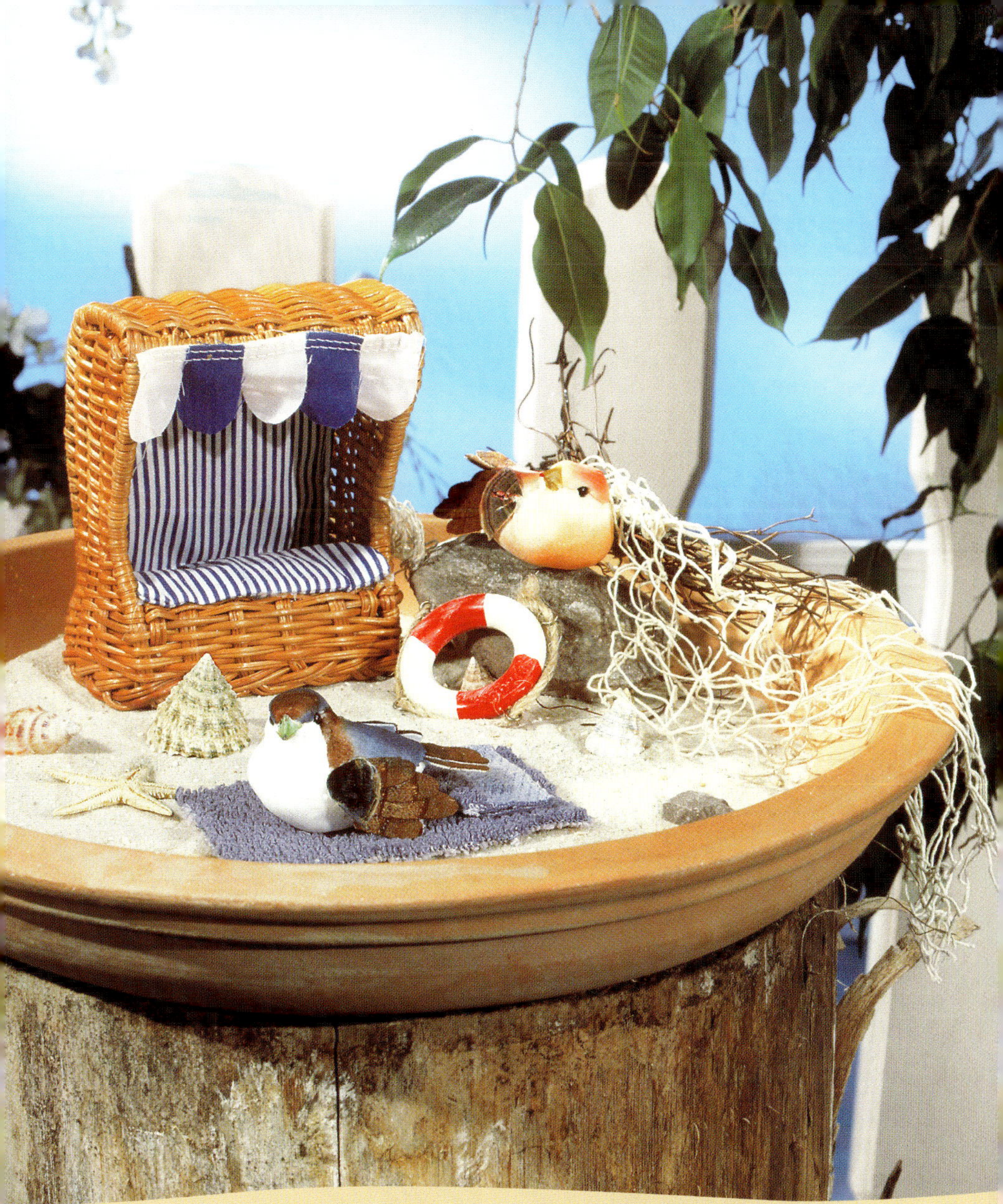

- *Marabu-Decormatt Bastelfarbe in Weiß und Karminrot*
- *verschiedene Muscheln*
- *Frotteestoff-Reste*
- *2 künstliche Seesterne*
- *Vogelsand*

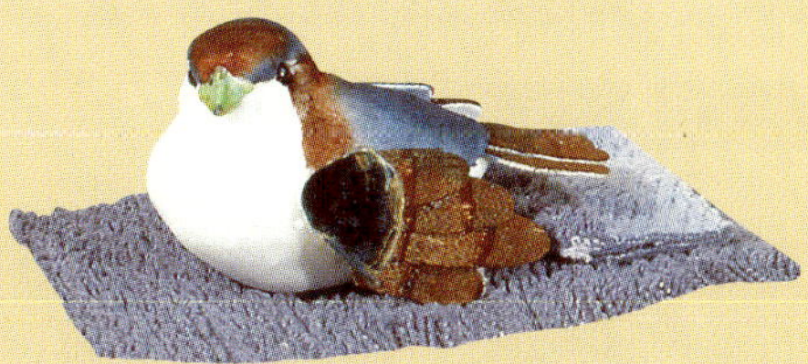

Impressum

Entwürfe und Realisation: Thomas Feghelm
Lektorat: Christian Haasz
Fotos und Styling: Fotostudio Oswald,
79739 Schwörstadt, www.visuelle-medien.de
Umschlaggestaltung: Dirk Beestermöller
Layout und Produktion: buchkonzept@web.de
Druck und Verarbeitung: J.P. Himmer, Augsburg

ISBN 3-89858-378-3

Herstellerverzeichnis

Farben und Lacke:
Marabuwerke GmbH & Co.
Asperger Str. 4
71732 Tamm

Hobby- und Bastelbedarf:
KnorrPrandell, Rayher Hobby, Rico Design, Esschert Design,
alle über Hobby- und Bastelfachhandel

Farbauswahl **Marabu-Decormatt**

222 Vanille	020 Zitron	221 Mango	021 Mittelgelb	224 Pfirsich	013 Orange	038 Zinnoberrot hell	031 Scharlachrot
032 Karminrot	043 Rotwein	029 Hautfarbe	231 Wildrose	237 Zartrosa	238 Altrosa	002 Purpurrosa	050 Violett rötl.
051 Violett dkl.	089 Krokus	235 Flieder	291 Arktis	292 Zartblau	095 Azurblau	052 Mittelblau	055 Ultramarinblau dkl.
053 Dunkelblau	260 Taubenblau, hell	059 Bayrischblau	259 Antikblau	099 Türkisblau dkl.	262 Zarttürkis	097 Blaugrün	066 Gelbgrün
276 Schilf	065 Olivgrün	075 Tannengrün	277 Mistel	266 Antikgrün	247 Beige	245 Milchkaffee	028 Gelbocker
040 Mittelbraun	045 Dunkelbraun	278 Hellgrau	271 Elfenbein	070 Weiß	073 Schwarz		
733 Metallic-Rosa	750 Metallic-Violett	752 Metallic-Blau	767 Metallic-Grün	772 Metallic-Anthrazit	782 Metallic-Silber	784 Metallic-Gold	787 Metallic-Kupfer